U0252424

# 乳腺X线征象解读与典型病例图谱

主　编　陈卫国　曾　辉　汪思娜

徐泽园　何子龙

科学出版社

北京

# 内 容 简 介

乳腺X线摄影（MG）广泛应用于乳腺癌的筛查和诊断，是乳腺疾病最基本和首选的影像检查方法。熟悉掌握各种乳腺X线征象，如肿块、钙化、结构扭曲、不对称致密影，对乳腺疾病的诊断与鉴别诊断至关重要。基于此，作者挑选了190多例典型病例，从最基本的诊断流程与思路出发，用图解的形式，阐述病变的诊断与BI-RADS分类依据。全书共分8章，第1、2章简介乳腺X线检查技术、乳腺X线观察方法与报告书写，第3～8章按肿块、钙化、结构扭曲、不对称致密影、其他征象和X线摄影假象等顺序编排。

本书征象解读与结论均按日常诊断规范与工作流程编写，简明扼要，深入浅出，图像典型清楚，结论有理有据，颇有特点，是一本乳腺X线诊断的参考工具书，适合乳腺影像诊断医师、相关专业研究生、规范化培训医师和临床相关专业医师阅读和参考。

**图书在版编目（CIP）数据**

乳腺X线征象解读与典型病例图谱/陈卫国等主编.—北京：科学出版社，2022.9

ISBN 978-7-03-072663-6

Ⅰ.①乳… Ⅱ.①陈… Ⅲ.①乳房疾病－X射线诊断－图谱 Ⅳ.①R816.4-64

中国版本图书馆CIP数据核字（2022）第111074号

责任编辑：程晓红 / 责任校对：张 娟
责任印制：赵 博 / 封面设计：吴朝洪

科 学 出 版 社 出版

北京东黄城根北街16号
邮政编码：100717
http://www.sciencep.com

三河市春园印刷有限公司 印刷

科学出版社发行 各地新华书店经销

\*

2022年9月第 一 版 开本：787×1092 1/16
2022年9月第一次印刷 印张：28 3/4
字数：678 000

定价：258.00元

（如有印装质量问题，我社负责调换）

# 编著者名单

顾　问

梁长虹　广东省人民医院

彭卫军　复旦大学附属肿瘤医院

罗娅红　辽宁省肿瘤医院

顾雅佳　复旦大学附属肿瘤医院

郭庆禄　广东省妇幼保健院

江魁明　广东省妇幼保健院

马　捷　深圳市人民医院

叶长生　南方医科大学南方医院

李颖嘉　南方医科大学南方医院

陈燕萍　南方医科大学南方医院

邓永键　南方医科大学基础医学院

王　爽　南方医科大学基础医学院

主　编

陈卫国　南方医科大学南方医院

曾　辉　南方医科大学南方医院

汪思娜　南方医科大学南方医院

徐泽园　南方医科大学南方医院

何子龙　南方医科大学南方医院

副主编

徐维敏　南方医科大学南方医院

文婵娟　南方医科大学南方医院

曾凤霞　南方医科大学南方医院

吴杰芳　南方医科大学南方医院

潘德润　南方医科大学南方医院

廖　昕　西门子医疗培训部

秦耿耿　南方医科大学南方医院

**编著者**（按姓氏笔画排序）

马梦伟　南方医科大学南方医院

王　刚　东莞市人民医院

毛勤香　柳州市人民医院

文婵娟　南方医科大学南方医院

孔　伟　韶关市第一人民医院

叶　红　广东省农垦中心医院

冉慕光　广州医科大学附属第六医院

冯晨雅　南方医科大学南方医院

成文东　南方医科大学南方医院

全美霞　南方医科大学南方医院

刘　凯　中国人民解放军联勤保障部队第924医院

刘仁懿　南方医科大学南方医院

刘民锋　南方医科大学南方医院

刘家玲　南方医科大学南方医院

刘铁军　柳州市人民医院

杜　钢　南方医科大学南方医院

杜培南　中山市康复医院

麦远其　茂名市人民医院

李　镱　南方医科大学研究生学院

李远章　南方医科大学第五附属医院

杨　俊　南方医科大学南方医院

肖格林　广州中医药大学附属中山中医院

吴泽琪　南方医科大学南方医院

吴杰芳　南方医科大学南方医院

何子龙　南方医科大学南方医院

汪思娜　南方医科大学南方医院

张　欢　兰州市第一人民医院

张　妮　南方医科大学南方医院

张敏红　茂名市人民医院

陈　皓　西门子医疗培训部

陈卫国　南方医科大学南方医院

陈路嘉　南方医科大学南方医院

林振东　湛江中心人民医院

林袁碧　南方医科大学南方医院

林淑仪　南方医科大学南方医院

郁　成　广东医科大学附属医院

罗振东　香港大学深圳医院

周　云　湘西自治州人民医院

单洪涛　兰州市第一人民医院

郑博文　南方医科大学南方医院

孟　强　南方医科大学南方医院赣州医院（赣州市人民医院）

胡碧莹　佛山市第一人民医院

秦耿耿　南方医科大学南方医院

徐泽园　南方医科大学南方医院

徐维敏　南方医科大学南方医院

郭　乐　南方医科大学南方医院

黄安红　南方医科大学南方医院

梁天立　南方医科大学南方医院

梁家宁　肇庆市第一人民医院

彭青松　通用电气医疗集团大中华区DXR科研合作中心

彭吉东　南方医科大学南方医院赣州医院（赣州市人民医院）

董建宇　南方医科大学南方医院

曾　辉　南方医科大学南方医院

曾凤霞　南方医科大学南方医院

温　晶　南方医科大学研究生学院

谢媛琳　佛山市三水区疾病防治所

蔡　勇　茂名市人民医院

蔡裕兴　南方医科大学南方医院

廖　昕　西门子医疗培训部

黎　喜　信宜市人民医院

滕璐心　兰州市第一人民医院

潘德润　南方医科大学南方医院

**审　　校**　廖　昕　曾　辉　徐维敏　陈卫国

**绘　　图**　刘家玲

**版面整理**　曾　辉　何子龙

**图文校对**　张　妮　杜　钢　全美霞　成文东　温　晶

# 序

影像诊断技术日新月异，乳腺X线诊断的新方法也在推陈出新。随着数字乳腺X线摄影（digital mammography，DM）、全视野数字乳腺X线摄影（full-field digital mammography，FFDM）、数字乳腺断层摄影（digital breast tomosynthsis, DBT）和对比增强乳腺X线摄影（contrast-enhanced mammography，CEM）技术的不断成熟并在临床逐渐普及应用，乳腺诊断医师除了需要掌握乳腺专业的医学基础和临床知识之外，还必须熟悉乳腺多种影像检查技术，包括新技术不同的阅片程序、专用术语和报告规范。

古人云"观千剑而后识器"，陈卫国教授团队是国内应用DBT和CEM技术较早的单位之一，积累了较丰富的临床实践经验，他们编著的新书《乳腺X线征象解读与典型病例图谱》收集近200例典型病例，共分8章，第1、2章简介乳腺X线检查技术、乳腺X线片观察方法和报告书写，此后6章按肿块、钙化、结构扭曲、不对称、其他征象和X线摄影假象等顺序编排，病例丰富全面。本书特点鲜明，征象解读与结论均按日常诊断规范与工作流程编写，通过"看图识征象"方式，讨论基层乳腺诊断医师最关切的话题；运用浅显易懂的语句直接阐述病变的诊断与BI-RADS分类依据，介绍最需要的乳腺X线诊断知识，文字简明扼要，图像清楚，结论有理有据。

总之，我个人认为，此专著可谓"十年磨一剑"，深入浅出，通俗易懂，作为一本不可多得的乳腺X线诊断日常工作的案头工具书，既可以"按图索骥"，亦对进一步了解乳腺X线新技术大有裨益，因此，我愿意推荐给广大的乳腺影像诊断医师、相关专业研究生、规范化培训医师和相关乳腺专业医师阅读参考。

中华医学会放射学分会第十六届委员会乳腺学组组长　彭卫军

2022年3月23日

# 前 言

乳腺癌是严重威胁女性身心健康最常见的恶性肿瘤。早期诊断、早期治疗是降低乳腺癌死亡率和改善预后的关键，影像检查对乳腺癌早诊早治和术前分期甚为重要。目前，乳腺影像检查包括乳腺X线摄影（mammography，MG）、乳腺超声（breast ultrasound，BUS）、MRI、锥形束CT和PET等。MG和BUS是最基本和首选的方法，两种检查技术优缺点互补，可称为乳腺影像检查的"黄金组合"。数十年间，MG技术经历了乳腺干板X线摄影、专用屏－片摄影（film-screen mammography）、数字乳腺X线摄影（digital mammography，DM）和全视野数字乳腺X线摄影（full-field digital mammography，FFDM），近十年，数字乳腺断层摄影（digital breast tomosynthsis，DBT）逐渐普及，对比增强乳腺X线摄影（contrast-enhanced mammography，CEM)应用于临床实践，变化巨大，图像质量不断提高，辐射剂量显著减低。自成系列的乳腺X线检查已成为早期发现、早期诊断乳腺癌最行之有效的影像手段之一，可以检出临床触诊阴性的早期乳腺癌，尤其在检出以微钙化为主要表现的乳腺癌，具有其他影像手段无法替代的优势。

DBT是基于DM而研发的一种新技术，可有效解决DM图像因乳腺组织重叠对病变的遮蔽，更易发现隐藏病灶，对非钙化病灶及致密型乳腺尤为显著，能明显提高诊断敏感性及病灶检出率，降低假阳性率及召回率，在欧美部分地区已成为替代FFDM诊断乳腺疾病和乳腺癌筛查的新方式。对比增强乳腺X线摄影（CEM）或称CEDM、CESM是近年国内外推荐应用的乳腺X线检查最新技术，它利用碘对比剂在33keV水平的衰减呈明显的不连续性（称为K缘效应），在同一位置、不同能量下（低能和高能）进行图像采集、减影、融合与重建，生成有效消除背景及腺体组织，仅保留碘代谢异常的乳腺病变影像。CEM低能图可显示肿块、钙化等病灶的形态学特征，减影图则反映乳腺病变组织的血供和强化特点，对良恶性鉴别有明显优势。国内外多中心研究报道，CEM敏感性与MRI相近，特异性和假阳性率甚至稍优于MRI。

随着DM、FFDM、DBT和CEM技术不断成熟并在临床逐渐普及应用，乳腺癌筛查和诊断的模式必然不断改进与完善，同时也给业界带来了更为严峻的问题，即患者多，诊断医师少，有经验的专业乳腺诊断医师更为缺乏。如何进一步规范和摸索符合我国国情的乳腺癌筛查和早期诊断模式，成为业界面临的重要问题和挑战。我们认为，重点应解决乳腺癌筛查与早期诊断中影像学评估的标准问题，大力推广BI-RADS评估系统和各种新技术的规范化应用。

美国放射学院（ACR）于1992年基于乳腺X线摄影，制定了乳腺影像报告和数据系统（breast imaging reporting and data system，BI-RADS），其后经3次修订，至2003年发行第4版时，增加了乳腺超声和乳腺MRI的内容，便于各种乳腺影像学之间进行比较，至2013年发布了第5版BI-RADS指南。BI-RADS使用统一的专业术语、标准的诊断归类，对乳腺的正常与异常影像情况进行规范化描述，使乳腺影像诊断有章可循，乳腺影像报告标准化，能加强影像和临床其他相关科室的协调与默契，更好地为患者服务。

近年来，越来越多的医院对乳腺X线、超声及MRI检查报告采用BI-RADS进行评估分类。但由于各医院设备不同，诊断医师水平参差不齐，对BI-RADS认识与理解程度存在不少差异，甚至对同一病例、同一影像出现不同或差异较大的BI-RADS报告的例子越来越多，让临床医师和患者感到困惑不已，无所适从。其实，客观而言，每一种影像手段都有其独特优势和一定局限性，导致其诊断效能与BI-RADS会有不同。例如，FFDM最大优势是对细小微钙化的显示，但对致密型乳腺，其诊断敏感性明显下降，对小肿块的囊、实性判别不如超声。DBT则能更好显示细小的结构扭曲和局灶不对称。超声的优势在于无辐射，能短期重复检查，有动态图像，易于区分肿块囊、实性，其不足则是对"肿块+钙化"病灶容易误判，对微小钙化灶易漏诊。乳腺MRI增强扫描无辐射，是目前敏感性最高和特异性较好的乳腺影像检查手段，能清楚显示病灶，借助时间-信号曲线评估病灶血供情况，判断病变的良、恶性，其缺点是空间分辨率低，微小钙化显示率低，假阳性偏高，可能导致不必要的召回和乳腺活检。另外乳腺MRI设备要求高，需要注射增强对比剂，检查时间长，不适宜于大规模乳腺癌筛查。

总之，乳腺疾病的诊断目前仍以FFDM和超声检查为最基本、最实用互补的影像检查方法，以综合影像为主要判断依据。FFDM的优势在于具有较好的敏感性和特异性，能发现超声、MRI难检出的仅仅表现为微钙化的早期乳腺癌，在FFDM基础上发展的DBT和CEM技术，可使早期、微小乳腺癌检出率得到更进一步的提高，值得推广应用。因此，熟悉和掌握各种乳腺X线征象，如肿块、钙化、结构扭曲、不对称等，对乳腺疾病的诊断与鉴别诊断至关重要。基于此，我们利用十多年积累的7万多个病例资料，从中挑选了190多例不同类型较典型征象的病例，参考了瑞典拉斯洛·塔巴（Laszlo Tabar）和芬兰彼得·迪安（Peter B.Dean）共同编著的《乳腺X线摄影教学图谱》（*Teaching Atlas of Mammography*）的编排方式，结合自己粗浅的经验与体会，从乳腺X线日常诊断最基本的流程与思路出发，直接阐述病变的诊断与BI-RADS分类依据，通过图解的方法，以直观的形式为乳腺影像诊断医师提供参考。

　　祈愿此书能"开卷有益"，宛如"得好友来如对月，有好书读胜看花"，对大家的日常工作有所裨益，达到我们编写的初衷。

　　中华医学会放射学分会第十六届委员会乳腺学组副组长　陈卫国

2022年4月23日

# 致　谢

为推广应用DBT和CEM技术，我们曾在各位教授的支持下，本着"学必求其心德，业必贵其专精"的理念，历经3年琢磨，编著了《乳腺疾病DBT和CEM诊断解析》一书。该书2020年由科学出版社出版发行后，不敢说"都中纸贵"，还是广受同道欢迎的。但也有熟悉的基层医院同行们尖锐吐槽："陈老师，书是好书，阳春白雪，但我们连CEM的机器都没有，只能借鉴，一半的内容我们都看不懂"。有同道和学生更是"一针见血"，直接提出了宝贵的建议：可否编写一本更"接地气"、更适合基层和初学者阅读的"图文并茂、简明易懂"的乳腺诊断工具书？此为编著此书的缘起及最终目标。为此，主编携全体编著者向提出宝贵建议的同行们表示衷心的感谢。

感谢对本书出版做出贡献的所有师长、同事和学生们。

衷心感谢南方医院各级领导的大力支持与帮助。衷心感谢李文源院长、鲁鸿副院长、李国新副院长、教务处刘杰处长和科研处朱晓亮副处长对我们科室乳腺影像研究和本书编撰出版给予的支持与帮助。

特别感谢本专著的顾问梁长虹教授、彭卫军教授、罗娅红教授、顾雅佳教授、郭庆禄教授、江魁明教授、马捷教授、叶长生教授、李颖嘉教授、陈燕萍教授、邓永键教授和王爽教授的精心指导与帮助，他们提出了不少卓有成效的专业性建议，为本书增色添彩。

衷心感谢南方医院影像中心和放射科全体同事的支持与帮助！衷心感谢南方医院乳腺外科、超声诊断科和病理科同道的大力支持！

由于著者水平所限，对问题的理解及认识能力亦有偏差，全书疏漏之处在所难免，敬请读者诸君不吝斧正。

中华医学会放射学分会第十六届委员会乳腺学组副组长　陈卫国
2022年4月23日

# 目　　录

# 第 1 章

# 数字乳腺X线摄影技术

## 第一节　数字乳腺X线摄影简介

目前，数字乳腺X线摄影（digital mammography，DM）包括全视野数字化乳腺X线摄影（full-field digital mammography，FFDM）、数字乳腺断层摄影（digital breast tomosynthesis，DBT）和对比增强乳腺X线摄影（contrast-enhanced mammography，CEM）。FFDM是公认的乳腺癌筛查金标准，但对于致密类乳腺仍存在一定的局限性。DBT是数字乳腺X线摄影的进展之一，通过X线球管旋转一定的角度多次摄影，经过后处理获得一系列薄层的断层图像，可减少重叠乳腺组织的影响，提高乳腺病变的诊断效能。随着临床应用进展，DBT被推荐为乳腺的常规影像学检查方法，也成为部分地区用于乳腺癌筛查的常规手段。对比增强乳腺X线摄影作为另一种前沿成像方式，亦是在数字化乳腺X线摄影的基础上，克服了传统数字乳腺X线摄影的局限性，通过注射一定量的碘对比剂，利用碘的K缘效应进行高、低双能量曝光，通过乳腺病变对碘离子的摄取程度，间接反映病变的血流情况，从而提高乳腺良恶性病变的诊断效能。不同厂商的对比增强乳腺X线摄影系统有不同的名称。通用电气公司（General Electric Company，GE）以对比增强能谱乳腺X线摄影（contrast enhancement spectral mammography，CESM）命名；豪洛捷公司为了与未来可能出现的对比增强断层融合系统区分，以CE2D（contrast-enhanced 2D）作为他们的CEM系统名称；而西门子公司由于使用了含有钛金属的过滤器，而命名为TiCEM（Titanium contrast-enhanced mammography）系统。此外，还有CEDM（contrast enhanced digital mammography）及CMM（contrast media mammography）等不同的命名。目前为止，CEM、CEDM和CESM是相对通用的命名方式。为了避免不同命名，我们在本书统一用CEM来命名。

FFDM、DBT及CEM这三种数字乳腺X线摄影的检查方法各有优缺点，以下我们将一一介绍。

### 一、全视野数字化乳腺X线摄影

1.原理　由小功率高压发生器发射射线至配以用钼、钨、铑、钼钒合金或钨铼合金做成的阳极靶面上产生软X线（$3.2 \sim 7.5$ kW，$20 \sim 49$ kV，$86 \sim 188$ mA），软X线经过准直器作用于专用压迫器压迫的乳腺组织后，经过影像检出系统［电荷耦合器件（charge coupled device，CCD）或平板探测器和滤线器］后，再经过数字影像处理器产生数字化图像，显示于专用乳腺图像显示屏，并储存于PACS。

全视野数字化乳腺X线摄影（FFDM）通常使用自动曝光控制技术（automatic exposure control，AEC），根据乳腺厚度、密度、自动转换阳极靶面（钼靶或铑靶等）、自动选择X线曝光条件（kV和mAs），产生数字化图像。

2. 优点

（1）对比传统乳腺X线摄影，FFDM具有更高的空间分辨率和对比度，对簇状微小钙化的敏感度更高，能够清晰显示0.1mm的微钙化。能很好地显示乳腺结构、小肿块或乳腺结构扭曲等，可以提高早期乳腺癌检出率。

（2）对比传统乳腺X线摄影，FFDM曝光宽容度大，应用AEC技术，操作简单，成像快捷，图像质量好，重拍率几乎为零。无须使用暗盒、胶片，避免了暗室操作，无须等待漫长的胶片冲洗过程，检查时间明显缩短。

（3）FFDM后处理功能强大，如可通过调节窗宽窗位调节图像对比和亮度。并可按功能要求不同选择配置（不是数字乳腺X线机的基本构成），如计算机辅助检测（computer aided detection，CAD）系统、DBT、数字化三维立体定位系统活检装置等，应用于临床。

（4）辐射剂量小：数字乳腺机辐射剂量比传统乳腺X线摄影减少22%～60%。

（5）FFDM对病变及病变与周围组织结构的关系显示更清晰，尤其是微小钙化的显示。对病变的定位、定性更加准确，能减少不必要的手术和（或）活检率；同时活检准确率提高，能检出更多的早期乳腺癌。

3. 局限性

（1）乳腺正常组织和病灶组织密度接近，组织重叠率高，病灶组织易被正常组织掩盖，发生漏诊，形成假阴性。

（2）正常组织的反复叠加，在图像中可表现为类似病灶的投影，发生误诊，形成假阳性。

## 二、数字乳腺断层摄影

1. 原理　数字乳腺断层摄影（DBT）于2011年被美国FDA首次批准为乳腺检查技术。DBT是通过X线球管旋转一定角度获得多层低剂量二维乳腺图像，再将获得的一系列二维图像重建成平行于探测器、厚度0.2～1.0mm的断层融合影像。DBT并非真正的三维图像，而是通过平面图像重建而成。DBT旋转角度、曝光次数和重建层厚取决于不同的设备制造厂商；重建后的薄层影像可以独立或以连续的方式显示。

目前我院使用的DBT技术分别来自美国HOLOGIC公司和德国SIEMENS公司。Hologic Selenia Dimensions乳腺X线机球管旋转角度为±7.5°，每旋转1°曝光1次，共进行15次曝光，最薄重建层厚1mm。Siemens Mammomat Revelation乳腺X线机，球管旋转角度为±25°，每旋转2°曝光1次，共进行25次曝光，最薄重建层厚0.2mm。GE公司于2013年推出了第一代DBT，2017年再次推出全新一代Senographe Pristina 3D数字乳腺断层合成系统，GE DBT采用步进式运动（Step & Shoot）的扫描方式，每次曝光和采集数据时，X射线源不移动，可避免运动造成图像模糊，保持高空间分辨率；球管旋转角度为±12.5°，每旋转3°曝光1次，共曝光9次，扫描平均时间＜10秒。GE DBT图像重建采用自适应统计迭代重建技术，可重建以下3种模式图像。①线性平片plane（又称薄片）：层厚为0，层间距为1mm或0.5mm（能更好地发现微小病变，数据量大）；②厚片slab（独有）：由X线片组成层厚为1cm新图，能更好地显示形态；③V-preview（融合图）：将所有X线片叠加而成，可代替常规FFDM图像。FUJIFILM公司DBT一次摄影共曝光15次，X线球管有两种旋转角度：①15°（standard mode-ST）；②40°（high resolution mode-HR）。以上四大公司的DBT技术具体见表1-1-1。

**表1-1-1　不同DBT采集系统**

| DBT系统 | | SIEMENS Mammomat Inspiration | GE Senographe Essential | HOLOGIC Selenia Dimensions | FUJIFILM Amulet Innovality |
|---|---|---|---|---|---|
| X线球管 | 阳极靶面 | 钨 | 钼/铑 | 钨 | 钨 |
| | 滤过 | 0.05 mm钼 | 0.03mm钼/0.025mm铑 | 0.7mm铝 | 0.7mm铝 |
| | 运动方式 | 连续 | 步进式（Step & Shoot） | 连续 | 连续 |
| 探测器 | 材料 | a-Se | CsI/a-Si | a-Se | a-Se |
| | 规格（cm） | 24×30 | 24×30 | 140（2×2binned） | 24×30 |
| | 像素（μm） | 85 | 100 | 85 | 100（HR）/150（ST binned 2×1） |
| | 运动方式 | 静止 | 静止 | 旋转 | 静止 |
| | 滤线栅 | 无 | 有 | 无 | 无 |
| 采集系统 | 角度范围（°） | 50 | 25 | 15 | 40（HR）/15（ST） |
| | 曝光次数 | 25 | 9 | 15 | 15 |
| | 平均扫描时间（s） | 25 | 7 | 3.7 | 9（HR）/4（ST） |
| | 球管到探测器距离（cm） | 65.5 | 66 | 70 | 65 |
| | 检测器到旋转中心距离（cm） | 4.7 | 4 | 0 | 4 |
| 重建方法 | 算法 | FBP | Iterative | FBP | FBP |
| | 软件版本 | VB30B（VX14F）SL103 Pack P104 | ADS_56.10 AWS: 1.8.3.63 | Filter: 1.0.4 BP: 1.0.1.6 Det: 1.9.0.22nD | FDR-3000 AWS Mainsoft V.5.2.0037 |

　　**2.优点**　DBT能一定程度降低乳腺纤维腺体组织的重叠，更清晰地显示乳腺真正的病变，提高诊断的敏感性和特异性，有望取代FFDM用于日常诊断工作。

　　（1）降低召回率：DBT用于乳腺癌筛查，可使召回率降低15%～37%。DBT联合FFDM相较于单纯FFDM筛查，召回率降低了20%～40%。

　　（2）提高诊断效能：相较于单纯FFDM，DBT具有更高的特异度、敏感度和准确率。相较于单纯FFDM，对于致密型乳腺，DBT的敏感度为86.9%～91.4%；在非原位癌中的DBT敏感度约为92.3%。FFDM诊断乳腺癌的敏感度约为67.6%，特异度约96.2%，阳性预测值约为86.8%，阴性预测值约为89%；FFDM结合DBT诊断乳腺癌的敏感度约为80.9%，特异度约为97.1%，阳性预测值约为91.2%，阴性预测值约为93.3%。

（3）早期、微小乳腺癌的检出率显著提高：相较于FFDM，DBT断层图像降低正常腺体组织的重叠效应，更好地检出小肿块及隐藏在致密腺体或病变中的微小钙化，同时更清晰显示肿块形态、边缘浸润及周围结构扭曲等重要征象的显示，为乳腺良性恶性病变的鉴别提供重要依据。DBT可以清楚地显示肿块，测得肿块的大小更为接近手术病理结果。

3. 局限性

（1）辐射剂量增加：DBT的成像过程包括一系列低剂量的曝光，每次曝光的剂量均为常规乳腺摄影的5%～10%。FFDM＋DBT将使女性在常规乳腺筛查中接受的辐射剂量增加1倍以上，但总辐射剂量仍然符合《乳腺X线摄影质量标准法规》中对于二维乳腺摄影辐射剂量的标准（＜3.0mGy）。DBT检查时采用大或小角度曝光的辐射剂量是有差异的，且不同乳腺腺体类型、不同年龄阶段患者、不同摄影体位的辐射剂量均有差异，但仍在规定的辐射剂量值范围内。

（2）阅片时间延长的争议：大量研究证实DBT增加了乳腺影像医师的阅片时间。但我院的临床实践显示，随着阅片经验的增加，DBT的应用会减少召回率，增加乳腺影像医师诊断的信心，整体上减少阅片的时间。

（3）可能的过度诊断问题：DBT可以显著增加乳腺癌的检出率，同时也可能增加召回率。Daniela等对9587例非乳腺癌病例的双人阅片研究发现，综合合成2D-3D和2D-3D筛查比标准2D乳腺X线摄影检查有更高的假阳性召回率，假阳性召回率分别为4.45%、3.97%、3.42%；导致DBT假阳性召回率增高的可能原因是标准2D、2D-3D的连续个人阅片干扰了判断。这一结果可通过进一步的经验积累和重复阅读3D图像得以改善；此外也可通过双人阅片共同商议评估结果得以改善。

## 三、对比增强乳腺X线摄影

1. 原理　静脉注射非离子型碘对比剂后，利用碘的K缘效应进行高、低能量两次曝光，经过后处理获得低能图和减影图，在一定程度上反映乳腺病灶摄取碘对比剂的能力，间接反映其血供情况。

（1）生理原理：肿瘤区域的血供比较丰富，且血管的性能一般较差。当碘剂通过肿瘤区域的血管时，会有部分从血管中渗出到组织中，使得肿瘤区域有碘剂聚集。

（2）成像原理：CEM技术基于碘对比剂的K缘效应，即在略高于和略低于33.2keV两种曝光条件下，碘对X线吸收有很大差异，乳腺组织对X线吸收则无明显差异，因此双能量曝光后获得的高、低能图进行计算加权相减后，可获得突显碘对比增强区域的减影图。

2. 优点

（1）与FFDM相比，CEM可以检出致密型乳腺在FFDM中隐匿的病灶，避免漏诊，并且对于多中心或多灶性病灶的检出具有独特优势。对于乳腺癌筛查中因FFDM无法确定病灶而召回的患者，CEM可以检出更多的病灶并且降低活检率。

（2）CEM可同时提供病灶的形态特征与血供情况，明显提高诊断的准确率。

（3）CEM是一种敏感性高、特异性较好的诊断方法，对极度致密型乳腺尤为适用，但临床应用中仍然有许多值得探讨的问题。

（4）与MRI相比，CEM具有相似的乳腺癌诊断效能及病灶测量能力。

（5）CEM易于操作，价格较低，检查时间短，可与DBT相互补充，总体性价比高，可以作为MRI禁忌证患者新的检查手段。

3.局限性

（1）CEM所用的非离子型碘对比剂有类过敏反应风险。

（2）相比FFDM，CEM辐射剂量增加。

（3）目前所有厂家的设备均还无法进行CEM引导下活检。

（徐维敏　林袁碧　黄安红　刘民锋　廖　昕）

# 第二节　数字乳腺X线摄影技术

## 一、摄影前准备及注意事项

每天早上责任技师检查乳腺X线机器通电情况，检测机器是否正常工作；巡视整个工作机房，保持环境整洁及排除安全隐患；检查机器的面罩、压迫板及平板探测器等，用过氧化氢浸泡脱脂棉球清洁器械，再用干净棉球擦干。

1.摄影技师须知

（1）仔细阅读检查申请单，明确受检者的主要检查目的。对受检者严格执行查对制度，查对受检者的姓名、性别、年龄、检查部位、检查项目等。

（2）耐心地向受检者说明拍片过程以及拍片时压迫乳房给受检者带来的不适，使受检者理解并予以配合。

（3）告知X线的辐射危害性，明确告知孕妇禁忌拍片。

（4）详细询问记录受检者基本个人信息，包括月经史、生育史、哺乳史、家族史和既往病史等。

（5）去除乳房及腋下所有可能的残留物，如超声耦合剂、除臭剂、除汗剂、膏药、粉底和外用药物。

（6）检查前需了解观察受检者的耐受程度、有无脊柱病变、锁骨下穿刺置管、沟通障碍等。

（7）CEM摄影前，除了需要告知以上第1～6点之外，还要着重问诊受检者有无碘对比剂过敏及其他过敏史、有无严重的肾功能障碍病史、有无严重的心血管病变、有无肝功能异常、甲状腺功能亢进、糖尿病现服用二甲双胍治疗史等；若存在上述情况，告知受检者为禁忌证。符合CEM摄影条件者，务必于摄影前签署知情同意书。

2.最佳摄影时间

（1）育龄期妇女最佳检查时间为月经干净后3～10天。

（2）哺乳期妇女停止哺乳6个月余。

3.受检者临床资料登记　临床资料是乳腺疾病诊断的依据之一，对诊断与鉴别诊断、术后随访及重点人群等流行病学具有重要的意义。我院临床资料收集如表1-2-1～表1-2-3。

## 表 1-2-1　人口学资料

出生日期：___年___月___日　　　　性别：男□　女□

身高：_____cm；体重：_____kg

民族：汉族□　其他□_____　　　　过敏史：无□　有□_____

## 表 1-2-2　临床病史

月经史：初潮年龄____　　绝经年龄_____　　末次月经_____

生育史：结婚年龄_____　妊娠及生育次数_____　　生育第一胎年龄____

生育最近一胎年龄____

哺乳史：无□　有□　_____

既往乳腺手术史：无□　有□　_____

避孕情况：无□　有□　_____

家族史：无□　有□　_____

过敏史：无□　有□　_____

激素类药物服用史：无□　有□　_____

## 表 1-2-3　乳腺检查情况

皮肤：_____

乳晕：_____

乳头：_____

腋窝淋巴结：_____

触诊（左侧）：无□　有□　数目___　大小_____　形态_____　硬度_____　活动度___

触诊（右侧）：无□　有□　数目___　大小_____　形态_____　硬度_____　活动度___

部位：

4.摄影其他注意事项

（1）良好的压迫技术应达到受检者能忍耐的最大限度的压迫，以防止影像模糊，降低乳腺厚度和减少辐射剂量。

（2）任何投照体位都要尽量将乳房腺体拉向照射野范围内，乳头要在切线位，皮肤不能有皱褶。

（3）任何摄影视图都应有必要的信息标志，尤其是体位性标志。

（4）CEM完成摄影后，务必让受检者留观半小时，实时关注受检者的情况；若受检者出现不适，应立即进行相应处理。

## 二、常规摄影体位操作步骤及技术规范

乳腺X线摄影的常规投照体位为内外斜位（medio lateral oblique，MLO）及头尾位（cranio caudal，CC）。规范摄影是获得高质量乳腺X线图像的基础。

1. 内外斜位（MLO位）

（1）摄影要求：受检者的上臂充分展开并抬高，屈肘以松弛胸大肌，摄影架角度与胸大肌平行（35°～65°，根据受检者身高体型调节），调节机架高度，使探测器的拐角处上缘卡住腋窝，以使腋窝充分暴露（显示腋下淋巴结），图像应包括乳房、胸大肌及腋窝前部（图1-2-1）。

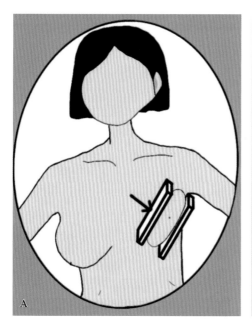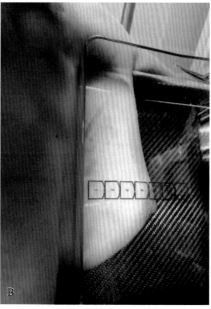

**图1-2-1 MLO位摄影示意图（A）、实体图（B）**

（2）MLO位标准图像（图1-2-2）：①左、右两侧乳房的图像对称，呈菱形；②组织充分伸展、无重叠，乳头呈切线位；③很好地显示乳后脂肪间隙（不能缺失乳腺组织的内下角）；④无皱褶及伪影，腹壁下皱褶展开，且达照射野下缘；⑤胸大肌前缘隆起，延伸至乳头基线水平；⑥保乳术后变形严重时，可不考虑乳头切线位，只要最大限度地显示乳腺组织。

2. 头尾位（CC位）

（1）摄影要求：受检者身体正对摄影架，头转向对侧，被检侧肩稍下垂，探测器高度应使受检者乳头处于切线位为宜（图1-2-3）。

（2）CC位标准图像（图1-2-4）：①充分显示乳腺后脂肪间隙，10%～25%显示胸大肌边缘；②左、右两侧乳房的图像对称，呈球形；③必须包含乳房内侧，尽可能包含乳房外侧；④可见乳头轮廓，乳头切线位；⑤CC位与MLO位后乳头线（posterior nipple line，PNL，指MLO位时，乳头到胸大肌的垂线距离）差距小于1cm；⑥无皱褶及伪影。

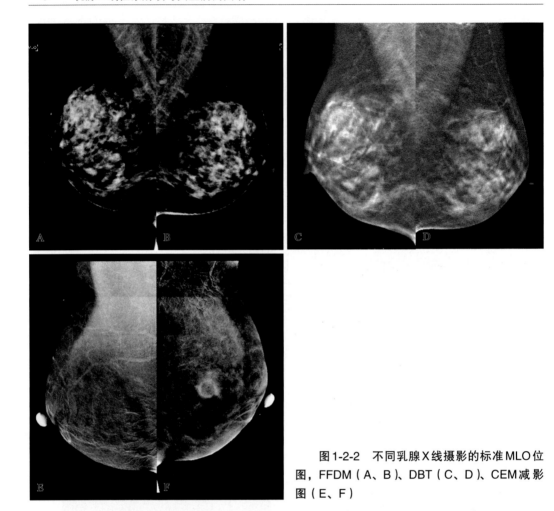

图1-2-2　不同乳腺X线摄影的标准MLO位图，FFDM（A、B）、DBT（C、D）、CEM减影图（E、F）

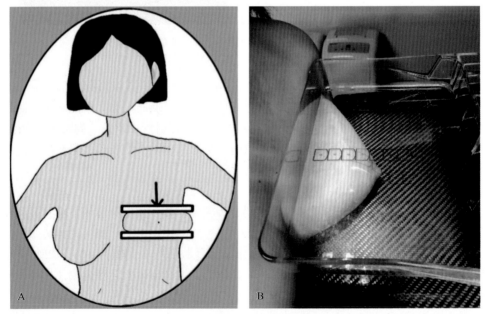

图1-2-3A、B　CC位摄影示意图（A）、实体图（B）

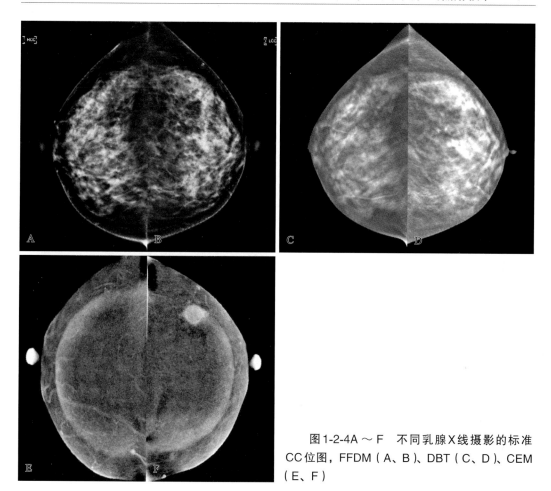

图1-2-4A～F　不同乳腺X线摄影的标准CC位图，FFDM（A、B）、DBT（C、D）、CEM（E、F）

### 三、特殊摄影体位操作步骤及技术规范

数字乳腺X线常规摄影体位存在成像盲区，如位于乳后脂肪间隙、上方靠近胸壁或下方靠近腹壁的部位，尤其位于乳腺后1/3（乳腺后带）的病变，导致部分病变显影欠佳，影响其诊断效能。MLO位盲区：内上象限、下部组织；CC位盲区：乳腺上部组织。

选择加摄诊断摄影体位的基本原则：病灶尽量靠近平板探测器侧，尤其活动性较差的病灶，而非压迫板侧；平板探测器角度尽量与"病灶-乳头"连线平行。

1.局部点压放大摄影

（1）摄影要求：摄影时不仅需要更换专用的压迫板，还需要安装局部点压放大的专用摄影台（根据不同的放大倍数分为1.5倍摄影台和1.8倍摄影台）。根据诊断意见，在常规体位的基础上，对感兴趣区域选择最佳显示体位，完成压迫后，缩小视野光圈，进行局部点压放大。若对钙化病灶进行点压放大，可让受检者在曝光时屏住呼吸，避免出现呼吸造成的运动伪影（图1-2-5）。

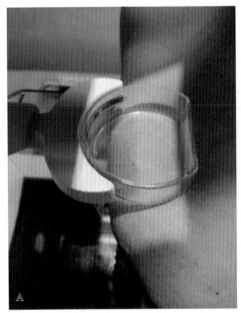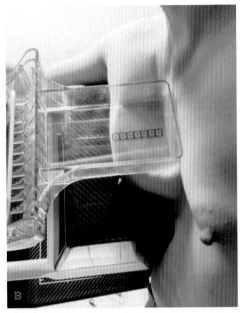

图1-2-5    局部点压放大摄影实体图。圆形压迫板（A）、长方形压迫板（B）

（2）适用范围：常规体位中发现病灶，但需明确病灶的边缘、可能存在的卫星病灶及是否有微小成簇钙化、钙化病灶的形态学信息、结构扭曲或不对称等。总体来说，局部点压放大有助于对病灶密度、病灶边缘和其他结构特征更加精确地评价，有利于区分良恶性病变，同时对钙化的数目、分布和形态有更好的显示效果。

（3）摄影标准（图1-2-6）：①感兴趣区域位于视野中央；②病灶边缘清晰，钙化数目、分布及形态清晰显示，无运动伪影。

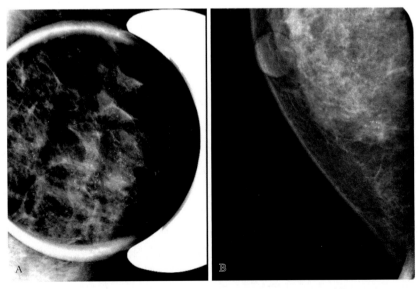

图1-2-6    局部点压放大摄影。圆形压迫板对左乳钙化局部压迫放大（A）、长方形压迫板对右乳不对称致密伴钙化局部压迫放大（B）

2.局部加压摄影

（1）摄影要求：摄影时需更换专用的压迫板，不需要安装局部点压放大的专用摄影台。根据诊断意见，在常规体位的基础上，对感兴趣区域选择最佳显示体位，进行局部加压（图1-2-7）。

（2）适用范围：①常规体位不能明确的病灶；②致密组织区域的模糊或不明确的发现物；③感兴趣区域内正常与异常组织结构的区分。

（3）摄影标准：①感兴趣区域位于视野中央；②感兴趣区域的充分压迫，减少纤维腺体组织重叠及遮挡，肿物及其边缘显影清晰；③无皱褶及伪影。

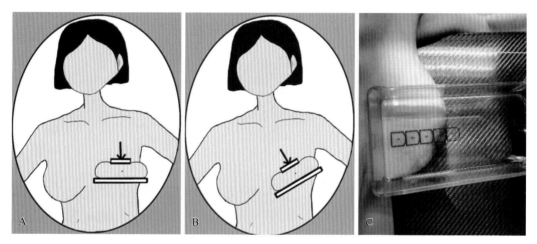

图1-2-7　局部加压摄影，长方形压迫板CC位示意图（A）、MLO位示意图（B）及MLO位实体图（C）

3.90°侧位　90°侧位又分为内外侧位（medial lateral，ML）和外内侧位（lateral medial，LM）。

（1）摄影要求

1）内外侧位（ML）（图1-2-8A）：受检者的上臂充分展开并抬高，屈肘以松弛胸大肌，摄影架角度为90°，射线方向从内侧穿过到外侧，根据病灶位置调节机架高度，将病灶及外侧纤维腺体组织尽可能投射在探测器视野范围内，以使病灶完全显示，缓慢压迫。

2）外内侧位（LM）（图1-2-8B）：摄影架角度为90°，射线方向从外侧穿过到内侧，受检者用上臂抱头，乳沟紧贴探测器外侧边缘，受检者稍向探测器偏转，将病灶及内侧纤维腺体组织尽可能投射在探测器视野内，以使病灶完全显示，缓慢压迫。

（2）适用范围

1）内外侧位（ML）：①常用于外上象限接近腋尾区病灶或外下象限接近腹壁，活动性较差的病变；②仅MLO位有可疑病变，CC位未见明确异常，可加照以排除是否为重叠所致；③常规体位病灶边界显示欠佳；④MLO位病灶位于乳晕下区，可加照以确定病变位于乳头上方或下方；⑤适用于术前穿刺定位，结合CC位确定从皮肤到病变的最短距离。

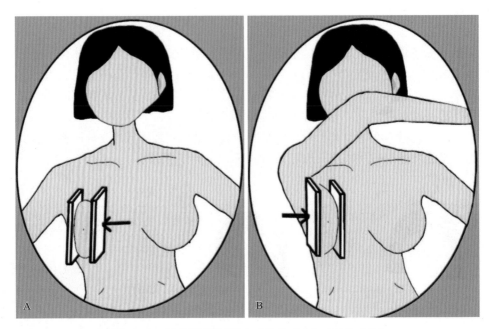

图1-2-8　侧位摄影示意图，ML位（A）、LM位（B）

2）外内侧位（LM）：①常用于内上象限上方接近胸大肌或内下象限下方接近腹壁，活动性较差的病变；②用于病灶位于外侧的术前定位。

（3）摄影标准（图1-2-9）：①病灶边缘、大小、形态清晰显示，满足临床诊断要求；②乳腺向前略向上，实质展开，可见胸大肌边缘；③无皱褶及伪影。

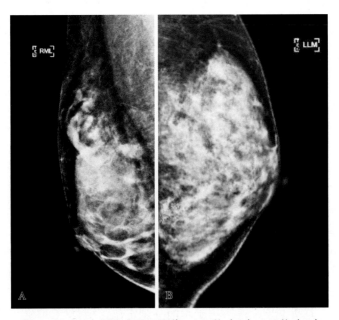

图1-2-9　90°侧位FFDM图像，ML位（A）、LM位（B）

4.夸大头尾位（exaggerated craniocaudal，XCC） 夸大头尾位又分为内侧夸大头尾位（exaggerated craniocaudal medial，XCCM）和外侧夸大头尾位（exaggerated cranio-caudal lateral，XCCL）。

（1）适用范围：用于显示常规CC位未能显示，但临床触诊或MLO位发现腋尾区或内侧病变。

（2）摄影要求

1）外侧夸大头尾位（XCCL）（图1-2-10A）：受检者面向探测器，头偏向对侧，患侧肩膀尽量放松下沉，探测器角度向外侧倾斜角度为10°～35°（最佳角度为探测器与"病灶-乳头"连线平行），技师固定外侧纤维腺体组织及病灶，压迫板缓慢下压。

2）内侧夸大头尾位（XCCM）（图1-2-10B）：受检者面向探测器，身体稍向前倾，对侧肩膀稍下沉，探测器角度向内侧倾斜角度为8°～25°（最佳角度为探测器与"病灶-乳头"连线平行），技师固定内侧纤维腺体组织及病灶，将病灶尽可能投射在探测器视野范围内，缓慢压迫。

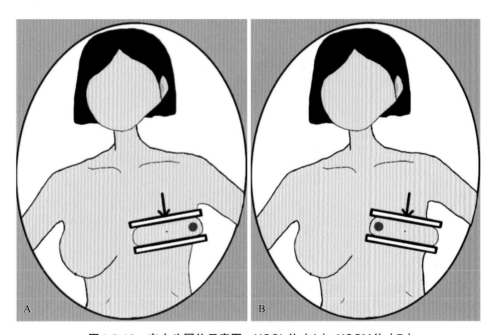

图1-2-10 夸大头尾位示意图。XCCL位（A）、XCCM位（B）

（3）摄影标准（图1-2-11A～D）：①病灶边缘、大小、形态清晰显示，满足临床诊断要求；②XCCL腋尾区完全显示，可见胸大肌边缘；③XCCM内侧纤维腺体组织完全显示。

5.切线位（tangential，TAN）

（1）适用范围：通常是为了鉴别皮肤表面、皮肤内、皮肤下或纤维腺体组织内的病变。对于曾行肿物切除、脓肿引流和放疗者，能将皮肤的改变与皮下的术后改变区分开。

（2）摄影要求（图1-2-12）：把可疑病灶摆成切线位且固定在探测器上，必要时可用明显标记物（如金属标签）标记乳头和病灶体表位置。

（3）摄影标准：病灶边缘、大小、形态清晰显示，满足临床诊断要求。

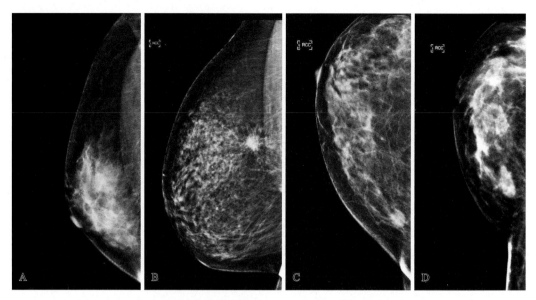

图1-2-11　夸大头尾位FFDM图像。XCCL位（A、B）、XCCM位（C、D）

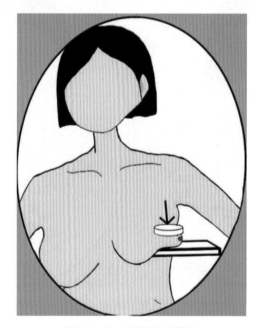

图1-2-12　切线位示意图

6.乳沟位（cleavage，CV）

（1）适用范围：用于显示乳腺内侧深部病灶及乳沟区病变。

（2）摄影要求（图1-2-13）：受检者面向探测器，双乳放在探测器上，身体稍向前倾，技师向前牵拉双侧乳腺的所有内侧组织，以便乳沟成像。

（3）摄影标准（图1-2-14）：①乳沟及双侧内侧纤维腺体组织清晰可见；②目标病灶边缘、大小、形态清晰显示，满足临床诊断要求。

7.外内斜位（latero medial oblique，LMO）

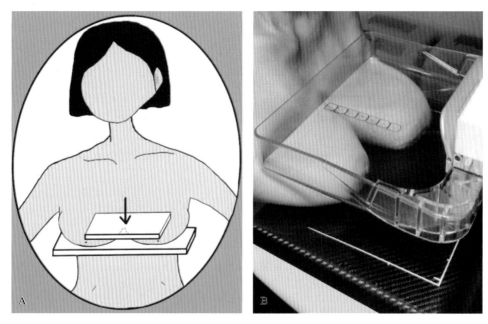

图1-2-13　乳沟位摄影。乳沟位示意图（A）乳沟位实体图（B）

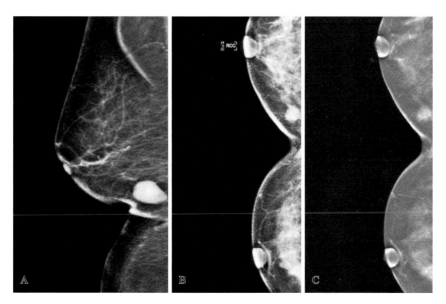

图1-2-14　乳沟位 X 线图。FFDM 图（A、B）、DBT 图（C）

（1）适用范围：可较好显示乳腺内后方的病变；可用于脊柱严重后凸患者，或安装心脏起搏器的患者。

（2）摄影要求：被检者用上臂抱头（图1-2-15A），探测器角度与 MLO 位（图1-2-15C）相反，对侧肩稍下沉，使乳沟与探测器边缘平行，将腺体尽可能投射在探测器视野范围内，缓慢压迫。

（3）摄影标准（图1-2-15B）：①病灶边缘、大小、形态清晰显示，满足临床诊断要求；②组织充分伸展、无重叠，乳头呈切线位；③很好地显示乳后脂肪间隙（不能缺

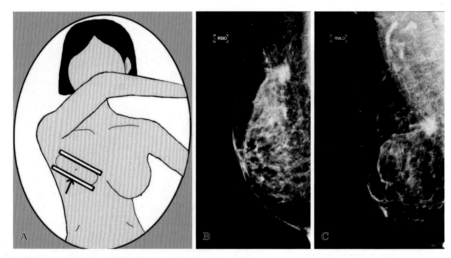

图 1-2-15　外内斜位 X 线摄影图。LMO 位摄影示意图（A）、LMO 位图（B）、MLO 位图（C）

失乳腺组织的内下角）；④无皱褶及伪影。

8.轻压 CC 位

（1）适用范围：当病变位置较高并靠近胸大肌且位于中线附近，常规体位中仅 MLO 位能显示时，可加摄轻压 CC 位。

（2）摄影要求：探测器角度与常规 CC 位一致，患者尽量前倾，压力标准以达到曝光的最低限度即可。

（3）摄影标准：①病灶边缘、大小、形态清晰显示，满足临床诊断要求；②纤维腺体组织不模糊，无伪影。

9.揉动位

（1）适用范围：①常规摄影中仅一个摄影体位发现为可疑病变，而另一个体位不能提供明确诊断时采用；②发现疑似病变，但由于纤维腺体组织较致密而不能明确其边界；③发现疑似肿块及伴随恶性钙化的高密度影，可行揉动位＋点压放大结合摄影。

（2）摄影要求（图 1-2-16）：在常规体位的基础上，判断病变的位置，轻揉乳房，以向纤维腺体组织少的一侧方向揉动为原则，然后再进行压迫摄影。多采用 CC 位内揉或外揉的方法，也可采用 ML 及 MLO 位揉动法。

（3）摄影标准：①病灶不与过多纤维腺体组织重叠；②病灶边缘、大小、形态清晰显示，满足临床诊断要求。

10.假体位

（1）适用范围：适用于观察乳腺实质及

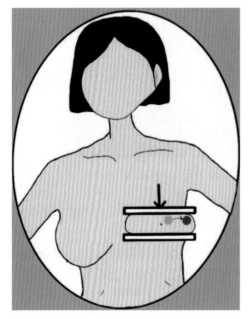

图 1-2-16　揉动位摄影示意图

假体组织。

（2）摄影要求

1）乳腺实质位（图1-2-17）：确定假体边缘，将假体尽量向胸壁方向挤推，使乳腺组织充分显示于照射野内。

2）假体位（图1-2-18）：假体尽量远离胸壁，使假体充分显示于照射野内。

拍摄时根据摄影机器选中AEC或假体条件摄影。图像效果不佳时，技师需要手动设置

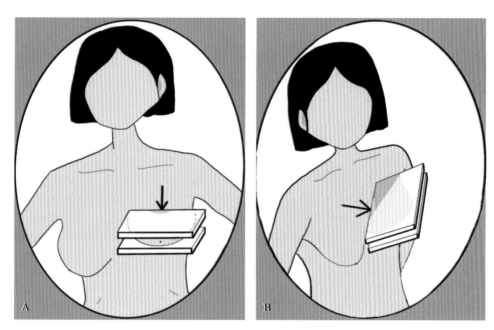

图1-2-17　置入型假体实质位摄影示意图。CC位（A）、MLO位（B）

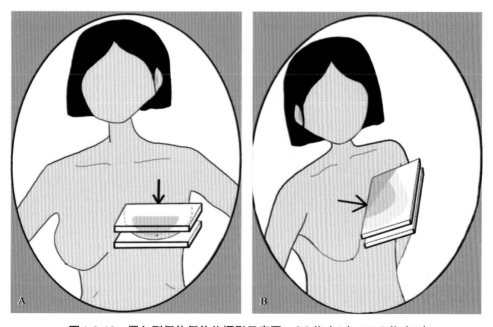

图1-2-18　置入型假体假体位摄影示意图。CC位（A）、MLO位（B）

曝光条件（kV值与正常乳腺摄影接近，mAs是正常受检者的2～3倍）和手动确认压力（缓慢施加压力，以受检者感到不痛、舒适为宜，不可过度施压，以免造成假体破裂）。

（3）摄影标准（图1-2-19）：①假体呈半圆形位于乳腺后方；②正常乳腺组织位于前方，乳腺皮肤及皮下脂肪清晰可见。

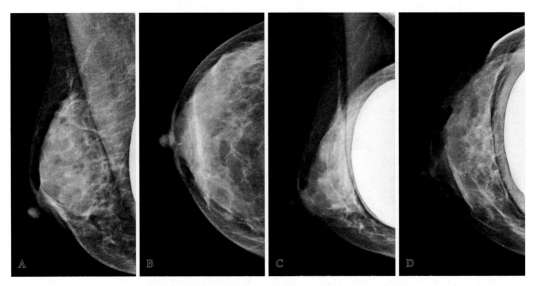

图1-2-19　乳腺假体摄影FFDM图像。乳腺实质位（A、B）、假体位（C、D）

## 四、乳腺X线诊断摄影体位病例分享

### 病例1

【临床资料】

女，51岁，常规体检。触诊：双侧乳腺阴性。

【乳腺X线摄影】

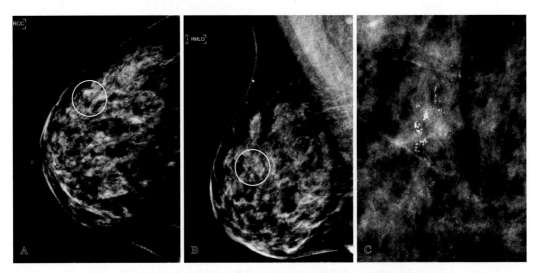

图1-2-20　右侧乳腺常规CC位（A）、MLO位（B）、点压放大图（C）

【图像解读】

右侧乳腺常规CC位及MLO位摄影未能清晰显示右侧乳腺外上象限中1/3钙化；根据常规摄影体位显示右乳钙化的位置进一步进行局部点压放大摄影，清晰显示外上象限中1/3钙化呈细小多形性，成簇分布，局部实质密度增高；周围另见区域性分布细点状、钙乳样及无定形钙化（图1-2-20）。

【结论】

成簇分布细小多形性钙化高度提示恶性病变，BI-RADS应评估为4C类。对于乳腺钙化常规乳腺X线体位未能清晰显示时，首选点压放大摄影；点压放大摄影时结合常规体位摄影提示的位置局部点压放大，可疑钙乳样钙化时，可行重力位（如侧位或MLO位）局部放大摄影时，尽量将目标病灶置于摄影野中央。

【病理】

右乳病灶：浸润性导管癌非特殊类型2级，伴高级别导管原位癌（图1-2-21）。

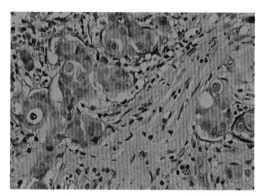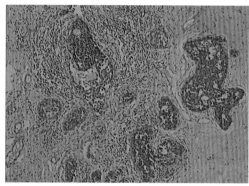

图1-2-21　浸润性导管癌伴高级别导管原位癌

## 病例2

【临床资料】

女，67岁。常规体检。触诊：右侧乳腺2点钟触及肿物，质硬、不活动、边缘不清。

【乳腺X线摄影】

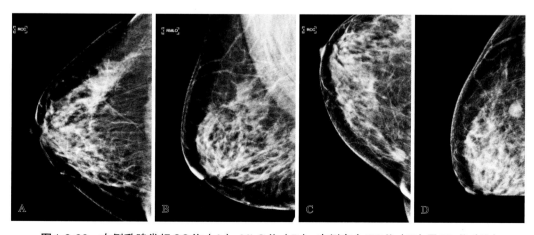

图1-2-22　右侧乳腺常规CC位（A）、MLO位（B）、内侧夸大CC位（C）及ML位（D）

**【图像解读】**

右侧乳腺常规CC位及MLO位摄影未能完全显示右侧乳腺临床触及的内上象限肿块；根据触及肿块的情况加照内侧夸大CC位及ML位完整显示右乳内上象限肿块，清晰显示肿块的不规则形态及毛刺边缘（图1-2-22）。

**【结论】**

边缘毛刺、不规则高密度肿块是恶性病变的典型特征，BI-RADS应评估为5类。对于乳腺内上象限肿块常规乳腺X线体位未能显示或未能完全显示者，首选内侧夸大CC位，摄影时轻压触及病灶，同时受检者配合前弓、放松摄影；内侧夸大CC位未能显示或未能完全显示者，考虑侧位摄影；侧位摄影时尽量多地包括乳腺上方组织，且以包括病灶为目标。

**【病理】**

右乳病灶：浸润性导管癌非特殊类型2级（图1-2-23）。

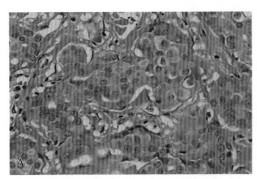
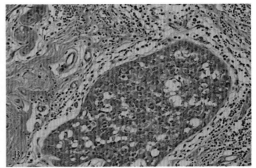

图1-2-23　浸润性导管癌

### 病例3

**【临床资料】**

女，65岁，发现右乳上方肿物数天。触诊：右乳12点钟触及肿物，质硬、边缘不清、浸润性生长。

**【乳腺X线摄影】**

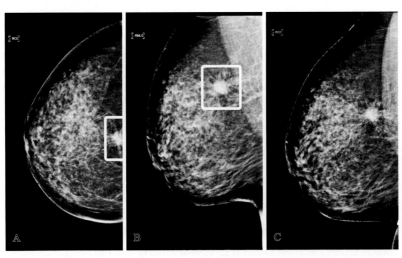

图1-2-24　右侧乳腺常规CC位（A）、MLO位（B）、外侧夸大CC位（C）

**【图像解读】**

常规CC位未能完全显示临床触及的右侧乳腺上方肿块；根据触及肿块的情况加照外侧夸大CC位，综合MLO位能更完整地显示右乳上方肿块，清晰显示肿块的全面、不规则形态及毛刺边缘（图1-2-24）。

**【结论】**

边缘毛刺、不规则高密度肿块伴钙化是恶性病变的典型特征，BI-RADS应评估为5类。对于乳腺上方肿块常规CC位未能显示或未能完全显示者，首选外侧夸大CC位，摄影时轻压触及病灶，同时受检者配合前弓、放松摄影；若病变浸润胸壁且乳房较小时，外侧夸大CC位摄影病变显示效果不如侧位片。

**【病理】**

右乳病灶：浸润性导管癌非特殊类型2级，伴高级别导管原位癌（图1-2-25）。

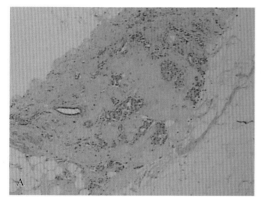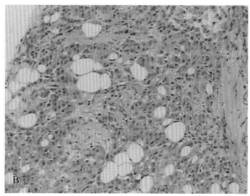

图1-2-25　浸润性导管癌伴高级别导管原位癌

（徐维敏　林袁碧　黄安红　刘家玲　陈　皓　廖　昕　秦耿耿）

# 第 2 章

# 乳腺X线系统观察方法和报告书写

## 第一节 乳腺X线系统观察方法

乳腺报告的标准化可以提高诊断医师之间的一致性，同时便于监测检查结果。正确规范的乳腺X线诊断报告，能为临床医师提供充分准确的信息，以利于临床医师决定下一步诊疗方案时参考。

书写报告前要对乳腺X线进行系统的观察，包括了解受检者的一般信息、临床资料及乳腺X线影像。

### 一、临床资料获取

1.问诊 包括受检者的月经史、生育史、哺乳史、手术史及乳腺癌家族史。询问生育史时需问清受检者最后一胎年龄，判断受检者是否处于哺乳期或哺乳后期。手术史需了解受检者的手术时间，病理组织学诊断。对于绝经前的女性要询问末次月经时间，判断患者是否处于最佳摄影周期。另外询问口服避孕药的应用情况。绝经后的女性要询问绝经时间，以及是否有激素替代治疗，若有需询问使用激素的周期和用量。

2.视诊 嘱受检者除去上衣，观察受检者的乳房外形、皮肤、乳头和乳晕等。观察内容包括以下几点：①双侧乳腺是否对称，外形是否有隆起；②乳头是否有偏移，乳头有无内陷；③乳晕区是否有湿疹，乳头乳晕呈"覆盆子样"改变的湿疹时，需确定是否存在Paget病；④皮肤瘢痕或手术瘢痕、皮肤痣等；⑤是否有"酒窝征"，乳腺癌常侵犯乳腺悬韧带，使之缩短而致皮肤吊紧，形成皮肤粘连，形似酒窝；⑥是否存在侧支循环；⑦皮肤水肿，是否呈"橘皮样"皮肤；⑧皮肤浸润、溃疡；⑨皮肤红肿，局限于肿瘤或累及整个乳房；⑩是否有渗透表皮、真皮的结节（图2-1-1）。

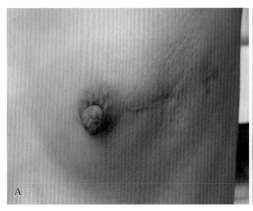
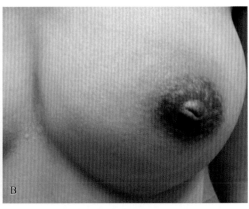

A                                B

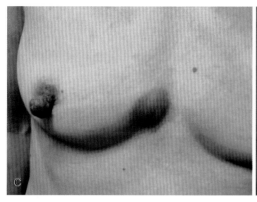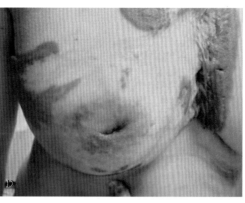

图2-1-1 手术瘢痕（A）；皮肤红肿（B）；皮肤肿物（C）；皮肤瘢痕增生、乳头内陷（D）

3.触诊 受检者取坐位、立位或仰卧位。触诊时手指并拢，按顺序检查，用指腹按压，切勿抓捏。触诊时先是健侧乳房再是患侧乳房，触诊顺序按外上象限、外下象限、内下象限、内上象限的顺序做全面检查，继而按压乳晕区，挤压乳头看有无液体从乳头溢出。最后触诊腋窝、锁骨下及锁骨上区域，检查是否有肿大淋巴结。

乳腺触诊的要点是了解乳房有无肿块及肿块的性质。若触诊发现肿块，要注意肿块出现的时间、生长速度；肿块的质地（软、韧、硬）、活动度（良好、基底固定）；肿块单发或多发；是否伴腋淋巴结肿大；与月经周期的关系；是否疼痛；表面是否光滑；生长方式（①膨胀性生长 - 与周围组织无粘连、活动度最大；②肿块的边界清楚、形状规则，但其与周围乳腺组织有融合，活动度中等；③肿块呈浸润性生长，边界像"蟹足样"伸入周围组织固定而活动度差）。有时未触及明显肿块，仅表现为局部腺体比对侧同位置稍硬，也需引起警惕。

挤压乳头时若出现乳头溢液，要观察溢液的颜色、持续时间、是单孔还是多孔。溢乳通常见于哺乳期、口服激素、内分泌疾病；淡黄色/棕色溢液多见于纤维囊性乳腺增生、导管扩张症；棕褐色/咖啡色溢液可见于导管内乳头状瘤、导管内癌、乳腺癌、纤维囊性乳腺增生、导管扩张并感染；鲜红色溢液常见于导管内乳头状瘤、导管内癌、乳头损伤。多孔溢液通常是以生理性或良性居多；单孔溢液常见于纤维囊性乳腺增生、导管内乳头状瘤、导管内癌等。

问诊、视诊及触诊结果应该详细记录，可以帮助诊断医师了解：①临床发现的异常区域是否显示在照片中；②影像上是否已经清楚显示临床发现的异常，必要时加照体位或点压放大摄影。

## 二、乳腺X线阅片流程

了解完患者一般信息和临床资料后，诊断医师就可以开始阅片。阅读乳腺X线摄影图像应采取以下3个步骤。

1.确定图像质量是否满足诊断需求 根据乳腺位置、图像对比和空间分辨率等方面进行判断。低质量和投照位置不佳的影像往往会造成漏诊或误诊。

2.寻找病变 系统、全面、一步一步地观察乳腺结构变化的细节。乳腺X线阅片原则：全面观察，大致印象；左右对比，从上至下；按体位顺序阅读；先整体再局部；运用工具，仔细观察。

　　可采用遮蔽法对双侧乳腺限定区域进行仔细对比观察（图2-1-2，图2-1-3）。左右乳腺详细对比观察可以提高不对称和肿块的检出率，通过有序的限定区域的观察有利于细微病变的检出。在发现第一个病变后，不要停止寻找，避免漏诊多发病变。

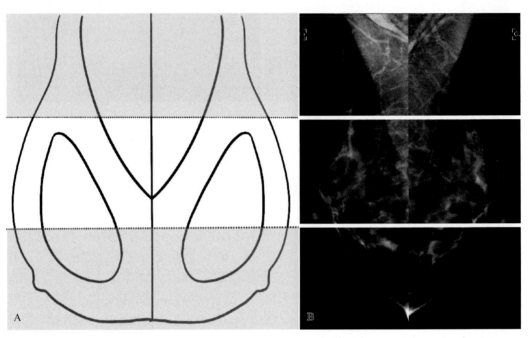

图2-1-2　水平遮蔽法：阅片乳腺X线图像时，采用水平遮蔽法逐步分区域进行阅片。遮蔽法排除了遮蔽的区域，有利于观察剩余的影像区域

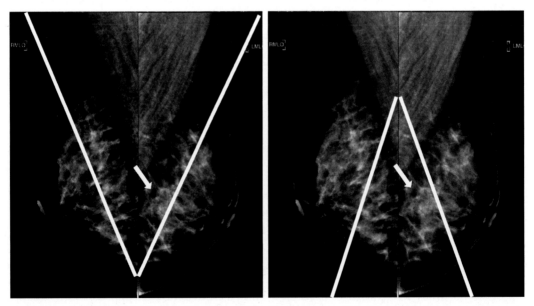

图2-1-3　斜遮蔽法：观察MLO位时，自乳头或胸大肌方向逐步对称性移动视野，观察左、右乳腺相应区域，左乳下方后1/3见局灶不对称（箭头）

　　阅片顺序按照体位顺序进行，先MLO位或CC位，从上至下或由下至上分区域阅片，对区域内图像进行重点观察（图2-1-4）。先观察常规DM图像，再观察DBT图像或CEM减影图像（图2-1-5）。观察目的包括：①发现不对称或肿块；②检出结构扭曲；③检出乳腺实质轮廓的变化，如局部收缩或突出；④发现乳腺X线片的钙化。

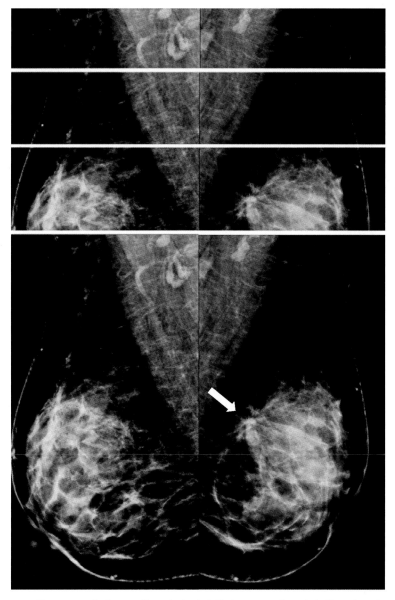

**图2-1-4　乳腺MLO位，左右对比从上至下逐步观察阅片，发现左侧乳腺结构扭曲（箭头）**

　　3.仔细分析检出的每一个病变　　对发现的病变按照BI-RADS分类进行分析描述（见本章第二节）。

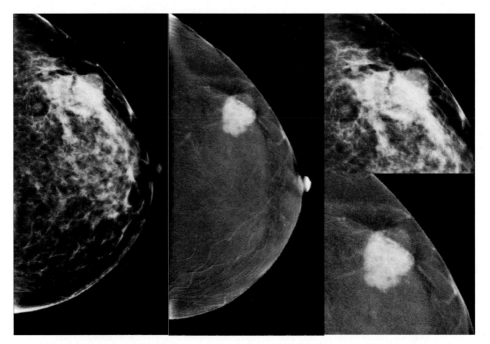

图2-1-5　阅片顺序先阅读常规二维DM图像，再阅读CEM减影图像，最后放大进行局部观察，重点观察病灶的细节特征

（文婵娟　王　刚　全美霞　毛勤香　廖　昕）

# 第二节　乳腺X线报告书写

阅片完成后要进行乳腺X线报告的书写，一份完整的乳腺X线报告应包含以下内容。①本次检查指征：明确是筛查性还是诊断性；②乳腺实质类型；③影像学发现：病变的描述（主要征象、相关征象等），若多个病变应分别描述；④既往检查；⑤评估（分类指导）；⑥处理（处理建议）。

## 一、检查指征

从患者的临床信息、体征、病史记录可以了解到本次检查的性质。明确检查的性质可以更好地监测乳腺报告。筛查性检查是针对无症状人群所行的常规检查，而诊断性检查通常是被检者有临床症状或体征提示乳腺疾病，或因筛查异常而进一步行X线的评估。随访中病灶的定期复查，近期接受保乳手术的患者短期随访等都属于诊断性检查。

## 二、乳腺实质类型

乳腺实质类型目前最常用的是ACR分型，ACR将乳腺实质分为以下4种类型（图2-2-1）。①脂肪类：乳腺内几乎全是脂肪组织；②散在纤维腺体类：乳腺内散在纤维腺体密度区域；③不均匀致密类：乳腺组织密度不均，可能使小的肿块被遮挡；④极度致密类：乳腺组织极其致密，使X线检查敏感性降低。

乳腺实质分型的意义在于不同类型实质对早期乳腺癌检出敏感性不同，脂肪类检出率达80%以上，致密类仅30%～60%。在报告中应注明乳腺实质的类型，提示本次检查的敏感性。另外需注意乳腺实质分型的评估应在常规DM图像上进行，不应用DBT图像评估。

描述腺体类型常用词汇：①形态：索条状、絮片状、结节状、串珠状等。②分布：均匀，不均匀（如大部分位于外上象限），融合等。③结构：规则、紊乱等。双侧乳腺腺体类型相差不大时，可一同描述；双侧乳腺腺体类型不同时，应分开描述。

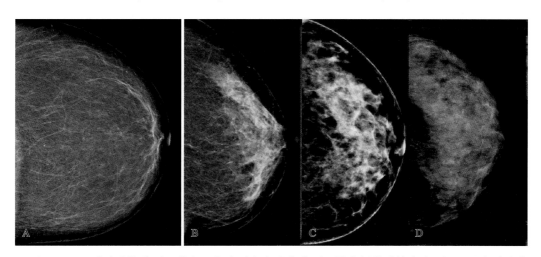

图2-2-1　乳腺腺体分型，从左至右分别为脂肪类（A），散在纤维腺体类（B），不均匀致密类（C），极度致密类（D）

### 三、影像学发现

对发现的影像征象应使用专业的乳腺影像术语描述，参照2013年第5版ACR的BI-RADS分类X线专用术语对乳腺病变进行征象描述。根据最新BI-RADS分类术语词典，乳腺病变的描述主要包括：主要征象，相关征象，病变的定位，病灶大小等。

主要征象包括：①肿块（形态、边缘、密度）；②钙化（典型良性、可疑恶性、形态、分布）；③结构扭曲；④不对称（结构不对称、局灶不对称、宽域性不对称、进展性不对称）；⑤乳内淋巴结；⑥皮肤病变；⑦孤立导管扩张。

相关征象包括皮肤回缩、乳头回缩、皮肤增厚、小梁结构增宽、腋淋巴结肿大、结构扭曲、钙化。结构扭曲和钙化既可以作为主要征象也可以作为相关征象。

2022年4月，ACR推出BI-RADS补充文件——关于对比增强乳腺X线摄影（CEM）部分，确定了CEM的基本标准。CEM低能图类似于常规DM，描述术语按照BI-RADS分类X线部分进行描述。减影图像的描述参照BI-RADS MRI的术语词典，并经过修改，以涵盖CEM特有的情况。

仅在CEM减影图上增强的描述内容主要包括如下。

（1）背景实质强化类型：①水平（极少、轻度、中度、重度）；②对称或不对称。

（2）肿块：①形态（圆形、椭圆形、不规则形）；②边缘（清晰、不清晰（不规则、毛刺状））；③内部强化特征（均匀、不均匀、边缘强化）（图2-2-2）。

（3）非肿块样强化：①分布（弥漫、多发区域、区域、局灶、线样、段样）；②内部强化模式（均匀、不均匀、集簇状）。

（4）强化不对称：内部强化模式（均匀、不均匀）。

（5）病变显著性：低、中、高。

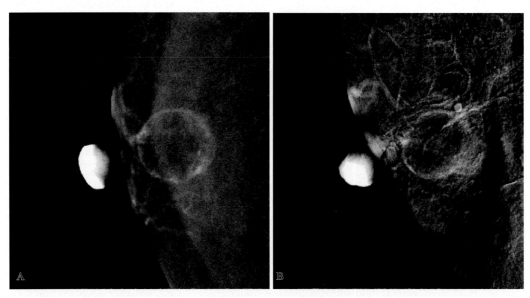

图2-2-2　CEM减影图像描述：右侧乳腺乳晕下区椭圆形肿块，减影图像示病变呈肿块样中度强化，后方边缘不清晰，内部呈边缘强化；病理结果为基底细胞样癌

在CEM低能图有发现且在减影图上有相关增强的描述内容主要包括：

（1）形态学：参考BI-RADS X线部分进行描述。

（2）内部强化模式：均匀、不均匀、边缘强化。

（3）强化范围：①乳腺X线摄影病灶部分强化；②乳腺X线摄影病灶完全强化；③强化范围超过乳腺X线摄影病灶大小；④乳腺X线摄影病变无增强，但病变周围组织增强。

（4）病变显著性：低、中、高。

相关征象的描述包括：①乳头回缩；②乳头侵犯；③皮肤回缩；④皮肤增厚；⑤皮肤侵犯；⑥腋窝淋巴结肿大；⑦小梁结构增宽。

BI-RADS CEM部分的解读文件刚公布，日常诊断在描述时需根据病例实际情况，找到最适合该病灶的描述词汇，并且CEM低能图与减影图要互相结合，以给出最佳的BI-RADS分类。

病灶位置：其描述包括病灶侧别（左或右）、象限和钟面位置（包括4个象限及不能用象限描述的特殊位置如乳晕后区、中央区、腋尾区）、深度（前、中、后）、至乳头的距离，断层图像上还需要描述病变位于断层哪一层面（图2-2-3）。DBT对鉴别皮肤病变和乳腺内病变有很大价值，皮肤病变在断层上位于图像的最表面几层。

病灶大小：除了征象和位置的描述，还需要测量病变的大小，对不同类型的病变，评估大小的方法和准确性不同。基于DBT对肿块、结构扭曲及不对称等软组织病变显示得更清晰，建议软组织病变在DBT图像上测量。而钙化在DM图像上显示得更为完整，建议钙化型病变在DM图像上测量。

肿块：测量肿块的最长径和垂直于最长径的径线，毛刺肿块的测量应不包含毛刺。

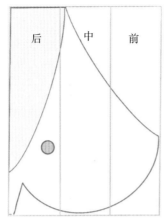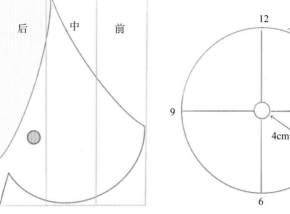

图 2-2-3　病变位置。肿块位于左侧乳腺外下象限 4 点钟方向后带，距乳头 4cm

结构扭曲和不对称：通常没有明确的边界，取其最大范围的近似值。

钙化：根据其分布测量其最长的累及范围。

淋巴结：X 线上淋巴结评估主要测量其短轴。

## 四、与既往检查比较

评价一个病变是否改变及其稳定性，需要同既往检查作比较。对于短期随访的病变尤为重要。但当病变表现为典型的良性征象或典型的恶性征象时，与前片对比就不那么重要了。

## 五、评估和处理

报告最后应总结相关 X 线发现，采用 BI-RADS 分类 0～6 类和相关术语给出最终评估（表 2-2-1）。处理意见不强制要求给出，但建议给出，以方便临床决定下一步处理。处理建议可能包括年龄相匹配的筛查策略、对良性可能性大的肿块进行短期随访、活检后每年的随访及临床处理。如建议影像引导的介入操作，应给出具体的影像引导方式建议，如三维立体定位、超声定位。对每侧乳腺应基于最高风险的病变分别给出一个最终的 BI-RADS 分类评估（图 2-2-4）。

表 2-2-1　BI-RADS 分类和处理建议

| 评估分类 | 处理建议 | 恶性可能性 |
| --- | --- | --- |
| 0 类：不完整—需进一步影像学评估或与既往片对比 | 进一步影像学评估或与既往片对比 | N/A |
| 1 类：阴性 | 常规乳腺 X 线筛查 | 恶性可能性几乎为 0 |
| 2 类：良性 | 常规乳腺 X 线筛查 | 恶性可能性几乎为 0 |
| 3 类：良性可能性大 | 短期随访（6 个月 1 次） | ＞0 但≤2% 恶性可能性 |
| 4 类：可疑 | 组织学诊断 | ＞2% 但＜95% 恶性可能性 |
| 　4A 类：低度可疑恶性 | | ＞2% 到≤10% 恶性可能性 |
| 　4B 类：中度可疑恶性 | | ＞10% 到≤50% 恶性可能性 |
| 　4C 类：高度可疑恶性 | | ＞50% 到＜95% 恶性可能性 |
| 5 类：恶性可能性大 | 组织学诊断 | ≥95% 恶性可能性 |
| 6 类：活检证实的恶性 | 临床进一步治疗（手术或化疗） | N/A |

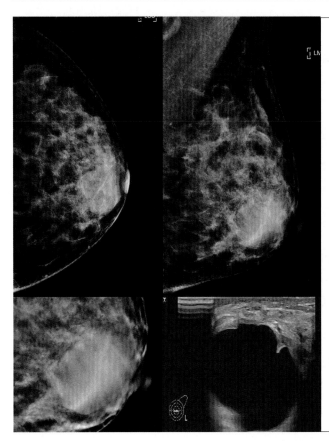

检查指征：48岁女性，发现左侧乳房肿块3年，近期增大（诊断性检查）

**影像表现**

（1）X线

腺体类型：不均匀致密类

位置：左侧乳腺乳晕后区，断层30/51

病变描述：椭圆形等密度肿块，边缘部分遮蔽，部分清晰

大小：约3.1cm×2.9cm

（2）超声检查：提示为囊性无回声肿块，界限清楚，后方回声增强

**既往检查**：无

**评估**：BI-RADS 2类（良性病变），触及的肿块为囊肿

**建议**：常规12个月随访

**图2-2-4　报告流程示例**

ACR BI-RADS分类推荐应当在经过全面诊断性乳腺影像学检查后才做出3类的评价，而不是在筛查行乳腺X线摄影检查时就给予该评价。对于被评为3类的发现，最初的短期随访间隔为6个月，主要针对有异常发现侧乳腺。若在这6个月期间病变表现稳定，那么它的评价还是3类，并再次进行为期6个月的短期随访，如果对侧乳腺是常规一年一次的筛查，那么这次将包括双侧乳腺。经过6个月的随访仍然稳定，那么评价仍为3类，但是通过这12个月的观察，随访周期将改为一年一次，即6-6-12的随访周期。虽然之后的随访周期同常规筛查周期相同，但3类的评价暗示该患者正处于持续监测中。如果随访2～3年，发现病变都很稳定，那么最终评价应该为良性（BI-RADS 2类）。最好进行诊断性随访检查，如局部点压乳腺X线摄影。

（文婵娟　王　刚　毛勤香　叶　红　孔　伟　廖　昕）

# 第三节　乳腺X线报告书写病例分享

## 病例1

【临床资料】

女，62岁。已绝经，发现右乳肿块2个月余。触诊：右侧乳头后方触及浸润性生长的不活动肿块。视诊：右侧乳头内陷。

【乳腺X线摄影】

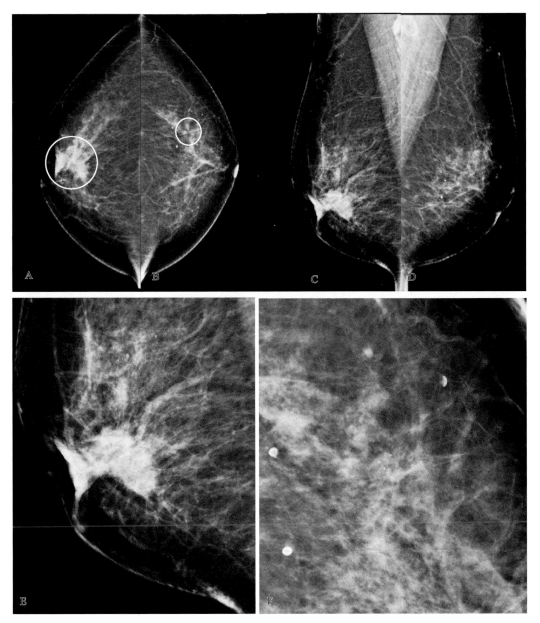

图2-3-1A～F　CC位（A、B）,MLO位（C、D）, 右侧MLO位物理放大（E）, 左侧CC位物理放大（F）

【影像描述】

　　腺体分型：双侧乳腺为散在纤维腺体类，实质呈索条状及絮片状。

　　病变描述：右侧乳腺乳晕下区见形态不规则、高密度肿块，大小约2.6cm×1.6cm，边缘毛刺，周围小梁结构增宽，右侧乳晕区皮肤增厚、乳头牵拉内陷形成"漏斗征"。

　　左侧乳腺外上象限中带（或中1/3）处见多枚微钙化，范围约0.9cm，成簇分布，形态为无定形及细点状，局部实质未见明确异常。

左侧乳腺另见数枚边缘型钙化，散在分布。

其余相关征象：双侧腋前份见淋巴结影，内见脂肪密度，形态及大小未见异常（图2-3-1A～F）。

【评估分类】

右侧乳腺不规则毛刺肿块BI-RADS 5类。

左侧乳腺成簇微钙化BI-RADS 4B类。

【处理建议】

右侧乳腺肿块建议超声引导下活检。

左侧乳腺微钙化建议X线引导下活检。

本例患者因发现右侧乳房肿块就诊，行X线检查属于诊断性检查，在观察时应重点寻找右乳肿块，观察其影像特征，但也不应忽略其他部位及对侧乳腺的病变。在描述病灶时应分别描述每个发现的病灶，内容包含病灶的位置、大小、主要征象、相关征象及必要的阴性特征的描述，然后每侧乳腺按最高风险给出BI-RADS分类，最后给出处理建议。本例患者最终病理右侧为浸润性导管癌，左侧为导管原位癌（图2-3-1G～J）。

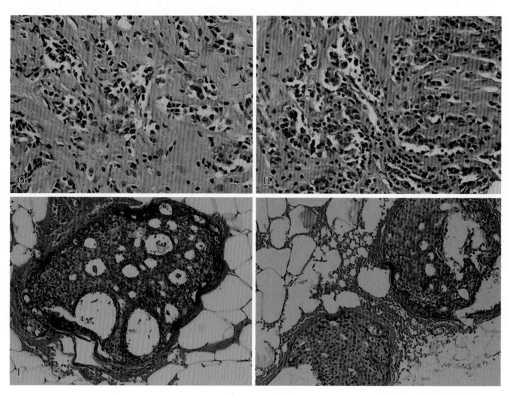

图2-3-1G～J　右乳（G、H）病理：浸润性导管癌和左乳（I、J）病理：导管原位癌

## 病例 2

【临床资料】

女，58岁。已绝经，常规健康体检，查体双侧乳房无异常，既往无检查及乳房手术史。

【乳腺X线摄影】

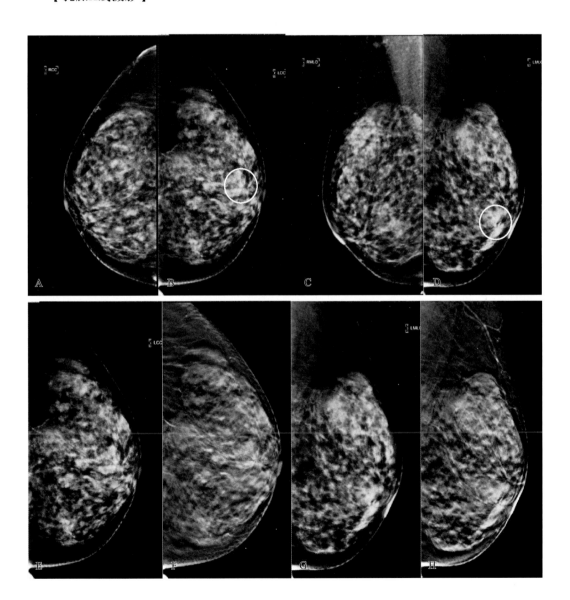

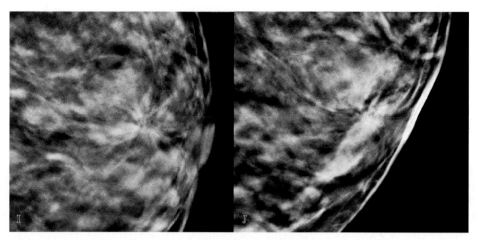

图2-3-2A～J  CC位、MLO位FFDM（A～D）；左侧CC位FFDM和DBT（第15/50层）（E、F）；左侧MLO位FFDM和DBT（第20/49层）（G、H）；左侧CC位、MLO位DBT物理放大（I、J）

【影像描述】

腺体分型：双侧乳腺不均匀致密类，实质呈索条状及絮片状。

病变描述：左侧乳晕下区见局灶不对称，范围约1.5cm×1.2cm，边缘模糊，DBT示（CC位第15/50层、MLO位第20/49层）其内见一结构扭曲，局部实质呈"星芒状"纠集，中央区未见明确肿块及钙化，左侧乳头无内陷。

其余相关征象：右侧腋前份见一枚淋巴结影，形态大小未见异常（图2-3-2A～J）。

【其他检查】

超声检查相应区域未发现异常。

【评估分类】

左侧乳腺结构扭曲BI-RADS 4A类。

右侧乳腺BI-RADS 1类。

【处理建议】

左侧乳腺结构扭曲建议X线引导下活检。

右侧乳腺建议常规12个月随访。

本例为常规健康查体的受检者，临床无相应症状，查体也无异常发现，本次X线检查属于筛查性摄影。双侧乳腺左右对比观察可发现左侧乳晕下区局部实质密度增高，呈局灶不对称改变，对其内部是否有肿块或其他异常观察不清。DBT图像CC位第15/50层、MLO位第20/49层可以清楚地观察到其内的结构扭曲灶及其相关特征。结构扭曲在常规二维图像上比较容易漏诊，在观察时需仔细对比，运用阅片工具详细观察。DBT对于结构扭曲的敏感性明显高于常规DM，可作为乳腺常规筛查或补充检查。本例患者首次发现结构扭曲灶，且患者无乳房手术史，排除术后改变，对于首次发现的良性特征不明显的结构扭曲应建议活检，排除恶性病变或放射状瘢痕的可能，对超声无法显示的乳腺病变建议在X线下引导活检。

病例3

【临床资料】

女，45岁。发现右侧乳腺肿块1周。触诊：右乳10点钟方向距乳头3cm可触及一直径约1cm的类圆形肿物，边界尚清，活动度可，无明显压痛。视诊：双侧乳房对称，乳头无内陷。

【乳腺X线摄影】

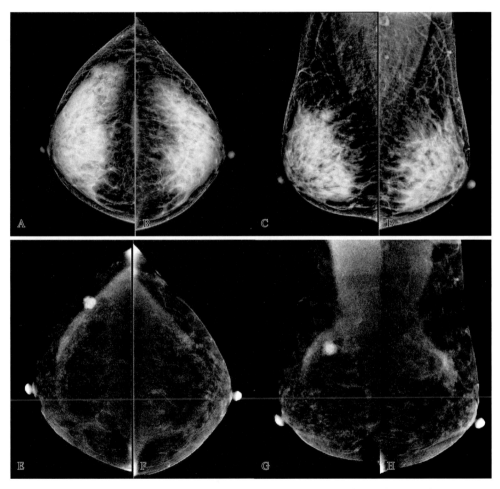

图2-3-3A～H　双乳CEM低能图（A～D）及CEM减影图（E～H）

【影像描述】

腺体分型：双侧乳腺极度致密类。

病变描述：右侧乳腺外上象限中1/3见一形态不规则等密度肿块，大小约1.3cm×1.1cm，边缘模糊，其内未见明确钙化；增强减影图像示病灶呈肿块样明显不均匀强化，边缘模糊。

其余相关征象：双侧乳腺背景实质见点状、结节状及斑片状轻中度强化（图2-3-3A～H）。

【评估分类】

右侧乳腺不规则肿块BI-RADS 4C类。

左侧乳腺BI-RADS 1类。

【处理建议】

右乳肿块建议活检。

左侧乳腺建议常规12个月随访。

本例患者因发现右乳肿块行诊断性乳腺X线摄影，患者腺体致密且病灶较小，在阅片时要注重左右对比，仔细观察，注意发现有无不对称和小肿块，对于临床触及异常的区域要着重观察。致密型腺体病灶特征观察欠清时，应建议进一步检查明确病灶的特征，包括局部加压摄影、断层摄影或对比增强等检查。本例患者因小肿块就诊，在检查时加做了CEM检查，可以降低背景重叠，提高病灶的检出率，同时病灶的强化特征对其良恶性鉴别有重要作用。通常恶性病变在CEM上表现为明显不均匀强化，在描述时应包含病灶的强化特征，提示风险。最终该患者右侧乳腺病灶病理结果为浸润性导管癌（图2-3-3I、J）。

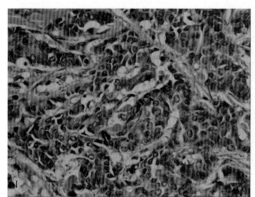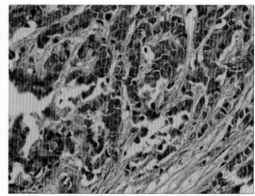

图2-3-3I、J　右乳病灶病理图：浸润性导管癌

（文婵娟　叶　红　孔　伟　廖　昕）

# 第 3 章

# 肿　　块

　　"肿块"是指在两个投照体位乳腺X线图像中都能观察到的占位性病变，具有全部或部分凸面向外的边缘。如果一个可能的病灶仅在一个投照体位上能看到，不能明确具有三维占位特征，则应称之为"不对称致密"，增加投照体位或进行多模态检查（乳腺X线断层摄影、超声等）可能显示潜在的肿块影。

　　对明确存在的肿块，在乳腺报告中应逐一描述其形态、密度和边缘，作为评估BI-RADS分类的重要指标。第5版BI-RADS分类（2013版）中，肿块形态分为圆形、椭圆形和不规则形（包括第4版中的"分叶状"）；边缘分为清楚、遮蔽、微分叶、模糊和毛刺；密度分为含脂肪密度（根据肿块内脂肪比例不同，脂肪密度肿块又包括含脂肪的混杂密度肿块和单纯脂肪密度肿块）、低密度、等密度和高密度。相比FFDM，乳腺X线断层摄影（digital breast tomosynthesis，DBT）能减少甚至消除腺体组织的重叠影响，有利于肿块形态、边缘的判断，有助于更多肿块性病变的检出，在一定程度上降低召回率、提高诊断准确性。本章涵盖了大部分肿块型乳腺病变，按单纯肿块、肿块伴钙化、肿块伴结构扭曲的顺序进行病例展示，指导读者分析乳腺X线图像的方法，通过对X线征象的准确评估，做出正确诊断。

## 第一节　单纯肿块

### 病例1

【临床资料】

　　女，43岁。发现左乳肿物2个月。触诊：左乳内下象限触及肿块，质韧，膨胀性生长，活动良好。

【乳腺X线摄影】

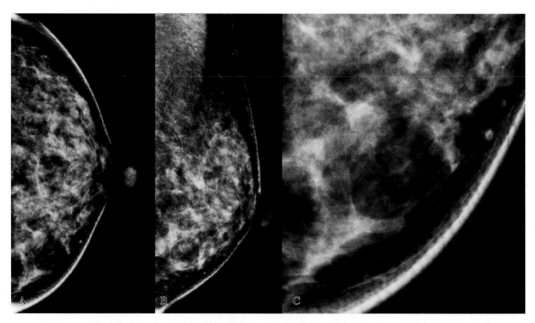

图3-1-1A～C　左乳CC位、MLO位及病灶CC位物理放大FFDM图
第一次乳腺X线筛查，检查日期：2016-06-29

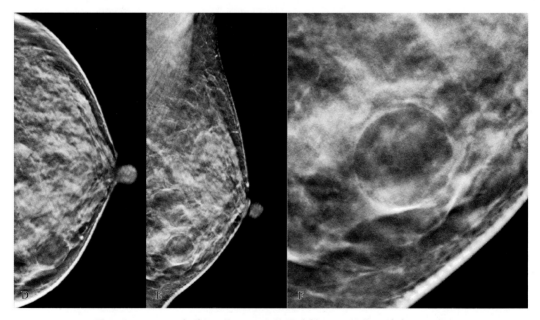

图3-1-1D～F　左乳CC位、MLO位及病灶MLO位物理放大DBT图

【征象解读】

左侧乳腺内下象限中1/3圆形含脂肪密度肿块，边缘清晰，内未见钙化，周围小梁结构未见增宽、纠集（图3-1-1A～F）。

**【结论】**

此例肿块密度是X线诊断的决定因素。含脂肪密度肿块，有明确的包膜，是典型良性病变的特征。含脂肪密度病变包括脂肪瘤、错构瘤、含油囊肿和积乳囊肿，BI-RADS评估为2类，定期随访即可。

**【随诊复查】**

此患者随后进行常规复查，时间分别为2017-12-15、2019-07-08、2020-08-03，均较前无明显变化（图3-1-1G～J）。

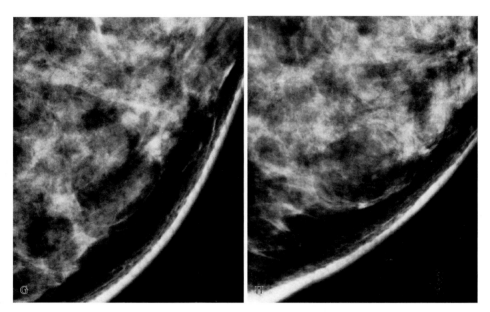

图3-1-1G、H　左乳内下象限肿块CC位、MLO位物理放大FFDM图

检查日期：2020-08-03

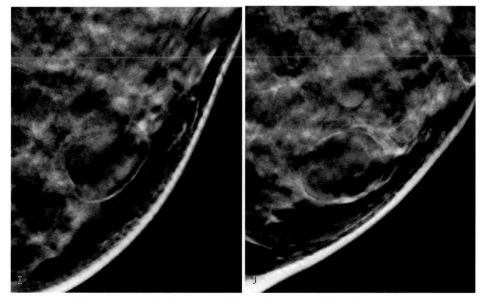

图3-1-1I、J　左乳内下象限肿块CC位、MLO位物理放大DBT图

## 病例2

【临床资料】

女，47岁。发现右乳肿块5个月，缓慢增长。触诊：右乳外上象限触及肿块，质韧、边界清、活动良好。

【乳腺X线摄影】

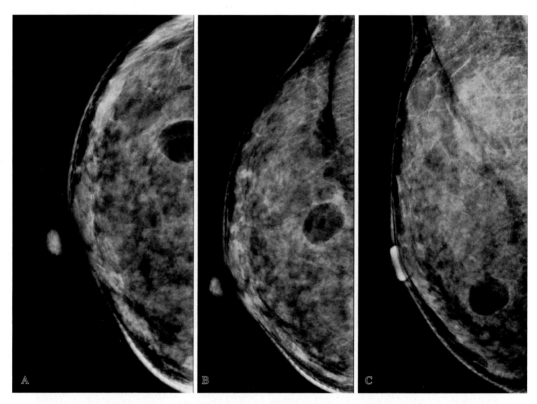

图3-1-2A～C　右乳CC位、夸大CC位及MLO位FFDM图

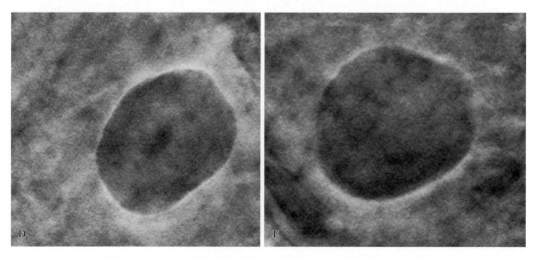

图3-1-2D、E　右乳病灶夸大CC位及MLO位物理放大DBT图

【乳腺超声】

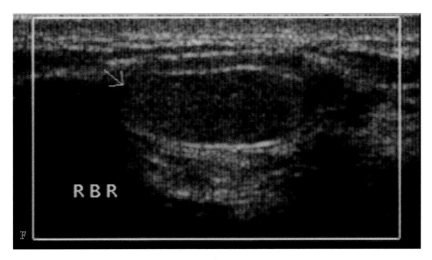

图3-1-2F　右乳8点钟方向肿块超声图

【征象解读】

右侧乳腺外下象限后1/3处椭圆形含脂肪密度肿块，边缘清晰。超声示右乳8点钟方向椭圆形实性低回声团块，边界清晰，内回声欠均匀，CDFI示团块内未探及彩色血流信号（图3-1-2A～F）。

【结论】

边缘清晰、脂肪密度肿块是典型良性病变的特征，BI-RADS应评估为2类。除了常见的脂肪瘤外（图3-1-2G、H），由于超声显示为实性低回声，应该与积乳囊肿和含油囊肿相鉴别。

【病理】

右乳脂肪瘤（图3-1-2）

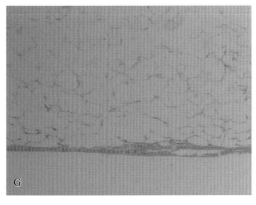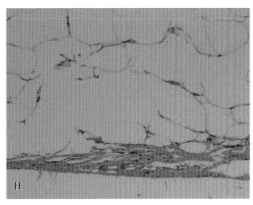

图3-1-2G、H　（右乳肿物）脂肪瘤

病例3

【临床资料】

女，61岁。已绝经，发现右乳肿物1个月余。触诊：右乳内下象限扪及肿物，质韧，边界欠清，活动度可，无明显压痛。

【乳腺X线摄影】

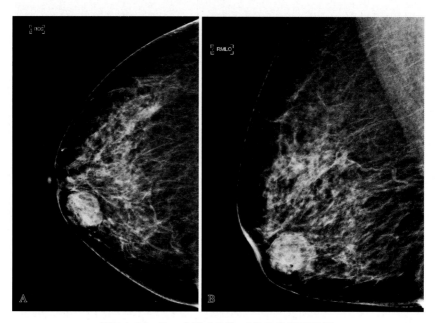

图3-1-3A、B　右乳CC位、MLO位FFDM图

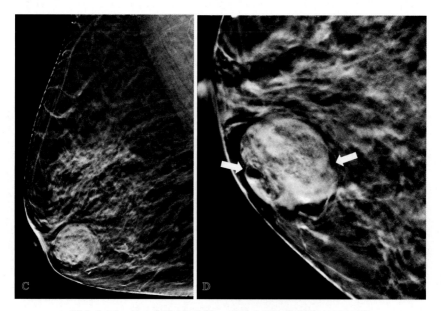

图3-1-3C、D　右乳MLO位、病灶CC位物理放大DBT图

【乳腺超声】

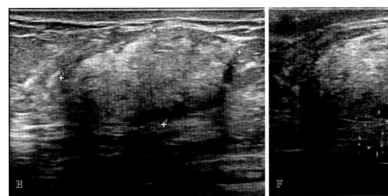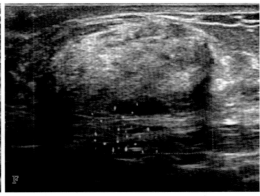

图3-1-3E、F 右乳2点钟乳头旁肿块超声图

【征象解读】

FFDM示右侧乳腺内下象限前1/3含脂肪密度肿块，呈椭圆形（两个浅分叶，直箭头），边缘清晰，DBT示肿块内部以等密度为主，混杂脂肪密度；超声示右乳2点钟乳头旁以等回声为主的不均质回声团，边界尚清，形态规则，后方回声衰减，CDFI示团块内部及周边未探及彩色血流信号（图3-1-3A～F）。

【结论】

此例为边缘清晰的混合密度病变，脂肪密度的存在提示良性病变，BI-RADS评估为2类，定期复查即可。含脂肪的混杂密度肿块除了考虑错构瘤外，还应与积乳囊肿相鉴别。此例为绝经后女性，故考虑错构瘤可能性大（图3-1-3G、H）。

【病理】

右侧乳腺错构瘤（图3-1-3）

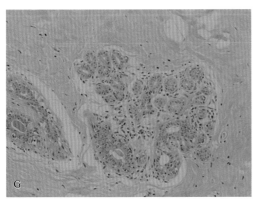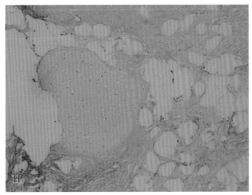

图3-1-3G、H （右乳肿物）乳腺错构瘤

病例4

【临床资料】

女，34岁。发现左乳肿物1年。触诊：左乳扪及肿物，质软，边界尚清，表面光滑，活动度好。

【乳腺X线摄影】

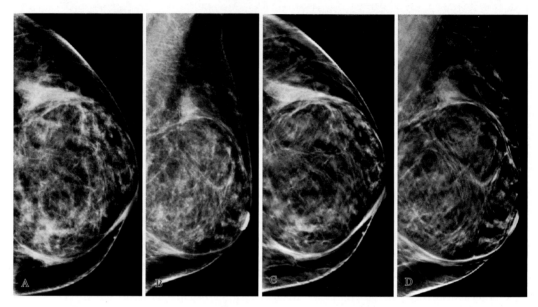

图3-1-4A～D　左乳CC位、MLO位FFDM及DBT图，检查日期：2017-12-25

【乳腺超声】

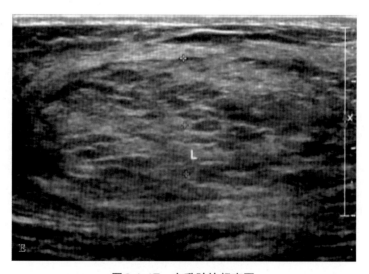

图3-1-4E　左乳肿块超声图

【征象解读】

左侧乳腺见边缘清晰的巨大含脂肪密度肿块，未显示完整，DBT 示其内大部分为脂肪密度，见少许条索状间隔，周围实质受压，可见弧形线状高密度"包膜"；超声示实性不均质回声团块，边界清，形态规则，内见条索样高回声，未见明显钙化灶，CDFI未探及彩色血流信号（图 3-1-4A ～ E）。

【结论】

边缘清晰含脂肪密度肿块，为典型良性病变，考虑错构瘤，BI-RADS 2 类。

【随诊复查】

此患者于近 3 年后（2020-07-15）复查，左侧乳腺巨大含脂肪密度肿块，较前并无明显变化，BI-RADS 2 类，定期随访即可（图 3-1-4F、G）。

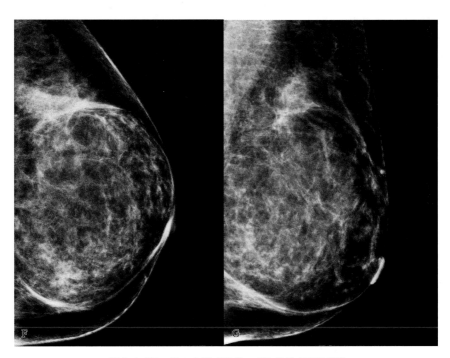

图 3-1-4F、G　左乳 CC 位、MLO 位 FFDM 图

## 病例 5

【临床资料】

女，46 岁。发现左乳肿物数日。触诊：左乳外下象限触及肿块，质韧，膨胀性生长，活动良好。

【乳腺X线摄影】

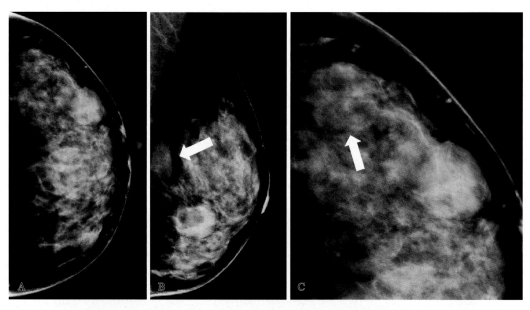

图3-1-5A～C　左乳CC位、MLO位及病灶CC位物理放大FFDM图

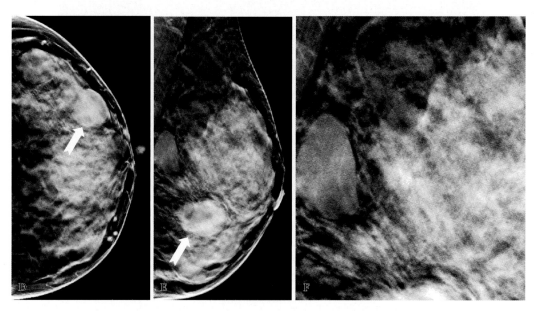

图3-1-5D～F　左乳CC位、MLO位及病灶MLO位物理放大DBT图

【乳腺超声】

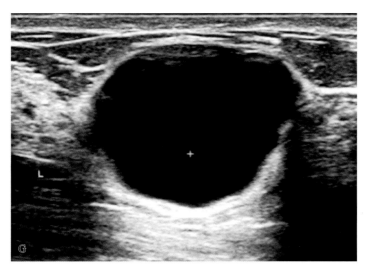

图3-1-5G 左乳4点钟肿块超声图

【征象解读】

左侧乳腺外侧约3点钟位置后1/3椭圆形低密度肿块（直箭头），边缘清晰，内未见钙化；外下象限中1/3另见一枚等、低密度肿块（燕尾箭头），边缘部分清晰，部分遮蔽，内未见钙化。超声显示左乳多发液性暗区，形态规则，边缘清晰，内透声可，后方回声增强（图3-1-5A～G）。

【结论】

X线表现为典型良性病变，结合超声考虑左侧乳腺多发囊肿，BI-RADS 2类，定期复查即可。

## 病例6

【临床资料】

女性，51岁，发现左乳肿块1年。触诊：左乳上方肿块，质韧，膨胀性生长，活动良好。

【乳腺X线摄影】

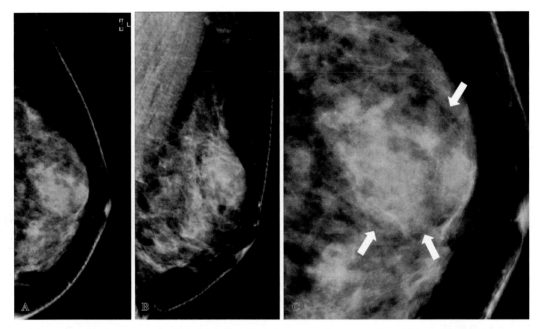

图3-1-6A ～ C　左乳CC位、MLO位FFDM图、病灶CC位物理放大FFDM图

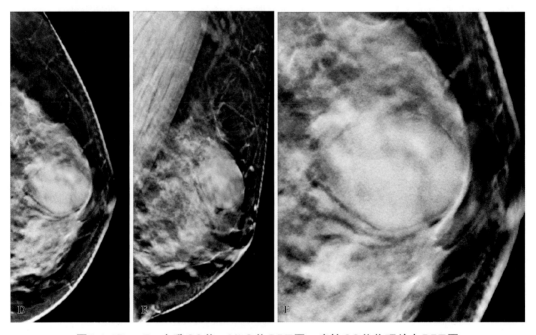

图3-1-6D ～ F　左乳CC位、MLO位DBT图、病灶CC位物理放大DBT图

【乳腺超声】

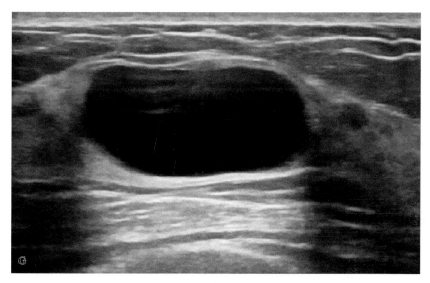

图3-1-6G 左乳12点钟肿块超声图

【征象解读】

　　FFDM示左侧乳腺外上象限中1/3椭圆形等密度肿块，边缘遮蔽（直箭头），DBT去除腺体重叠后，肿块大部分边缘（＞75%）显示清晰，故定义为边缘清晰；超声显示椭圆形无回声区，边缘清晰，后方回声增强（图3-1-6A～G）。

【结论】

　　X线表现为典型良性病变，BI-RADS归为2类，结合超声考虑为囊肿，定期复查即可。

## 病例7

【临床资料】

　　女，45岁。无症状。触诊：右乳外上象限可扪及肿块，质韧，边界尚清，基底固定。

**【乳腺X线摄影】**

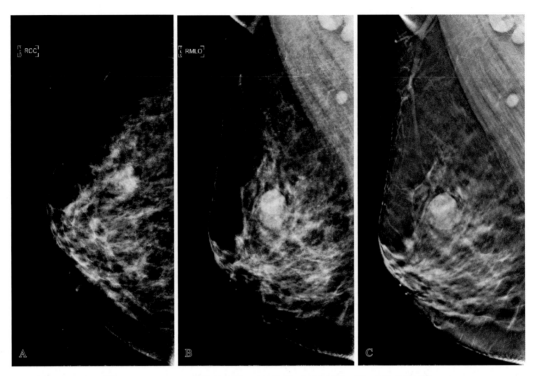

图3-1-7A ～ C　右乳CC位、MLO位FFDM图、MLO位DBT图

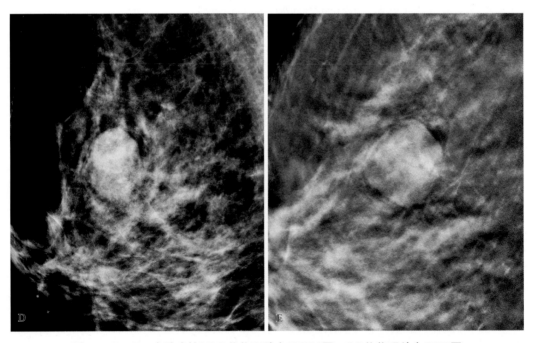

图3-1-7D、E　右乳病灶MLO位物理放大FFDM图、CC位物理放大DBT图

【乳腺超声】

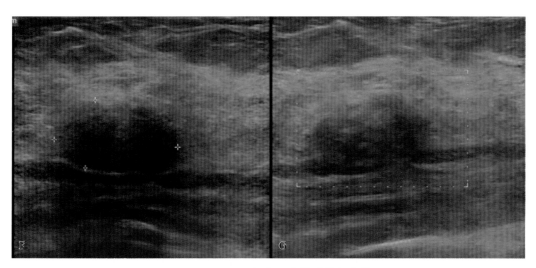

图 3-1-7F、G　右乳 11 点钟肿块超声图

【征象解读】

　　FFDM 示右侧乳腺外上象限后 1/3 椭圆形等密度肿块，边缘遮蔽，内未见钙化，DBT 显示边缘清晰，略呈分叶状；超声显示实性低回声团块，形态欠规则，边界欠清，后方回声衰减，CDFI 示团块周边及内部未见彩色血流信号（图 3-1-7A ～ G）。

【结论】

　　此例为中年女性，X 线显示边缘清晰，略呈分叶状肿块，倾向于偏良性病变，常规可考虑叶状肿瘤或纤维腺瘤；但超声表现为边界欠清、后方回声衰减，为可疑恶性征象，综合 BI-RADS 评估为 4A 类，应进行活检。

【病理】

　　右侧乳腺肌纤维母细胞瘤（图 3-1-7H、I）。

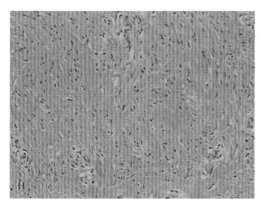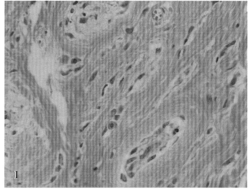

图 3-1-7H、I　肌纤维母细胞瘤

## 病例8

【临床资料】

女，42岁。发现右乳肿物1年。触诊：右乳外下象限触及肿块，质韧，边界清，活动良好。

【乳腺X线摄影】

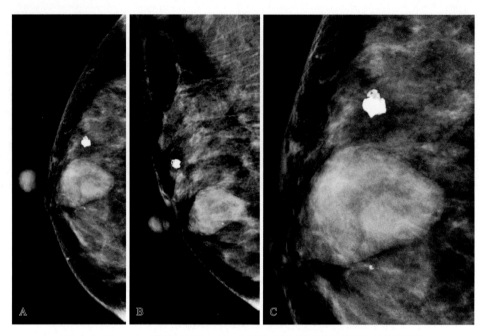

图3-1-8A～C　右乳CC位、MLO位及病灶CC位物理放大FFDM图

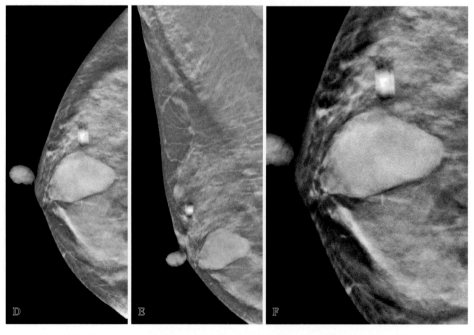

图3-1-8D～F　右乳CC位、MLO位及病灶CC位物理放大DBT图

【乳腺超声】

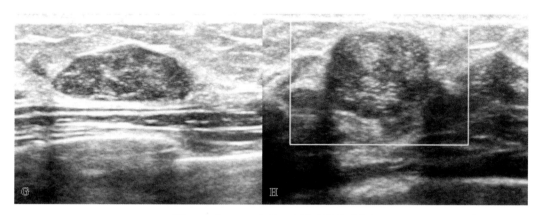

图 3-1-8G、H 右乳 8 点钟肿块超声图

【征象解读】

右侧乳腺外下象限前、中 1/3 椭圆形高密度肿块，边缘清晰，其外上方见一枚爆米花样粗大钙化；超声示右乳 8 点钟位置实性低回声团，形态规则，边界清晰，内回声不均，可见点状高回声，CDFI 示团块内部及周边未见彩色血流信号（图 3-1-8A ～ H）。

【结论】

中年女性，X 线及超声提示良性可能性大，常规考虑纤维腺瘤；对于可触及的、不伴钙化、边缘清晰的肿块，其恶性可能性＜ 2%，BI-RADS 评估为 3 类，应进行短期乳腺 X 线随访（随访间隔分别为 6 个月、6 个月、12 个月）。

【病理】

右侧乳腺纤维腺瘤（图 3-1-8I、J）。

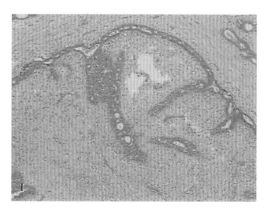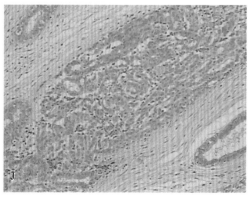

图 3-1-8I、J 纤维腺瘤

## 病例 9

【临床资料】

女，44 岁。发现右乳肿物 2 个月余。触诊：右乳外上象限肿块，质韧，边界尚清，活动可。

【乳腺X线摄影】

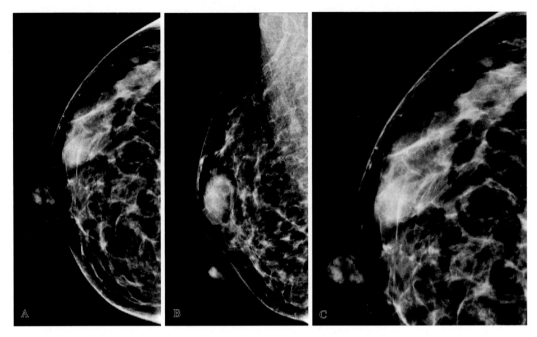

图3-1-9A～C    右乳CC位、MLO位及病灶CC位物理放大FFDM图

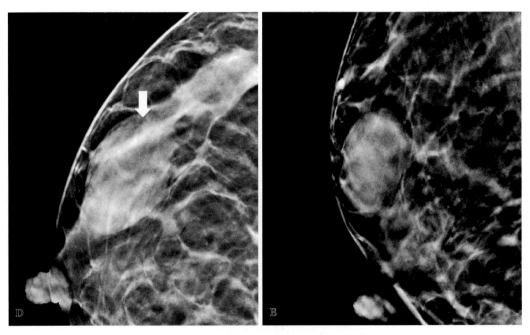

图3-1-9D、E    右乳病灶CC位、MLO位物理放大DBT图

【乳腺超声】

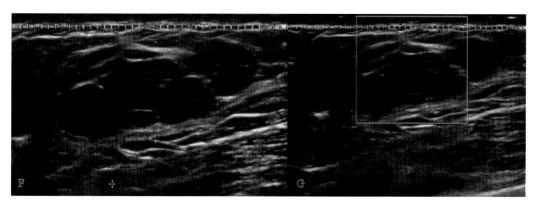

图3-1-9F、G 右乳11点钟肿块超声图

【征象解读】

FFDM示右侧乳腺外上象限前1/3椭圆形等密度肿块，边缘部分清晰，部分遮蔽（直箭头），其内未见钙化；超声示实性低回声团块，形态欠规则，边界尚清，内回声不均，可见条索样强回声，未见明显钙化灶，CDFI示团块内探及少许点状血流信号（图3-1-9A ～ G）。

【结论】

可触及的孤立性肿块，X线表现边缘清晰，提示良性病变，超声呈不均质低回声，常规考虑纤维腺瘤。对于边界清楚、不伴钙化的肿块，BI-RADS可评估为3类。

【病理】

右乳管状腺瘤（图3-1-9H、I）。

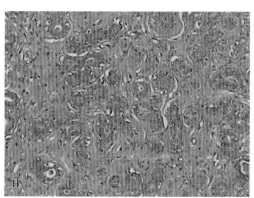
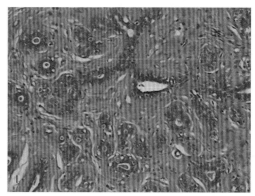

图3-1-9H、I 管状腺瘤

## 病例10

【临床资料】

女，42岁。发现左乳肿物数年，自觉缓慢增长。触诊：左乳内上象限触及肿块，质韧，膨胀性生长，活动良好。

【乳腺X线摄影】

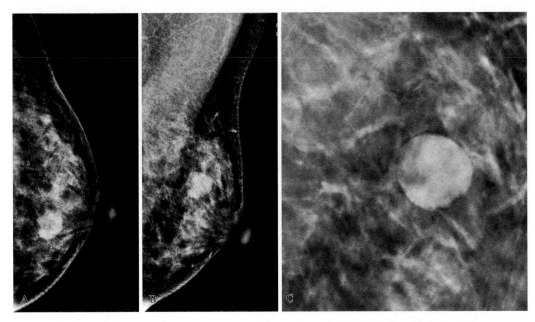

图3-1-10A～C　左乳CC位、MLO位FFDM图、病灶MLO位物理放大DBT图

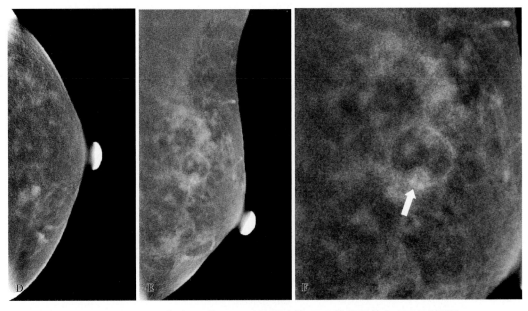

图3-1-10D～F　左乳CC位、MLO位及病灶MLO位物理放大CEM减影图

【乳腺超声】

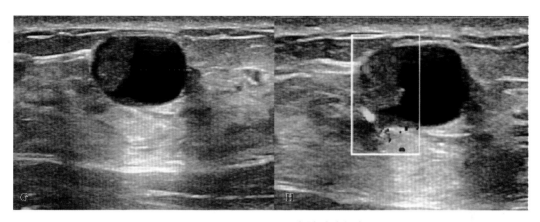

图3-1-10G、H 左乳11点钟肿块超声图

【征象解读】

左侧乳腺内上象限中1/3圆形高密度肿块，边缘清晰，内未见钙化，肿块周围可见弧形线状透亮影（晕征）；超声示混合回声团块，形态规则，边界清晰，后方回声增强，团块以液性暗区为主，内实性团块部分形态欠规则，CDFI示实性部分可探及彩色血流信号。CEM示病灶呈环形中度强化，其内见一强化壁结节（直箭头），边缘清晰（图3-1-10A ～ H）。

【结论】

形态规则、边缘清晰肿块，一般考虑良性病变，如囊肿、纤维腺瘤、导管内乳头状瘤等。超声及CEM均可见囊内壁结节，高度提示导管内乳头状瘤，BI-RADS评估为4A类，建议活检。

【病理】

左乳导管内乳头状瘤伴导管上皮普通型增生（图3-1-10I、J）。

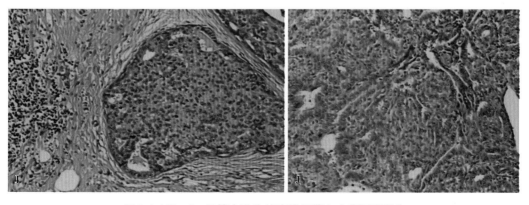

图3-1-10I、J 导管内乳头状瘤伴导管上皮普通型增生

## 病例11

【临床资料】

女，38岁。发现右乳肿块2个月余。触诊：右乳外上象限扪及肿块，质韧，膨胀性生长，活动度可。

【乳腺X线摄影】

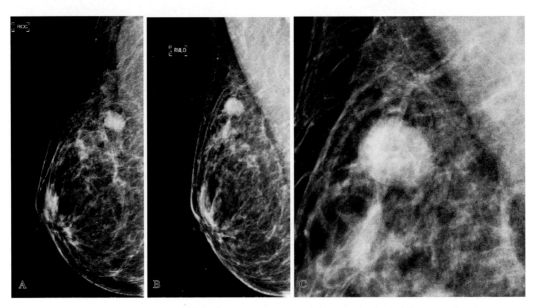

图3-1-11A～C　右乳夸大CC位、MLO位及病灶MLO位物理放大FFDM图

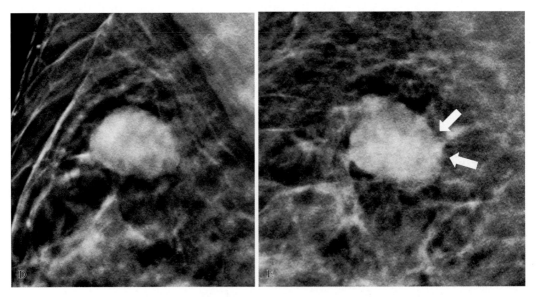

图3-1-11D、E　右乳病灶MLO位、夸大CC位物理放大DBT图

**【征象解读】**

右侧乳腺外上象限后 1/3 椭圆形稍高密度肿块，FFDM 示边缘清晰，内未见钙化；夸大 CC 位 DBT 图示小部分边缘模糊（直箭头），故该肿块总体应评估为"边缘模糊"，周围小梁结构略增宽、纠集（图 3-1-11A ～ E）。

**【结论】**

此例肿块在脂肪背景下，FFDM 似为肿块"边缘清晰"，但仔细观察 DBT，部分边缘与周围组织分界欠清，且邻近小梁结构有纠集趋势，为可疑恶性征象，BI-RADS 评估为 4A 类，建议进行活检。

**【病理】**

右乳浸润性导管癌 3 级；ER（－）、PR（－）、HER2（0）、Ki-67（＋，90%）（图 3-1-11F、G）。

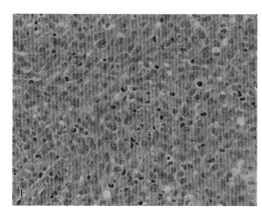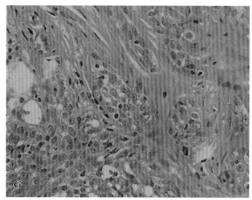

图 3-1-11F、G　右乳浸润性导管癌 3 级

**【注释】**

乳腺肿块边缘指的是病变的边界或界限，是判断肿块良恶性的非常重要指标之一，也是临床工作的难点。肿块边缘分为清晰、遮蔽、微分叶、模糊和毛刺，容易混淆的是"清晰、遮蔽或模糊"，肿块的边缘显示清晰（至少 75% 的边缘表现为清晰锐利，可有＜25% 的边缘被周围组织遮蔽），但如果肿块任何一部分边缘不清楚或呈毛刺状，则应归类为"边缘模糊"，如本例肿块 FFDM 显示边缘清晰，但 DBT 可见部分边缘欠清楚，则应该怀疑有浸润的可能，最终应定义为"边缘模糊"。同理，日常工作中，FFDM 图像上显示的局灶不对称亦可能在 DBT 上被证实为边缘模糊的肿块。

本章单纯肿块病例 12、16、18、20 ～ 22 等均出现类似情况，值得大家临床工作中引起警惕并加以借鉴。总之，对病灶或肿块的判别与处理都应基于最为可疑的边缘特征或结合其他可疑征象，避免出现不必要的漏诊及误诊。

## 病例12

【临床资料】

女，44岁。无症状。触诊：右乳内上象限扪及肿块，质韧，膨胀性生长，活动尚可。

【乳腺X线摄影】

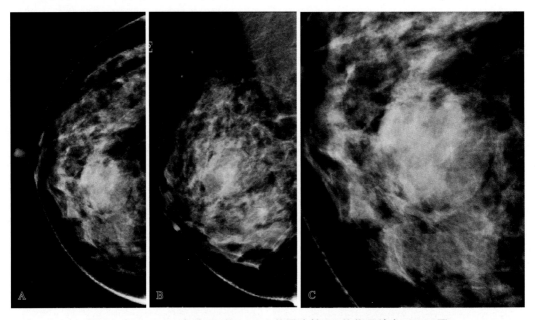

图3-1-12A～C　右乳CC位、MLO位及病灶CC位物理放大FFDM图

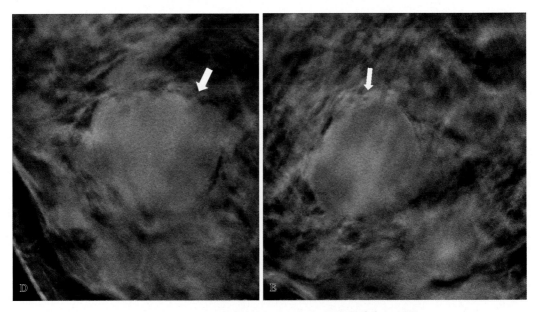

图3-1-12D、E　右乳病灶CC位、MLO位物理放大DBT图

【乳腺超声】

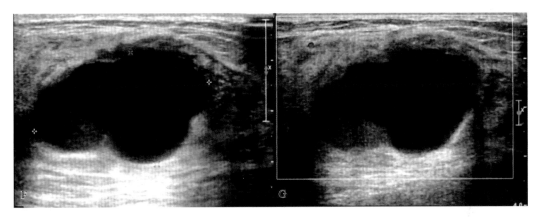

图3-1-12F、G　右乳12点钟肿块超声图

【征象解读】

右侧乳腺内上象限中1/3椭圆形等密度肿块，FFDM示大部分边缘被周围组织遮盖，DBT示小部分边缘模糊（直箭头），应归类为肿块"边缘模糊"，邻近小梁结构增宽、紊乱。超声显示为无回声肿块，囊壁不规则增厚，部分边界欠清，内透声可，伴后方回声增强，CDFI未探及彩色血流信号（图3-1-12A～G）。

【结论】

中年女性，DBT示肿块部分边缘模糊，结合超声检查判断其囊实性。超声表现为囊性肿块，囊壁不规则增厚，提示并非单纯囊肿，综合X线及超声考虑为囊肿伴感染，BI-RADS评估为3类。

【病理】

右侧乳腺囊肿伴感染（图3-1-12H）。

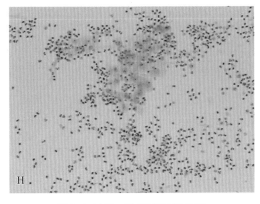

图3-1-12H　乳腺囊肿伴感染

## 病例13

【临床资料】

女，46岁。发现左乳肿块1年，自觉缓慢生长。触诊：左乳挤压可见黄绿色溢液，左乳外侧乳头旁扪及肿块，质韧，膨胀性生长，活动良好。

【乳腺X线摄影】

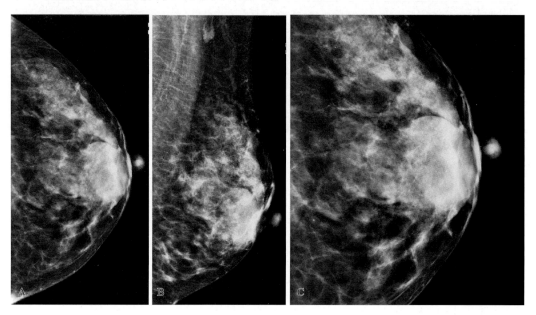

图3-1-13A～C　左乳CC位、MLO位及病灶CC位物理放大FFDM图

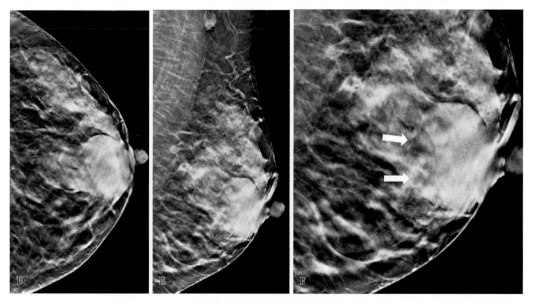

图3-1-13D～F　左乳CC位、MLO位及病灶MLO位物理放大DBT图

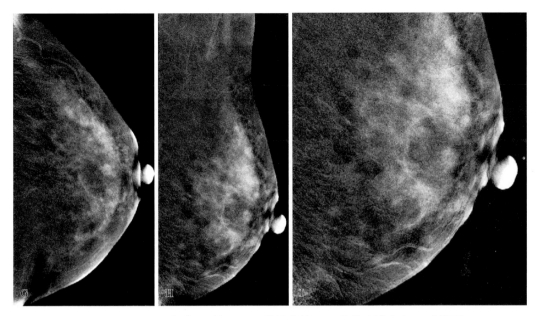

图3-1-13G～I　左乳CC位、MLO位及病灶MLO位物理放大CEM减影图

【乳腺超声】

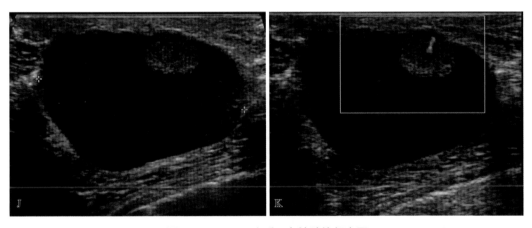

图3-1-13J、K　左乳3点钟肿块超声图

【征象解读】

　　FFDM表现为椭圆形等密度肿块，边缘部分清晰，后缘受周围腺体遮挡显示不清，DBT示该部分边缘遮蔽（直箭头）；CEM肿块呈环形强化，壁薄、边缘清晰，CC位及MLO位均可见环形强化灶内一枚圆形肿块样中度强化灶；超声可见椭圆形混合回声团，以液性暗区为主，可见附壁实性部分突向囊腔，CDFI示实性部分探及彩色血流信号（图3-1-13A～K）。

【结论】

　　中年女性，乳晕下区孤立性、囊实混合性肿块，CEM及超声均可见附壁结节，常规考虑导管内乳头状瘤，BI-RADS评估为4A类，建议活检定性。

**【病理】**

左乳纤维囊性乳腺病伴局部导管内乳头状瘤（图3-1-13L、M）。

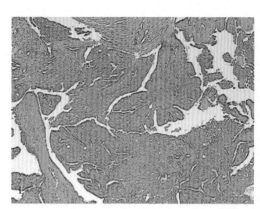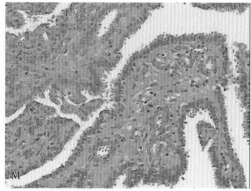

图3-1-13L、M    纤维囊性乳腺病伴局部导管内乳头状瘤

## 病例14

**【临床资料】**

女，50岁。发现左乳肿块1天。触诊：左乳外上象限可扪及肿块，质韧，膨胀性生长，活动好。

**【乳腺X线摄影】**

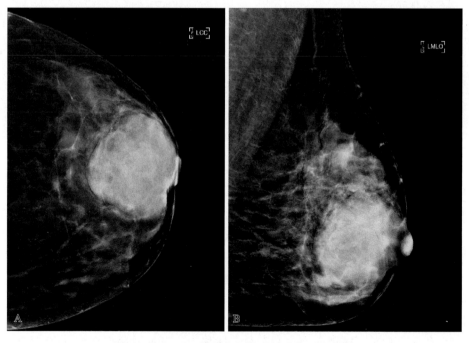

图3-1-14A、B    左乳CC位、MLO位FFDM图

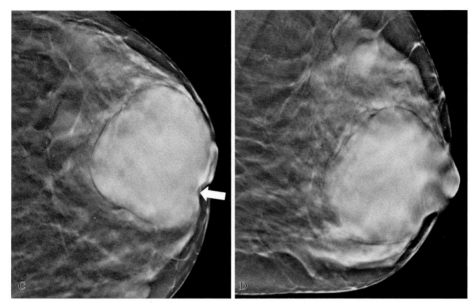

图3-1-14C、D 左乳病灶CC位、MLO位物理放大DBT图

**【乳腺超声】**

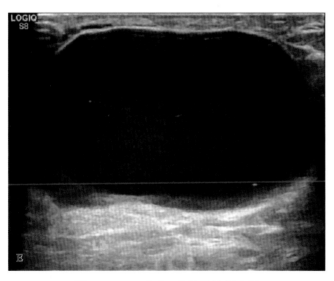

图3-1-14E 左乳3点钟肿块超声图

**【征象解读】**

左侧乳腺外上象限前1/3高密度肿块,呈椭圆形(见一个浅分叶,直箭头),边缘清晰,可见晕征;超声显示为椭圆形无回声区,边界清,后方回声增强(图3-1-14A～E)。

**【结论】**

5cm以上的肿块,X线表现为边缘清晰且具有晕征,提示良性病变,BI-RADS评估为2类;超声显示为单纯囊肿,无囊内肿块。

## 【病理】

左乳良性病变，符合乳腺囊肿（图3-1-14F）。

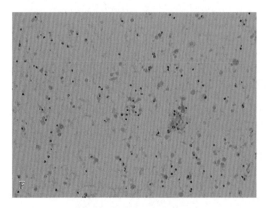

图3-1-14F　乳腺囊肿

## 病例15

## 【临床资料】

女，62岁。发现右乳肿块1年，右乳血性溢液10天。触诊：右乳外上象限扪及肿块，质硬，边界尚清，活动度可。

## 【乳腺X线摄影】

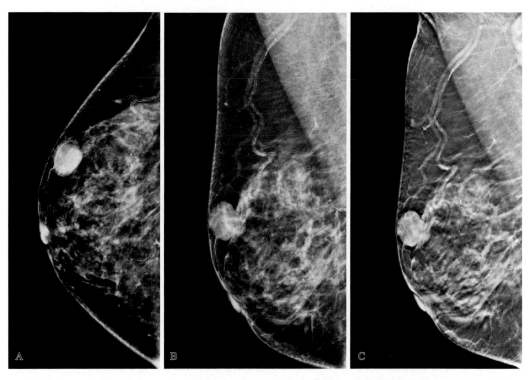

图3-1-15A～C　右乳CC位、MLO位FFDM图、MLO位DBT图

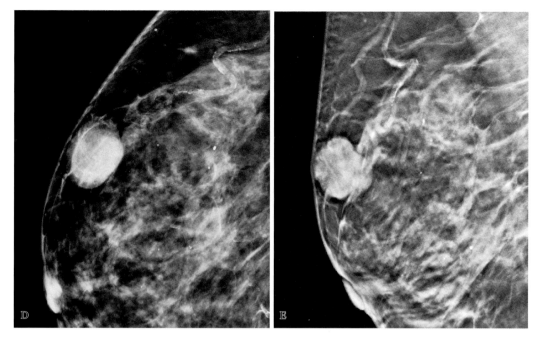

图3-1-15D、E　右乳病灶CC位物理放大FFDM图、MLO位物理放大DBT图

**【乳腺超声】**

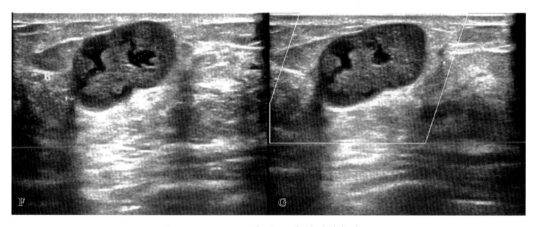

图3-1-15F、G　右乳11点钟肿块超声图

**【征象解读】**

右侧乳腺外上象限前1/3椭圆形高密度肿块，边缘清晰，内未见钙化，周围小梁结构未见增宽、纠集；超声显示为混合性回声团，形态规则，边界清，后方回声增强，CDFI示团块周边及内部未探及明显彩色血流信号（图3-1-15A～G）。

**【结论】**

此例患者年龄大、有血性溢液，具备独立危险因素，应提高警惕；绝经后女性出现的高密度、边缘清晰的囊实混合性肿块应想到黏液腺癌、导管内乳头状肿瘤等病变，

BI-RADS 评估为 4B 类，建议活检。

【病理】

右乳包裹性乳头状癌，周围见中级别导管内癌（图 3-1-15H、I）。

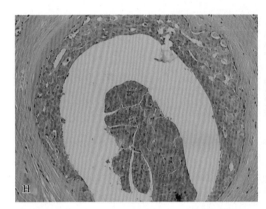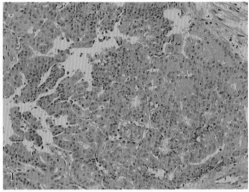

图 3-1-15H、I　右乳包裹性乳头状癌，周围见中级别导管内癌

## 病例 16

【临床资料】

女，40 岁。无症状。第一次乳腺筛查片。触诊双乳无异常。

【乳腺 X 线摄影】

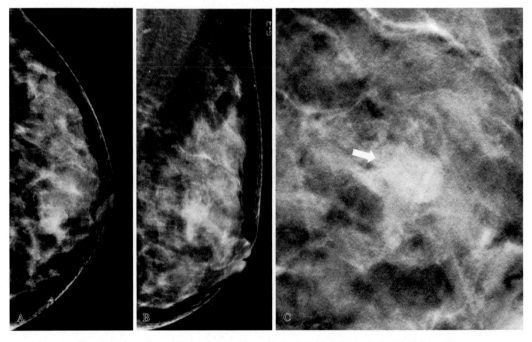

图 3-1-16A ～ C　左乳 CC 位、MLO 位 FFDM 图、MLO 位物理放大 DBT 图

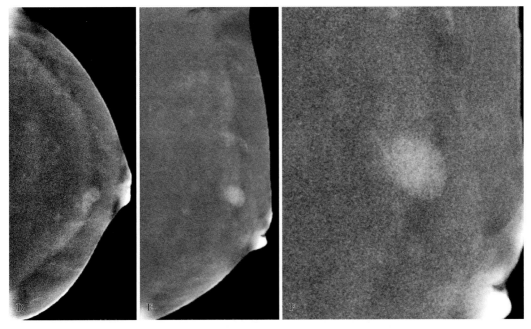

图3-1-16D～F 左乳CC位、MLO位及MLO位物理放大CEM减影图

【乳腺超声】

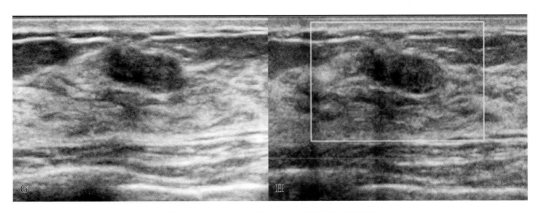

图3-1-16G、H 左乳11点钟肿块超声图

【征象解读】

FFDM示左侧乳腺内上象限中1/3等密度肿块，形态及边缘因周围腺体组织遮盖观察欠佳；DBT示肿块呈椭圆形，大部分边缘清晰，后上缘小部分边缘模糊（直箭头），应归为"肿块边缘模糊"。CEM示病灶呈肿块样明显强化，MLO位强化范围较CC位增大，强化灶边缘大部分清晰，MLO位示后上方边缘模糊。超声显示为椭圆形实性低回声团块，边界尚清，形态尚规则，内未见明显钙化灶，CDFI示团块内部及周边未探及彩色血流信号（图3-1-16A～H）。

## 【结论】

中年女性，边缘模糊等密度肿块，CEM提示肿块强化，但呈渐进性，不具备恶性肿瘤典型征象，但不能完全除外恶性，为防止漏诊，BI-RADS评估为4A类，建议取得组织学证据。

## 【病理】

左侧乳腺腺病伴普通型导管上皮增生（图3-1-16I、J）。

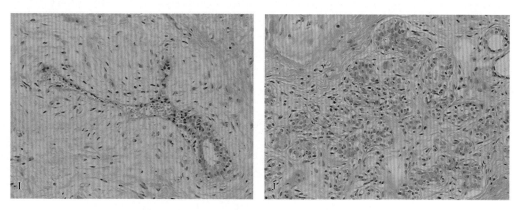

图3-1-16I、J　乳腺腺病伴普通型导管上皮增生

## 病例 17

## 【临床资料】

女，38岁。近3年有哺乳史。左乳挤压时可见少量褐色溢液。触诊：左乳外下象限扪及肿物，质硬，边界欠清，活动度差。

## 【乳腺X线摄影】

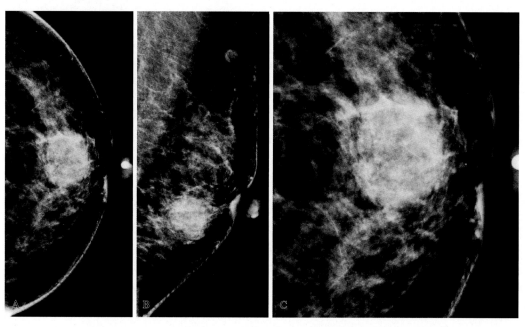

图3-1-17A ～ C　左乳CC位、MLO位及CC位局部物理放大FFDM图

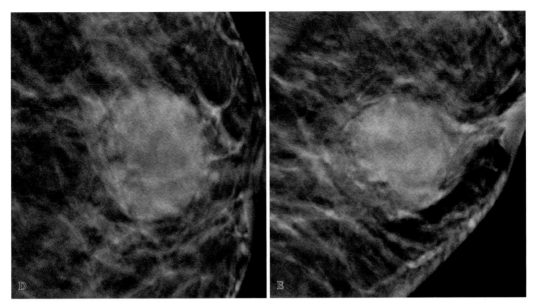

图3-1-17D、E　左乳病灶CC位、MLO位物理放大DBT图

**【乳腺超声】**

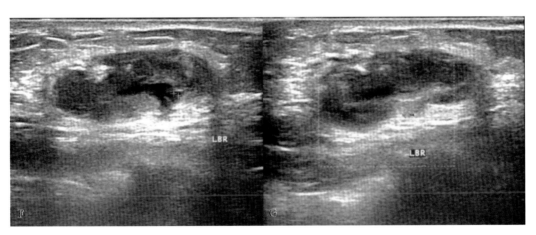

图3-1-17F、G　左乳6点钟肿块超声图

**【征象解读】**

左侧乳腺外下象限前、中1/3椭圆形高密度肿块，边缘模糊，内未见钙化，肿块周围实质密度增高、小梁结构增宽、紊乱，乳晕下区可见数条管状透亮影；超声显示以实性为主的混合性回声团，边界尚清，形态欠规则，后方回声增强，按压探头液性部分可见细密点状回声轻微蠕动，CDFI示团块周边可见少许点状彩色血流信号（图3-1-17A～G）。

**【结论】**

边缘模糊的肿块有一定的恶性风险，若超声并非单纯囊肿，则BI-RADS分类应该在4类或以上。但同时，炎性病变亦可表现为边缘模糊肿块。此例超声可见液性部分细密点状回声蠕动，为脓肿的特点，结合患者年龄及生育哺乳史，考虑为肉芽肿性小叶炎。BI-RADS评估为4A类，建议临床干预。

【病理】

左乳肉芽肿性小叶炎（图3-1-17H、J）。

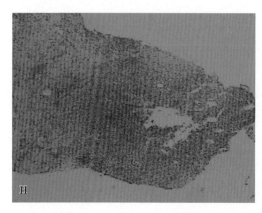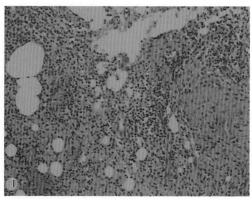

图3-1-17H、I　肉芽肿性小叶炎

## 病例18

【临床资料】

女，41岁。发现左乳肿物2个月余。触诊：左乳上方触及肿块，质韧，边界尚清，活动度可。

【乳腺X线摄影】

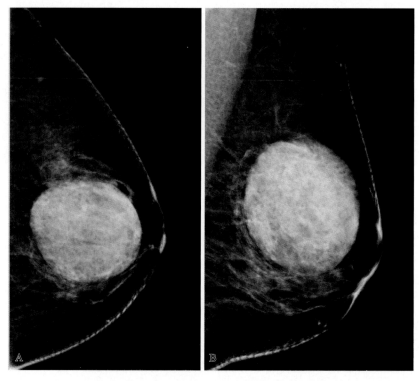

图3-1-18A、B　左乳CC位、MLO位FFDM图

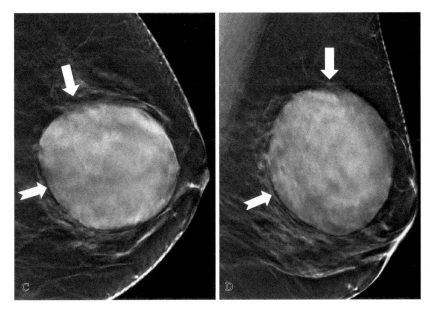

图 3-1-18C、D 左乳 CC 位、MLO 位物理放大 DBT 图

**【乳腺超声】**

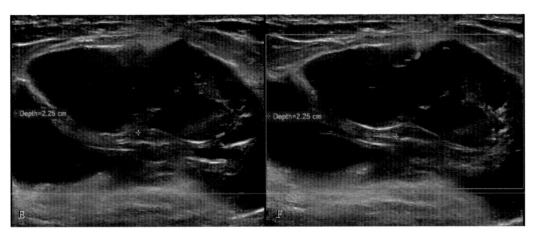

图 3-1-18E、F 左乳 12 点钟肿块超声图

**【征象解读】**

左侧乳腺上方 12 点钟位置中 1/3 椭圆形高密度肿块，边缘大部分清晰，小部分模糊（直箭头），DBT 示肿块边缘见较长弧形细线样透亮影（晕征，燕尾箭头）；超声显示为混合性回声团，以液性为主，边界尚清，形态欠规则，实性部分见少许点状及条索状强回声，CDFI 示团块实性部分见少许条状血流信号（图 3-1-18A ～ F）。

**【结论】**

中年女性，左乳巨大、高密度、边缘模糊的囊实性肿块，提示可疑恶性病变；伴有较广泛的晕征、液性暗区主要分布于肿块外周，虽不具有特异性，但应考虑到叶状肿瘤，BI-RADS 评估为 4B 类，建议活检。

【病理】

左乳交界性叶状肿瘤（图 3-1-18G、H）。

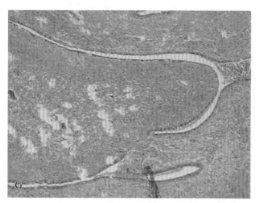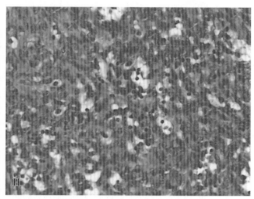

图 3-1-18G、H　交界性叶状肿瘤

## 病例 19

【临床资料】

女，36 岁。发现左乳肿块 1 个月，缓慢生长，局部有红肿热痛，抗炎治疗后肿物未见变小。触诊：左乳内上象限触及质硬肿块，边界不清，不活动。

【乳腺 X 线摄影】

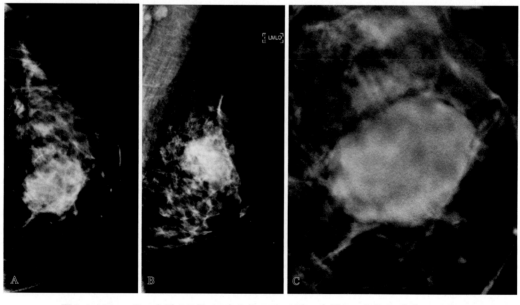

图 3-1-19A ～ C　左乳 CC 位、MLO 位 FFDM 图、病灶 CC 位物理放大 DBT 图

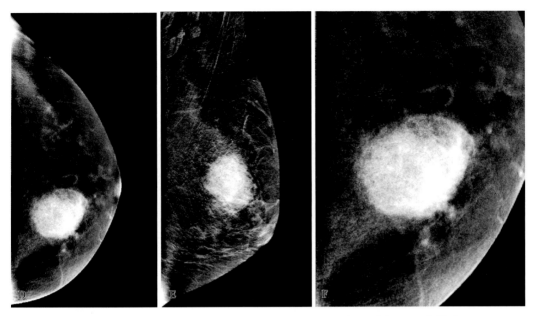

图3-1-19D～F 左乳CC位、MLO位及病灶CC位物理放大CEM减影图

【乳腺超声】

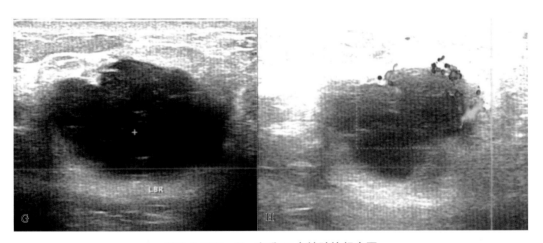

图3-1-19G、H 左乳10点钟肿块超声图

【征象解读】

左侧乳腺内上象限中1/3椭圆形高密度肿块，边缘模糊，周围小梁结构增宽、纠集；CEM示病灶呈肿块样明显均匀强化，边缘模糊；另可见左侧腋窝淋巴结形态饱满、密度增高，CEM轻度强化。超声为实性低回声团，边界欠清，形态欠规则，内回声欠均匀，CDFI示团块内部可探及点、条状彩色血流信号（图3-1-19A～H）。

【结论】

年轻女性，触诊倾向于恶性，但局部红肿热痛不能除外炎性病变。该肿块边缘模糊，具有较丰富的血供，抗炎治疗无好转，考虑恶性可能性大，BI-RADS评估为4C类，建议临床干预。

【病理】

左乳浸润性导管癌3级，免疫组化：ER（弱＋，5%）、PR（－）、HER2（0）、Ki-67（＋，80%）（图3-1-19I、J）。

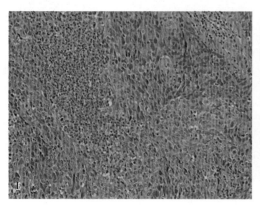
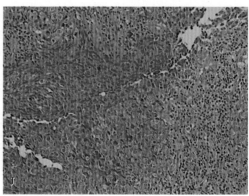

图3-1-19I、J　浸润性导管癌

## 病例20

【临床资料】

女，63岁。发现左乳肿块2周。触诊：左乳外侧可扪及肿块，质硬，边界欠清，活动度差。

【乳腺X线摄影】

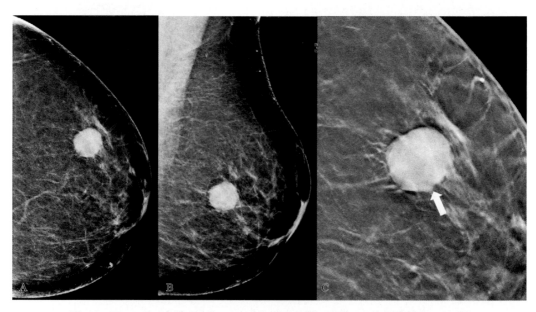

图3-1-20A～C　左乳CC位、MLO位FFDM图、病灶CC位物理放大DBT图

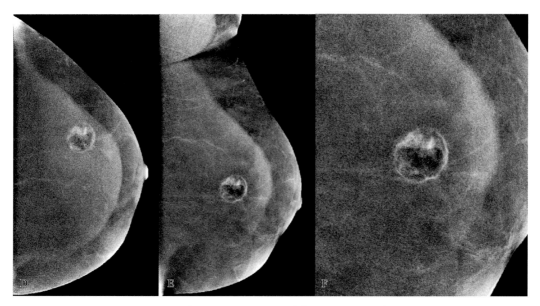

图3-1-20D～F 左乳CC位、MLO位及病灶MLO位物理放大CEM减影图

【乳腺超声】

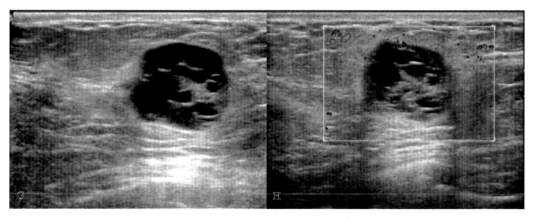

图3-1-20G、H 左乳3点钟肿块超声图

【征象解读】

左侧乳腺外侧约3点钟位置中1/3圆形高密度肿块，大部分边界清楚，少部分边缘模糊（直箭头），内未见钙化，周围小梁结构增宽、纠集；CEM示病灶呈环形明显强化，其内强化不均，见斑片状、结节状及条索状强化灶。超声显示为混合性回声团，形态规则，边缘清晰，团块以液性暗区为主，内透声差，后方回声增强，CDFI周边可见少许点状彩色血流信号（图3-1-20A～H）。

【结论】

老年女性，DBT显示肿块边缘模糊，伴周围小梁结构增宽、纠集，倾向于恶性；CEM呈环形明显强化，其内见不规则形明显强化的壁结节，提示恶性病变可能性大，BI-RADS评估为4C类，建议活检。

【病理】

左乳实性乳头状癌（图3-1-20I、J）。

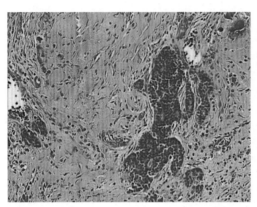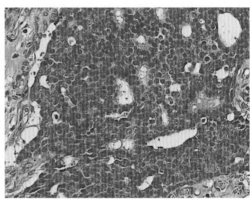

图3-1-20I、J    实性乳头状癌

## 病例21

【临床资料】

女，62岁。发现右乳肿块半个月。触诊：右乳外偏下象限触及肿块，质硬，膨胀性生长，活动良好。

【乳腺X线摄影】

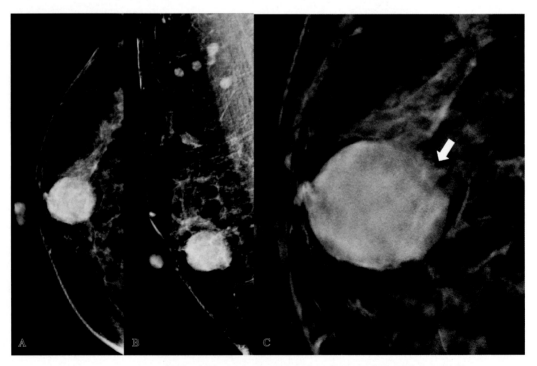

图3-1-21A～C    右乳CC位、MLO位FFDM图、病灶CC位物理放大DBT图

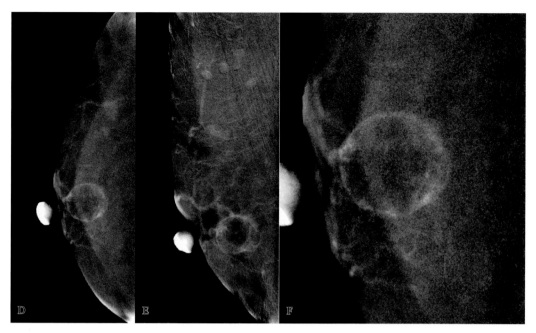

图3-1-21D～F　右乳CC位、MLO位及病灶CC位物理放大CEM减影图

【征象解读】

右侧乳晕下区椭圆形高密度肿块，部分边缘模糊（直箭头），内未见钙化；CEM示病灶呈环形中度强化，环形强化壁厚薄不均，后方环壁不规则增厚（图3-1-21A～F）。

【结论】

形态规则、边缘模糊的肿块涵盖较多类型的良恶性病变，如复杂囊肿、叶状肿瘤、乳腺癌等，仅凭FFDM及DBT一般较难做出准确判断，应该结合多模态影像，如超声、CEM或MRI进一步分析肿块内部情况。此例CEM呈环形强化，局部不规则增厚、边缘模糊的环壁提示恶性病变，BI-RADS评估为4B类，建议活检。

【病理】

右乳基底细胞样癌（图3-1-21G、H）。

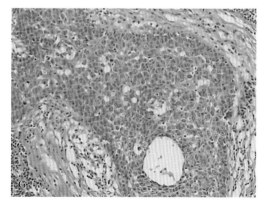
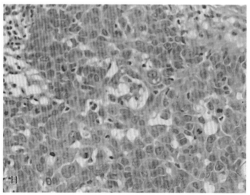

图3-1-21G、H　基底细胞样癌

## 病例22

【临床资料】

女，77岁。发现右乳外上象限肿块，触诊质韧，活动性差，有波动感。

【乳腺X线摄影】

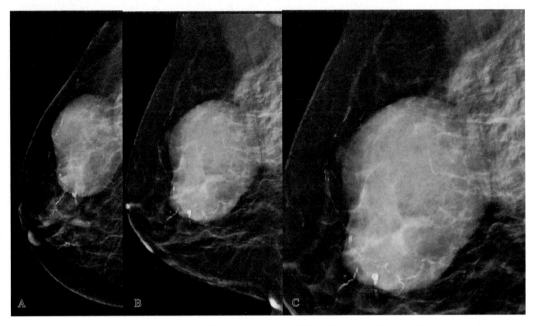

图3-1-22A～C　右乳CC位、MLO位、病灶MLO位物理放大FFDM图

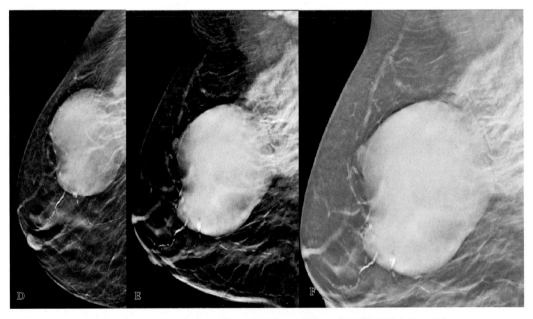

图3-1-22D～F　右乳CC位、MLO位、病灶MLO位物理放大DBT图

【乳腺超声】

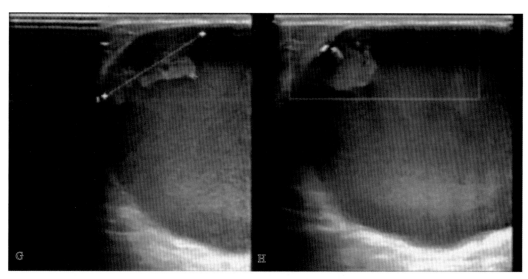

图 3-1-22G、H 右乳 10 点钟肿块超声图

【征象解读】

右侧乳腺外上象限椭圆形高密度肿块，DBT 显示病灶后外上缘边缘模糊，邻近小梁结构增宽；超声显示为囊实性混合回声团，囊内见形态不规则的壁结节，回声不均匀，CDFI 示壁结节内探及较丰富彩色血流信号（图 3-1-22A ～ H）。

【结论】

对于绝经后老年女性出现的乳房肿块，应高度警惕恶性的可能。此例病变为囊实性，DBT "病灶后缘模糊" 提示有浸润的征象，超声壁结节不规则并有丰富血流，综合上述影像表现考虑恶性，BI-RADS 评估为 4C 类。

【病理】

右乳浸润性乳头状癌；肿瘤组织呈乳头状突起或呈筛网状分布：ER（＋），PR（＋），HER2（1＋），Ki-67（＋，10%）（图 3-1-22I、J）。

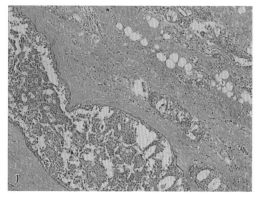
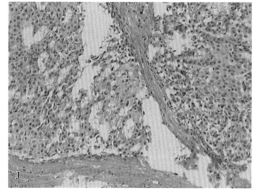

图 3-1-22I、J 浸润性乳头状癌

## 病例23

【临床资料】

女，45岁。发现右乳肿物2个月余。触诊：右乳外上象限扪及肿物，质硬，膨胀性生长，活动良好。

【乳腺X线摄影】

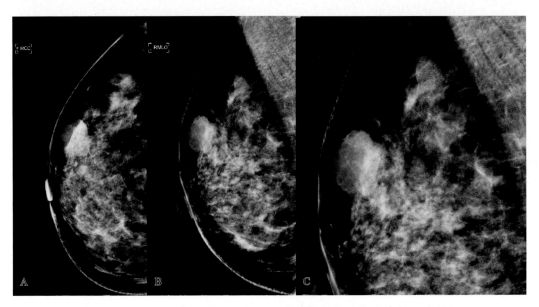

图3-1-23A～C　右乳CC位、MLO位及病灶MLO位物理放大FFDM图

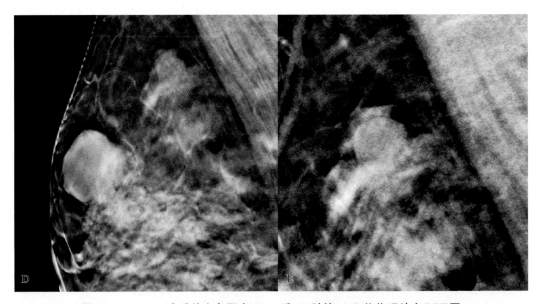

图3-1-23D、E　右乳外上象限中1/3、后1/3肿块MLO位物理放大DBT图

【乳腺超声】

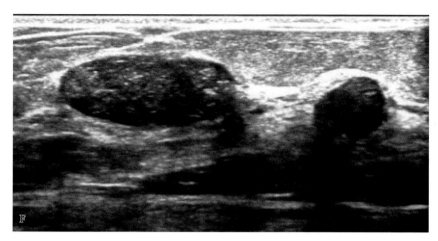

图3-1-23F　右乳11点钟肿块超声图

【征象解读】

右侧乳腺外上象限中1/3不规则形（第4版BI-RADS为"分叶状"）等密度肿块，边缘部分清晰，部分遮蔽，内未见钙化；外上象限后1/3另见一枚椭圆形等密度肿块，边缘遮蔽，内未见钙化。超声示右乳11点钟方向两个实性低回声团，边界清，形态规则，内回声欠均，未见明显钙化灶，CDFI未探及彩色血流信号（图3-1-23A ～ F）。

【结论】

多发的、边缘清晰的实性肿块，考虑纤维腺瘤可能性大；对于可触及的、边缘清晰、不伴钙化的肿块，BI-RADS评估为3类，建议短期随访。

【病理】

右侧乳腺纤维腺瘤（图3-1-23G、H）。

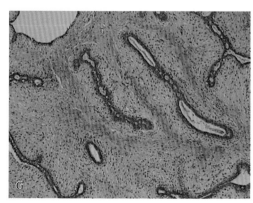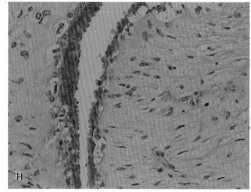

图3-1-23G、H　乳腺纤维腺瘤

## 病例24

【临床资料】

女，33岁。发现肿块3年，无明显变化。触诊：左乳外上象限触及肿块，质韧，膨胀性生长，活动良好。

【乳腺X线摄影】

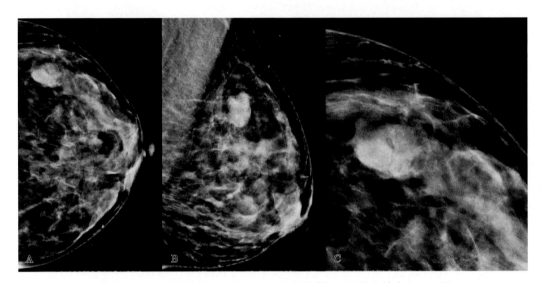

图3-1-24A～C　左乳CC位、MLO位及病灶CC位物理放大FFDM图

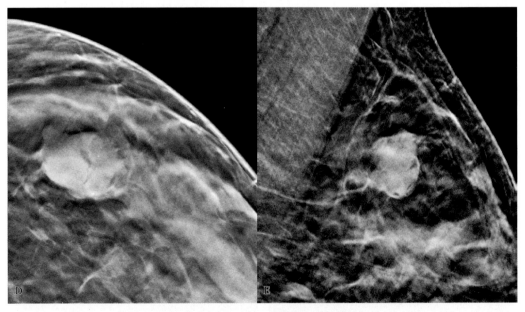

图3-1-24D、E　左乳病灶CC位、MLO位物理放大DBT图

【乳腺超声】

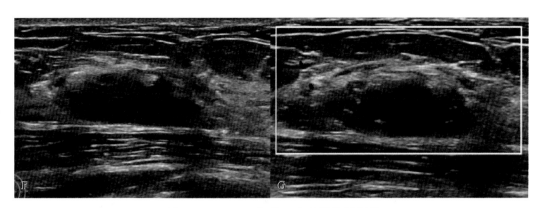

图3-1-26F、G　右乳10点钟肿块超声图

【征象解读】

右侧乳腺外上象限后1/3不规则形低密度肿块，DBT示边缘部分清晰，部分模糊，肿块前方实质密度增高；超声显示为实性低回声团块，形态欠规则，边界欠清，内回声不均匀，CDFI示团块周边及内部未见彩色血流信号（图3-1-26A～G）。

【结论】

不规则形、边缘模糊肿块为可疑恶性病变，日常工作中，不能触及的、X线非典型良性的病变均应进一步检查，如结合超声、加做CEM或MRI，以鉴别硬化性腺病、不典型肉芽肿、恶性叶状肿瘤和浸润性癌。此病例综合考虑为BI-RADS 4B类，建议活检定性。

【病理】

右乳硬化性腺病（图3-1-26H、I）。

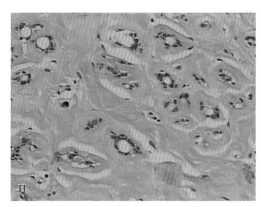
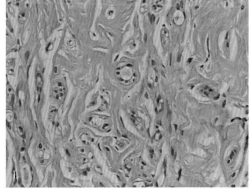

图3-1-26H、I　硬化性腺病

## 病例27

【临床资料】

女，45岁。发现左乳肿块1年。触诊：左乳上方触及肿块，质韧，边界欠清，活动一般。

【乳腺X线摄影】

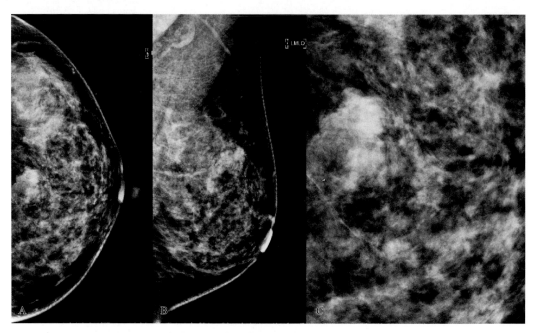

图3-1-27A～C　左乳CC位、MLO位及病灶CC位物理放大FFDM图（2018-12-13）

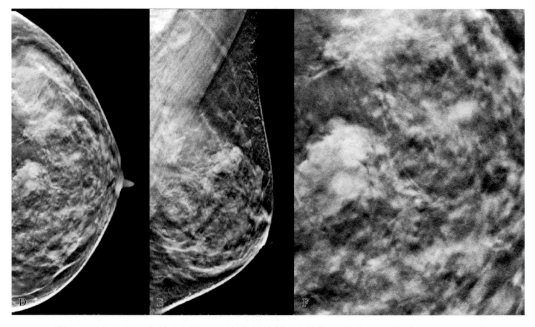

图3-1-27D～F　左乳CC位、MLO位及病灶CC位物理放大DBT图（2018-12-13）

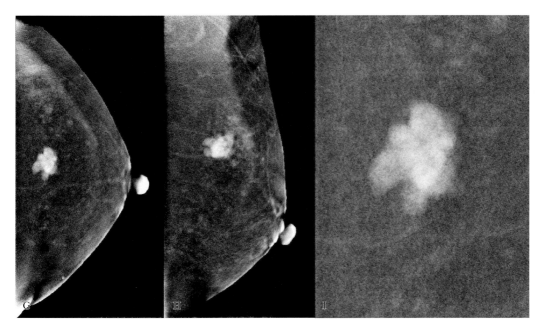

图3-1-27G～I 左乳CC位、MLO位及病灶CC位物理放大CEM减影图（2018-12-13）

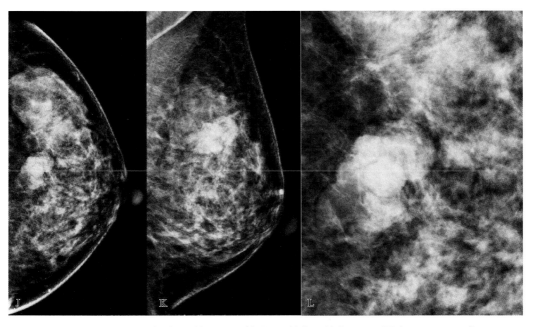

图3-1-27J～L 左乳CC位、MLO位及CC位物理放大FFDM图（2019-08-21）

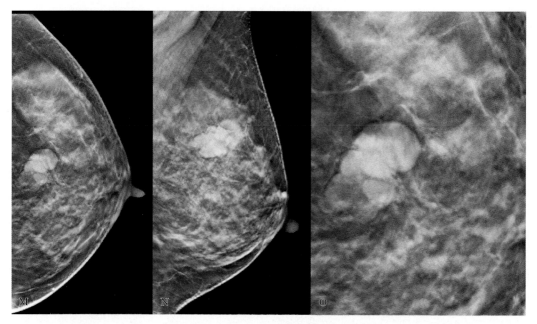

图3-1-27M～O　左乳CC位、MLO位及CC位物理放大DBT图（2019-08-21）

【乳腺超声】

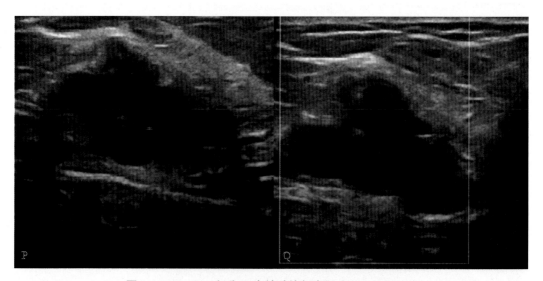

图3-1-27P、Q　左乳12点钟肿块超声图（2019-08-21）

【征象解读】

第一次（2018-12-13）乳腺X线示左侧乳腺上方12点钟方向后1/3处不规则形等密度肿块，呈分叶状，大小约2.2cm×1.5cm，边缘大部分清晰，DBT示前缘部分模糊，CEM示病灶呈肿块样明显均匀强化，BI-RADS评估为4A类，建议临床干预。第二次（2019-08-21）乳腺X线显示肿块较前增大、密度较前增高，大小约3.1cm×1.7cm；超声显示为实性低回声团，呈斜行生长，形态不规则，呈分叶状，边界欠清，团块下方与浅筋膜层分界欠清，CDFI示团块内部及周边未探及明显彩色血流信号（图3-1-27A～Q）。

**【结论】**

此例肿块呈分叶状生长，部分边缘模糊，CEM病灶呈明显均匀强化，提示可疑恶性病变，初次X线片归为BI-RADS 4A类，建议临床干预。但该患者未予重视，8个月后再行乳腺X线及超声检查，肿块较前增大且密度增高，应提高级别，BI-RADS归为4B类，仍应建议活检定性。

**【病理】**

左侧乳腺纤维腺瘤，局部呈良性叶状肿瘤改变（图3-1-27R、S）。

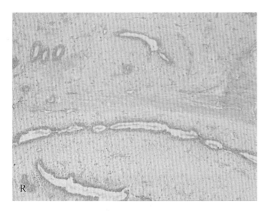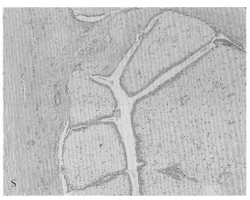

图3-1-27R、S 乳腺纤维腺瘤，局部呈良性叶状肿瘤改变

**【注释】**

此例属于非典型影像表现的纤维腺瘤，病理局部呈良性叶状肿瘤改变，可以解释其不规则、明显分叶状外观，术前BI-RADS分类报告4A或4B，建议临床干预、取得组织病理学结果是正确的选择。即便术后病理证实为良性，但由于叶状肿瘤的局部复发特性，应常规进行一年一次的乳腺X线检查。

## 病例28

**【临床资料】**

女，65岁。发现右乳肿块3个月，自觉生长迅速。触诊：右乳外上象限肿块，质韧，基底固定，边界欠清。

【乳腺X线摄影】

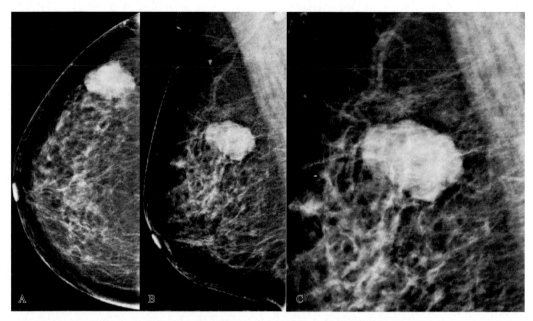

图3-1-28A～C　右乳CC位、MLO位及MLO位物理放大FFDM图

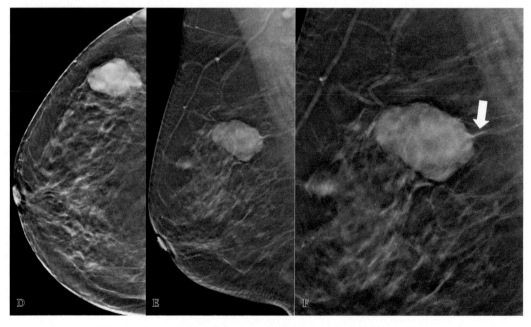

图3-1-28D～F　右乳CC位、MLO位及MLO位物理放大DBT图

【乳腺超声】

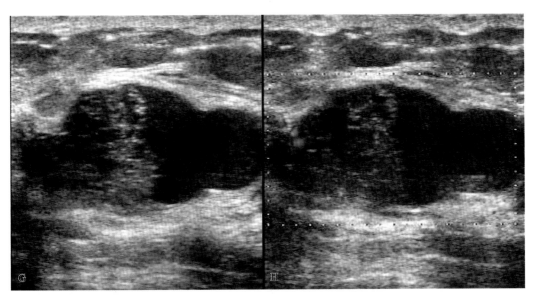

图3-1-28G、H 右乳10点钟肿块超声图

【征象解读】

右侧乳腺外上象限后1/3不规则形高密度肿块，边缘部分清晰，部分模糊，DBT示肿块后缘小梁结构增宽、纠集（直箭头）；超声可见实性低回声团，内回声不均，边界欠清，形态不规则，呈分叶状，CDFI示团块内部可探及少许点状彩色血流信号（图3-1-28A～H）。

【结论】

老年女性，不规则形肿块，边缘模糊，呈分叶状，短期内迅速增大，应考虑叶状肿瘤或乳腺癌，BI-RADS评估为4B类，建议活检定性。

【病理】

右乳交界性叶状肿瘤（图3-1-28I、J）。

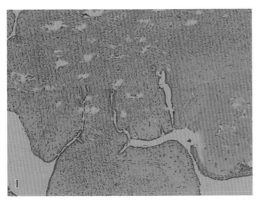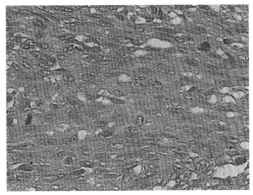

图3-1-28I、J 交界性叶状肿瘤

## 病例29

【临床资料】

女，46岁。发现左乳肿块8个月。触诊：左乳外上象限触及肿块，质硬，边界欠清，活动度差。

【乳腺X线摄影】

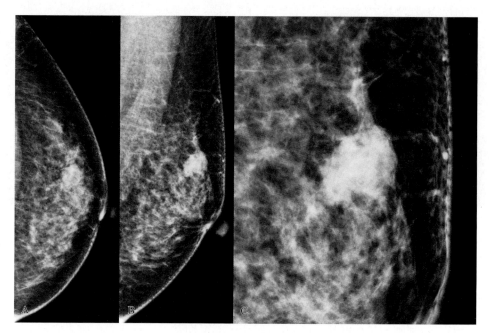

图3-1-29A～C　左乳CC位、MLO位及MLO位物理放大FFDM图

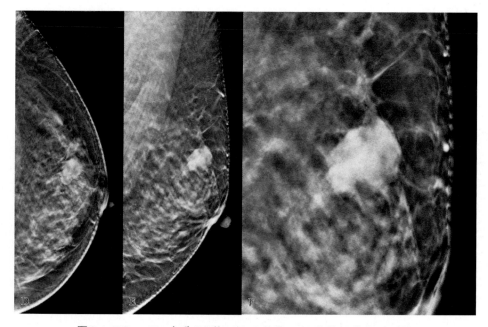

图3-1-29D～F　左乳CC位、MLO位及MLO位物理放大DBT图

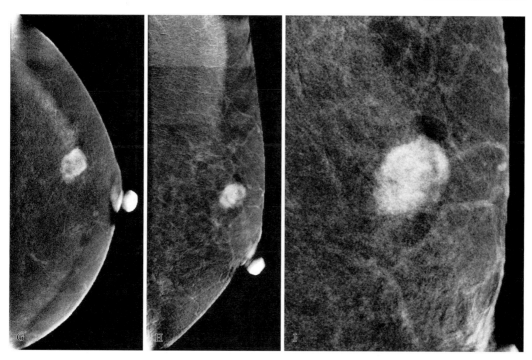

图3-1-29G～I 左乳CC位、MLO位及MLO位物理放大CEM减影图

【乳腺超声】

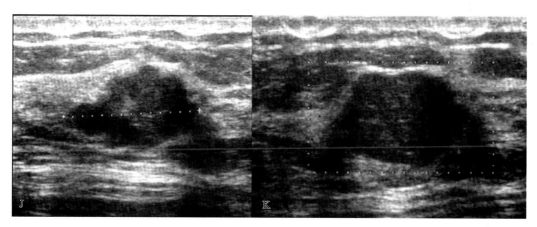

图3-1-29J、K 左乳1点钟肿块超声图

【征象解读】

左侧乳腺外上象限中1/3处不规则形高密度肿块,边缘模糊;CEM肿块呈明显不均匀强化,CC位示肿块内部见斑片状无强化区,MLO位可见强化范围增大;超声显示实性低回声团,边界欠清,边缘成角,形态欠规则,内部回声不均匀,CDFI未见彩色血流信号(图3-1-29A～K)。

【结论】

中年女性,不规则高密度肿块,边缘模糊,BI-RADS评估为4C类。

## 【病理】

左乳黏液腺癌（图3-1-29L、M）。

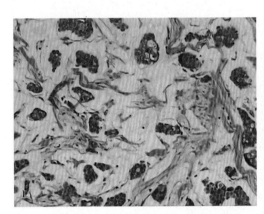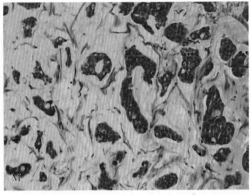

图3-1-29L、M　黏液腺癌

## 【注释】

本例CEM肿块呈明显不均匀强化，CC位示内部斑片状无强化区，MLO位无强化区域较前缩小，类似黏液成分强化特点，与浸润性导管癌常见的强化方式有所不同，最终病理证实为黏液腺癌。

## 病例30

## 【临床资料】

女，76岁。发现左乳肿物10天。触诊：左乳扪及肿物，质硬，边界欠清，基底固定。

## 【乳腺X线摄影】

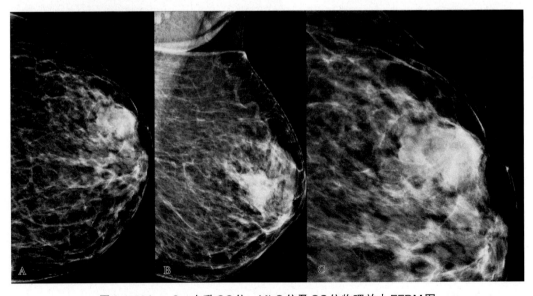

图3-1-30A～C　左乳CC位、MLO位及CC位物理放大FFDM图

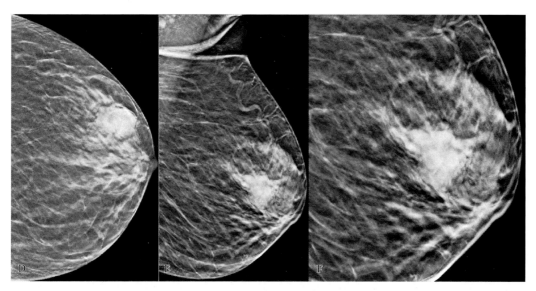

图3-1-30D～F 左乳CC位、MLO位及MLO位物理放大DBT图

【乳腺超声】

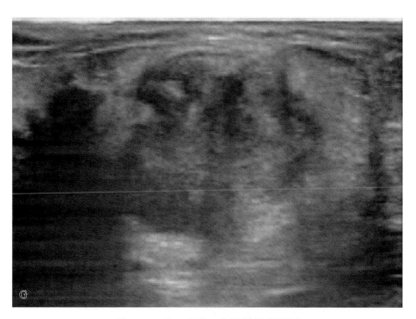

图3-1-30G 左乳3点钟肿块超声图

【乳腺MRI】

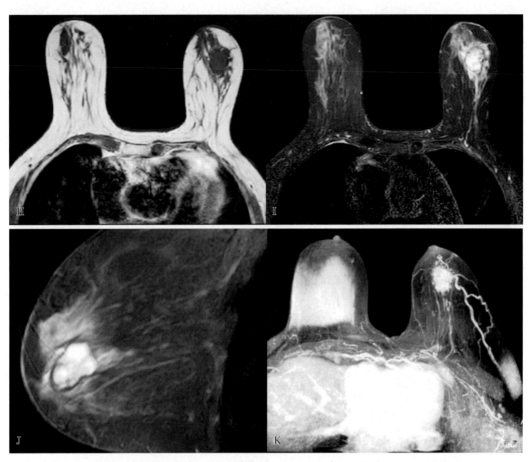

图3-1-30H～K　双乳MRI图，T₁WI（H）、T₂WI压脂（I）、T₂WI压脂矢状位（J）、MIP图（K）

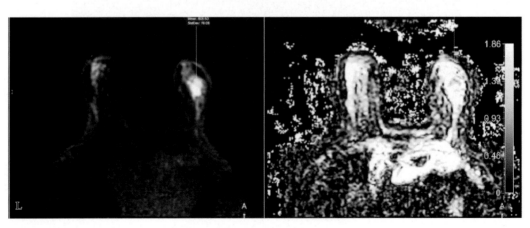

图3-1-30L　双乳DWI及ADC图

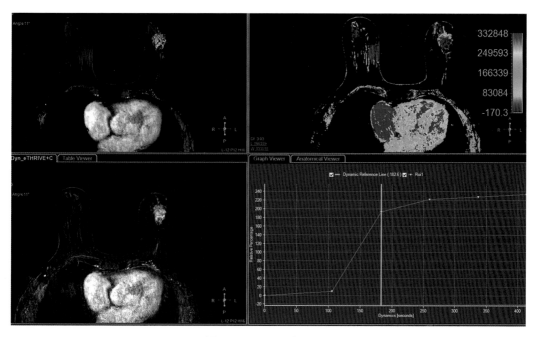

图3-1-30M 双乳TIC图

【征象解读】

FFDM示左侧乳腺外侧前1/3不规则形高密度肿块，边缘模糊，周围小梁结构增宽、纠集。超声可见实性低回声团，边界不清，形态不规则，内回声不均，CDFI未探及彩色血流信号。MRI示左乳外下象限类圆形肿块，边界欠清，形态欠规则，$T_1WI$呈低信号，$T_2WI$及压脂序列呈不均匀高信号，内见一囊状更长$T_2$信号区，肿块边缘可见短$T_2$信号纤维包膜；非囊变区DWI呈稍高信号，ADC呈低信号，相应ADC值为（$1.04×10^{-3}$）$mm^2/s$；囊变区呈更高信号，ADC图亦呈高信号，相应ADC值为（$1.95×10^{-3}$）$mm^2/s$；动态增强扫描呈明显不均匀强化，TIC曲线初始相呈快速强化，延迟期呈平台型。MIP图示左乳肿块周围见多发纤曲扩张供血动脉，病变外侧见增粗引流静脉影（图3-1-30A ～ M）。

【结论】

绝经后女性出现不规则形边缘模糊肿块，高度可疑恶性，BI-RADS 评估为4C类，建议临床干预。

【病理】

左乳混合性癌，其中黏液腺癌占40%，浸润性导管癌2级占30%，筛状癌占30%；免疫组化：PR（中至强＋，50%）、ER（强＋，90%）、HER2（0）、Ki-67（＋，10%）（图3-1-30N、O）。

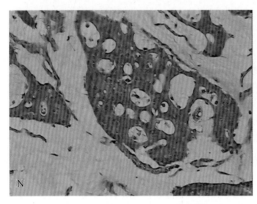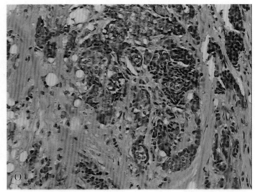

图3-1-30N、O　混合性癌

【注释】

此例诊断及BI-RADS分类并不难，难的是具体病理类型的推测，磁共振有一定特点，囊变区$T_2WI$、DWI及相应ADC值提示肿块内含黏液成分，TIC早期快速强化，后期呈平台型，提示混合型黏液腺癌的可能。

## 病例31

【临床资料】

女，55岁。发现左乳肿块5年，近期生长迅速。触诊：左乳内下象限触及肿块，质硬，边界欠清，不活动。

【乳腺X线摄影】

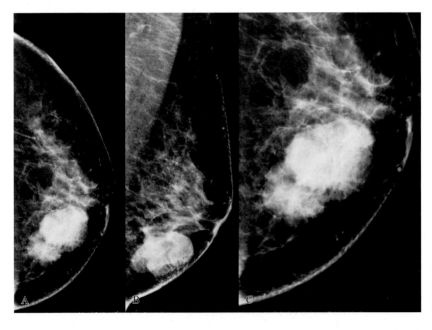

图3-1-31A～C　左乳CC位、MLO位及CC位物理放大FFDM图

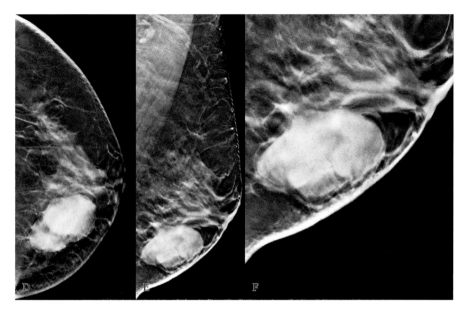

图3-1-31D～F 左乳CC位、MLO位及MLO位物理放大DBT图

【乳腺超声】

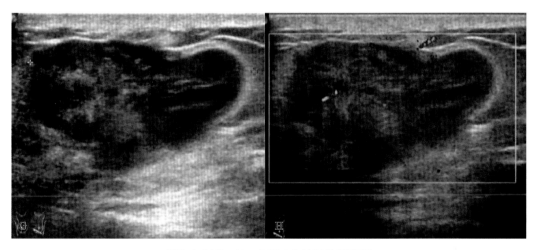

图3-1-31G、H 左乳4点钟肿块超声图

【征象解读】

左侧乳腺内下象限中1/3不规则形高密度肿块，边缘模糊，邻近皮肤增厚、皮下脂肪层浑浊；超声可见不均质回声团，内以实性为主，形态不规则，边界欠清，突向浅筋膜，可见厚壁包膜，未见明显钙化灶，CDFI团块内部可探及短棒状彩色血流信号（图3-1-31A～H）。

【结论】

此例X线表现为不规则形高密度肿块，说明病灶各向生长速率不一，具有异质性，边缘模糊提示病灶具有浸润性，邻近皮肤增厚表明皮肤可能受侵，结合病灶近期迅速增大，恶性可能性大，BI-RADS归类为4C类，建议临床干预。

【病理】

左乳成人型纤维肉瘤（图3-1-31I、J）。

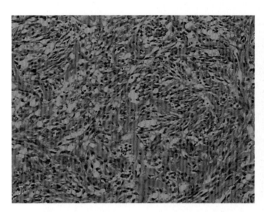
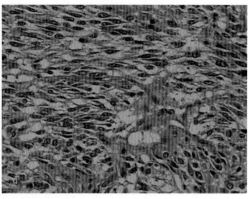

图3-1-31I、J　成人型纤维肉瘤

## 病例32

【临床资料】

女，47岁。发现左乳肿块数年，乳头挤压时见黄色溢液；左乳1点钟触及质硬肿块，边界不清，活动度差，局部皮肤内陷。

【乳腺X线摄影】

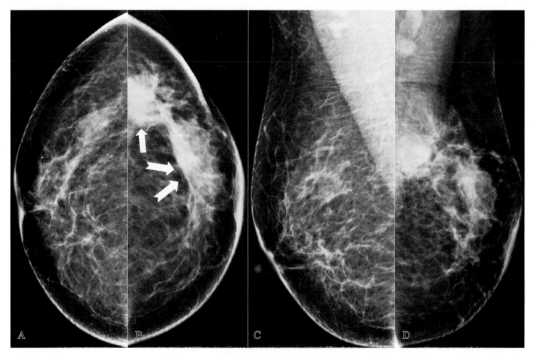

图3-1-32A～D　双乳CC位、MLO位FFDM图

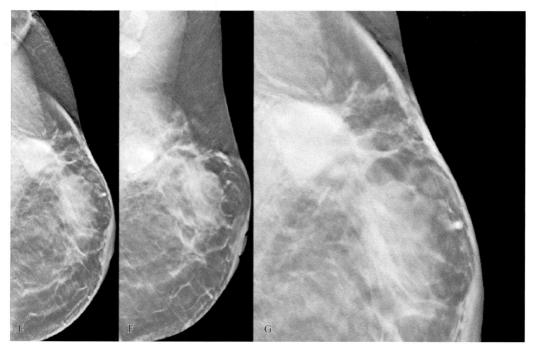

图3-1-32E～G 左乳夸大CC位、MLO位及病灶夸大CC位物理放大DBT图

【乳腺超声】

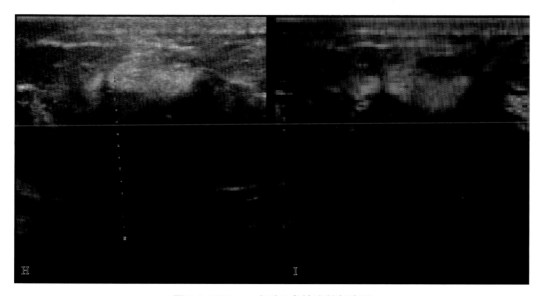

图3-1-32H、I 左乳1点钟病灶超声图

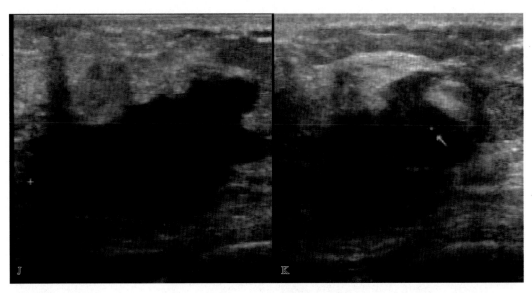

图3-1-32J、K　左乳3点钟病灶超声图

【征象解读】

左侧乳腺外上象限后1/3不规则形高密度肿块（直箭头），边缘模糊，内未见钙化；外上象限前、中1/3见局灶不对称（燕尾箭头），周围小梁结构增宽、纠集，邻近皮肤增厚、内陷，皮下脂肪层密度增高，悬韧带增厚。超声左乳见多个实性低回声团，较大两个位于1点钟距乳头1cm、3点钟距乳头3cm处，形态不规则，边缘成角，内回声不均，团块后方回声衰减（图3-1-32A～K）。

【结论】

中年女性，不规则边缘模糊肿块伴皮肤改变，高度提示恶性病变，BI-RADS评估为5类，建议临床干预。

【病理】

左乳伴有肉瘤的化生性癌（图3-1-32L、M）。

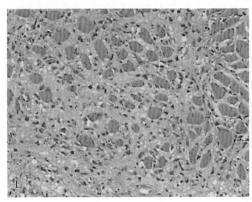
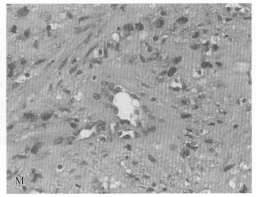

图3-1-32L、M　伴有肉瘤的化生性癌

【注释】

本例征象典型，诊断恶性病变、BI-RADS 5类不难，准确推测病理类型有难度。乳腺化生性癌（metaplastic breast carcinoma，MBC）属于罕少见病理类型，是由腺上皮组织向非腺上皮组织分化的恶性肿瘤，占乳腺癌的0.2% ～ 5%。具有淋巴结转移率低、内分泌治疗效果差和预后较差的特点，MBC病理类型复杂多样，根据组成肿瘤的细胞不同，可分为：①低级别腺鳞癌；②纤维瘤病样化生性癌；③鳞状细胞癌；④梭形细胞癌（spindle cell carcinoma），又称为肉瘤样癌（sarcom atoid carcinoma）；⑤伴有间叶分化的癌；⑥肌上皮癌。MBC可发生于任何象限，以外上象限多见，发生囊变的概率较高，有报道化生性鳞癌的囊变率为50%，因此超声具有重要的诊断价值。典型MBC超声表现为不规则的混合回声肿块，边界多较清楚。囊变明显时后方回声增强，有时可见凸向囊内的小结节。FFDM常表现为椭圆形或不规则高密度肿块，边界清晰，密度均匀；毛刺状肿块或段样分布的细小多形性钙化的征象较浸润性导管癌少见，可出现皮肤增厚、血运增加等继发的恶性X线征象。腺癌或上皮/间叶混合型癌可出现钙化，钙化多呈点状或多形性。

总之，乳腺化生性癌较为罕见，病理类型多样，影像学表现与浸润性导管癌相似，不具有特殊性，术前较难得出化生性癌的诊断，最终需病理确诊。

## 病例33

【临床资料】

女，43岁。发现左乳肿块10天。触诊：左乳内上象限肿块，质硬，边界不清，活动度差。

【乳腺X线摄影】

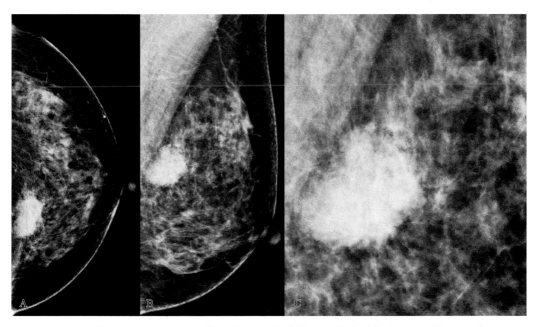

图3-1-33A ～ C　左乳CC位、MLO位及MLO位物理放大FFDM图

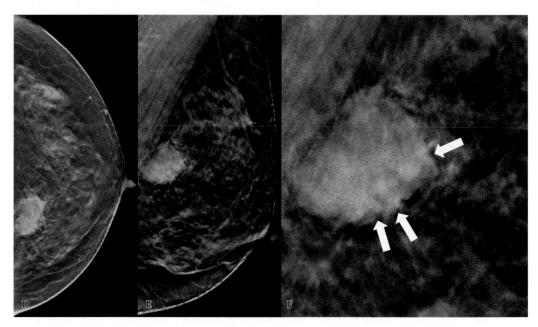

图3-1-33D～F　左乳CC位、MLO位及MLO位物理放大DBT图

【乳腺超声】

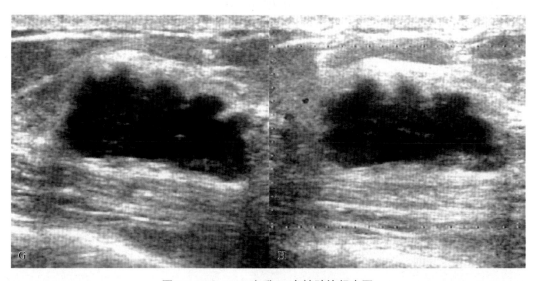

图3-1-33G、H　左乳11点钟肿块超声图

【征象解读】

左侧乳腺内上象限后1/3不规则形高密度肿块，边缘部分模糊，部分微分叶（直箭头），周围实质密度增高，小梁结构增宽、纠集；超声示实性低回声团，形态不规则，边缘不清晰（微分叶），内回声不均，见多个点状强回声；CDFI示团块内见少许点状彩色血流信号（图3-1-33A～H）。

【结论】

中年女性，肿块边缘部分模糊，部分微分叶，微分叶是边缘模糊的一种亚型，提示病灶向周围组织浸润，高度提示恶性病变，BI-RADS评估为4C类或5类，建议活检定性。

【病理】

左乳浸润性导管癌，免疫组化：ER（－）、PR（－）、HER2（0）、Ki-67（＋，85%）（图3-1-33I、J）。

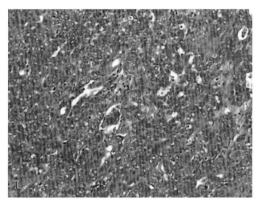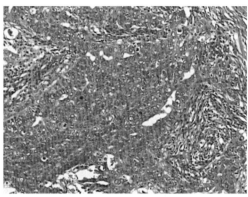

图3-1-33I、J 浸润性导管癌

## 病例34

【临床资料】

女，63岁。发现右乳肿块20天。触诊：右乳外侧触及肿块，质硬，边界不清，活动度差。

【乳腺X线摄影】

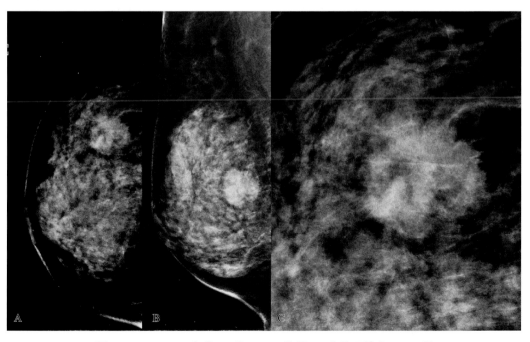

图3-1-34A ～ C 右乳CC位、MLO位及CC位物理放大FFDM图

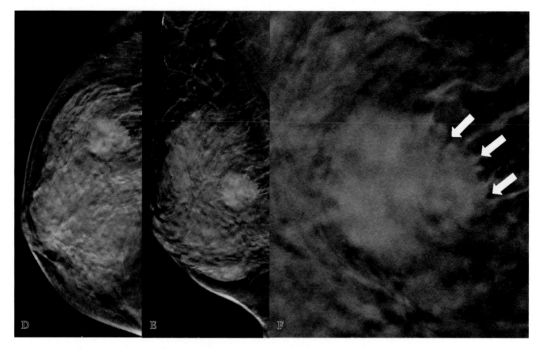

图3-1-34D～F　右乳CC位、MLO位及MLO位物理放大DBT图

【乳腺超声】

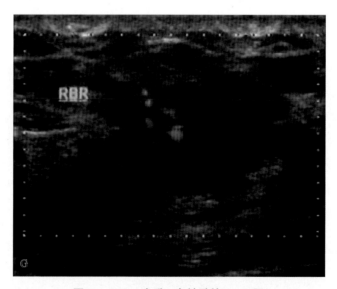

图3-1-34G　右乳9点钟肿块CDFI图

【征象解读】

　　右侧乳腺外侧9点钟位置后1/3不规则形高密度肿块,边缘部分模糊,部分微分叶(直箭头),肿块后缘小梁结构增宽、纠集;超声示实性低回声团,边界不清,形态不规则,边缘微分叶,内回声不均,CDFI示团块内见较丰富彩色血流信号(图3-1-34A～G)。

【结论】

老年女性，X线及超声均提示为高度可疑恶性病变，BI-RADS应归为4C类或5类，建议临床积极干预。

【病理】

右乳浸润性导管癌，2级，免疫组化：ER（强＋，99%），PR（强＋，99%），HER2（2＋），Ki-67（＋，80%）（图3-1-34H、I）。

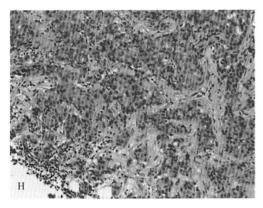
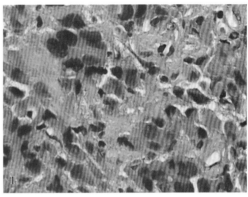

图3-1-34H、I 浸润性导管癌

## 病例35

【临床资料】

女，65岁。发现左乳肿块4天。触诊：左乳内上象限肿块，质硬，边界不清，不活动。

【乳腺X线摄影】

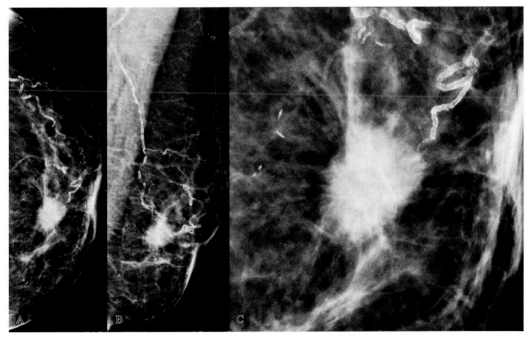

图3-1-35A ～ C 左乳CC位、MLO位及CC位物理放大FFDM图

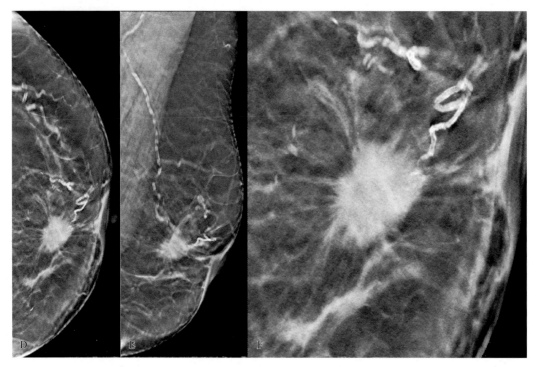

图3-1-35D～F　左乳CC位、MLO位及CC位物理放大DBT图

**【乳腺超声】**

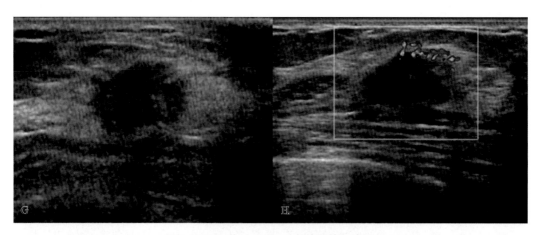

图3-1-35G、H　左乳10点钟肿块超声图

**【征象解读】**

左侧乳腺内上象限中1/3不规则形高密度肿块，边缘毛刺，周围小梁结构增宽、纠集，乳晕下区密度增高，乳头稍回缩；超声见实性低回声团，形态欠规则，边缘成角，CDFI团块边缘可探及彩色血流信号（图3-1-35A～H）。

【结论】

老年女性，典型毛刺状肿块，BI-RADS评估为5类，需临床干预。

【病理】

左乳浸润性导管癌，免疫组化：ER（强＋，95%），PR（中等＋，30%），HER2（0），Ki-67（＋，20%）（图3-1-35I、J）。

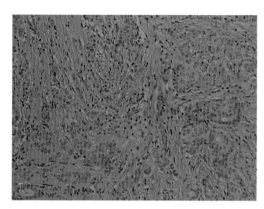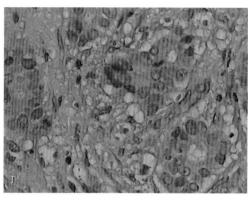

图3-1-35I、J 浸润性导管癌

## 病例36

【临床资料】

女，60岁。发现左乳肿块1天。触诊：左乳外上象限触及肿块，质硬，边界不清，不活动。

【乳腺X线摄影】

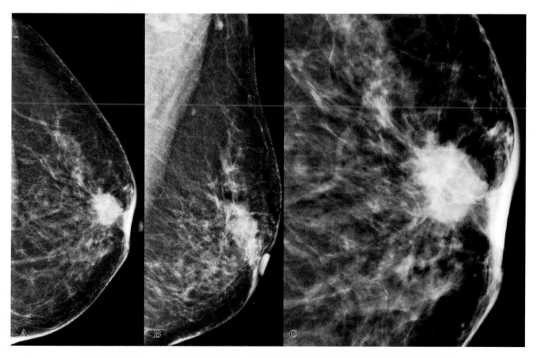

图3-1-36A～C 左乳CC位、MLO位及病灶CC位物理放大FFDM图

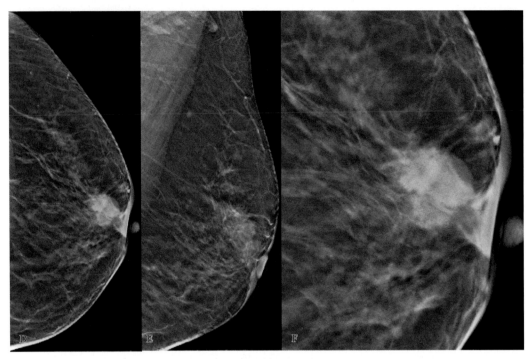

图3-1-36D～F　左乳CC位、MLO位及病灶CC位物理放大DBT图

【乳腺超声】

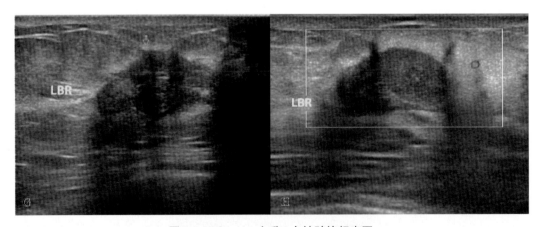

图3-1-36G、H　左乳1点钟肿块超声图

【征象解读】

左侧乳腺外上象限前1/3不规则形高密度肿块，边缘毛刺，周围小梁结构增宽、纠集，乳晕区皮肤增厚、密度增高，乳头牵拉、稍回缩；超声可见实性低回声团，边界不清，形态不规则，边缘成角、可见毛刺，CDFI团块内部可见少许点状彩色血流（图3-1-36A～H）。

【结论】

老年女性，X线及超声均为典型恶性病变表现，BI-RADS评估为5类，需要临床积极干预。

【病理】

左乳浸润性导管癌，免疫组化：ER（中等至强＋，85%），PR（中等＋，10%），HER2（0），Ki-67（＋，10%）（图3-1-36I、J）。

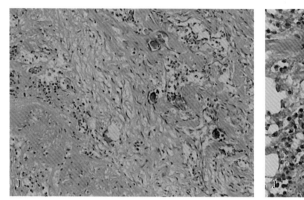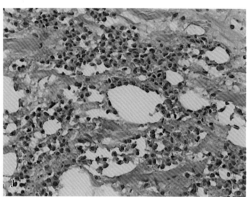

图3-1-36I、J 浸润性导管癌

## 病例37

【临床资料】

女，69岁。左乳外上象限触及质硬、不活动肿块，局部皮肤见"酒窝征"。

【乳腺X线摄影】

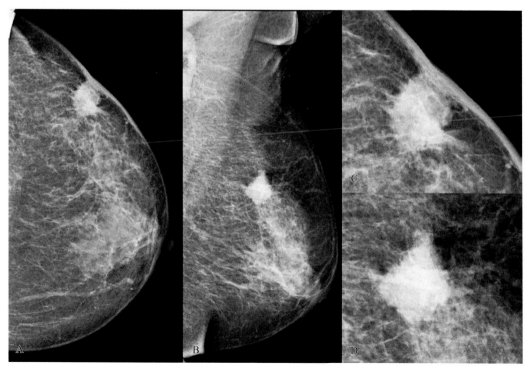

图3-1-37A ～ D 左乳CC位、MLO位及病灶物理放大FFDM图

【征象解读】

左侧乳腺外上象限中1/3处不规则形高密度肿块，边缘毛刺，邻近小梁结构增宽、纠集，局部皮肤增厚、牵拉内陷（图3-1-37A～D）。

【结论】

不规则边缘毛刺肿块并伴有皮肤侵犯，典型恶性影像表现，BI-RADS评估为5类，需临床干预。

【病理】

左乳肌上皮癌，癌细胞呈条索状及小巢团状排列，浸润性生长（E）；免疫组化：P63（＋）（F）（图3-1-37E、F）。

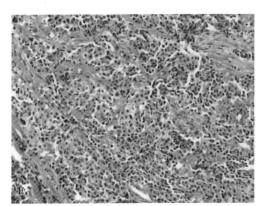 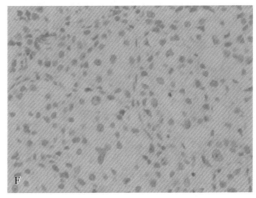

图3-1-37E、F    肌上皮癌

【注释】

乳腺肌上皮癌（myoepithelial carcinoma，MEC）是一种发生于乳腺的罕见恶性肿瘤。WHO（2012年）乳腺肿瘤分类将MEC归为化生性癌，只在梭形细胞癌（spindle cell carcinoma，SCC）中提及该名称。乳腺肌上皮癌完全由细胞形态表现为恶性的肌上皮细胞构成，组织学表现多样，其实质是癌发生过程中肌上皮化生的结果，可单独发生，亦可在腺肌病基础上发生，也可同时合并浸润性导管癌。乳腺肌上皮癌影像学表现无特征性，FFDM可表现为类似浸润性导管癌的毛刺肿块，无明显钙化，通常不伴有皮肤浸润，本例出现皮肤浸润为相对罕见表现。超声及MRI表现亦无特征性表现，与其他乳腺癌较难鉴别，确诊需组织病理和免疫组化检查。

## 病例38

【临床资料】

女，38岁。发现左乳肿块1个月，触诊：左乳外上象限肿物质韧，边界不清，不活动。

【乳腺X线摄影】

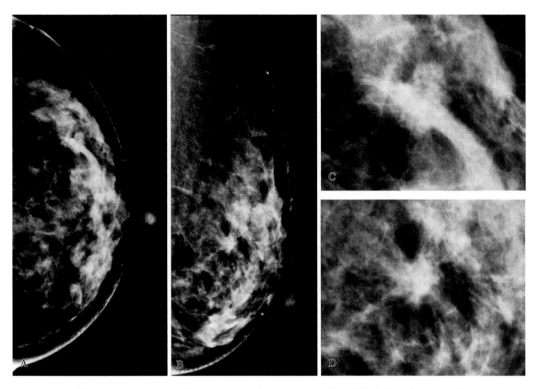

图3-1-38A ～ D 左乳CC位及MLO位FFDM图像、病灶物理放大FFDM图

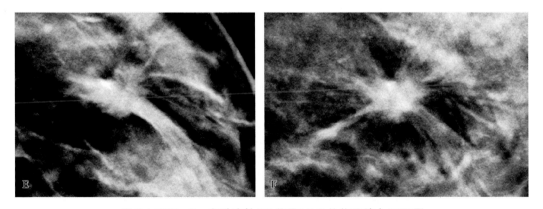

图3-1-38E、F 左乳病灶CC位及MLO位物理放大DBT图

**【乳腺超声】**

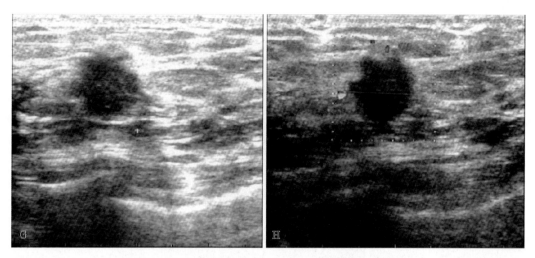

图3-1-38G、H　左乳3点钟病灶超声图

**【征象解读】**

FFDM示左侧乳腺外上象限中1/3不规则形高密度肿块，DBT显示病灶边缘毛刺，周围小梁结构增宽、纠集。超声见实性低回声团，纵向生长，形态不规则，边界不清，边缘成角，内可见少许彩色血流信号（图3-1-38A～H）。

**【结论】**

年轻女性，影像学表现恶性征象明确，BI-RADS评估为5类，建议临床干预。

**【病理】**

左乳小管癌（图3-1-38I、J）。

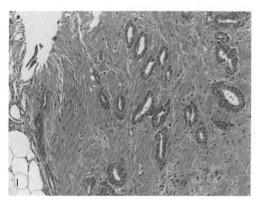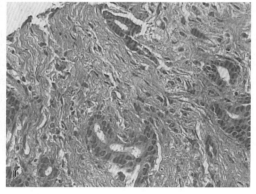

图3-1-38I、J　小管癌

**【注释】**

本例患者较年轻，腺体致密且病灶较小，无经验的诊断医师FFDM较容易漏诊，DBT清晰显示为小肿块长毛刺，临床及影像均提示恶性，最终病理证实为小管癌。小

管癌为低度恶性肿瘤，可发生于20岁以上任何年龄段女性，以高龄和绝经后多见，X线多表现为小的毛刺样肿块或结构扭曲，通常较隐匿，有时肿块不明显则表现为不对称伴结构扭曲。常规乳腺X线检查对小管癌的早期诊断效能并不理想，但DBT对毛刺和结构扭曲的显示有明显优势，可以提高检出率。小管癌的毛刺长度通常大于肿块直径，表现为细长、边缘清晰的毛刺，多为肿瘤刺激周围纤维结缔组织增生所致，与肿瘤浸润形成的宽基底、边缘模糊毛刺不同，当X线表现为小肿块长毛刺或局灶不对称伴结构扭曲时，应警惕小管癌的可能。

## 病例39

【临床资料】

女，58岁。已绝经，体检超声发现左乳肿块10天；触诊：左乳下方触及肿块，质硬，边界不清，活动度差；右乳触诊无阳性发现。

【乳腺X线摄影】

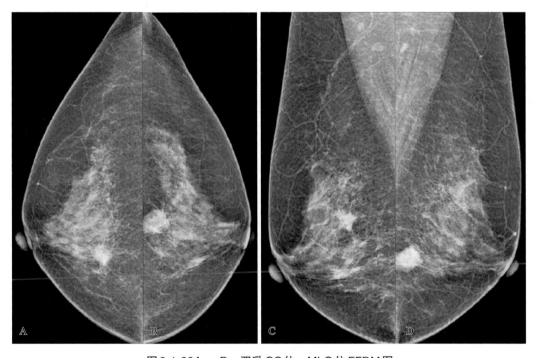

图3-1-39A～D　双乳CC位、MLO位FFDM图

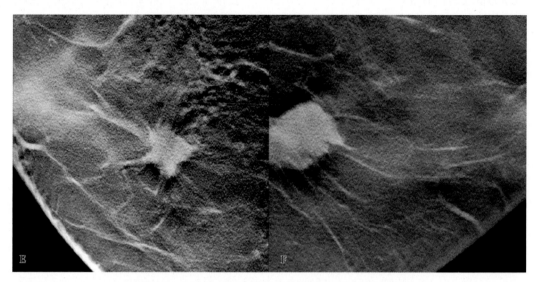

图3-1-39E、F　双乳病灶MLO位物理放大DBT图

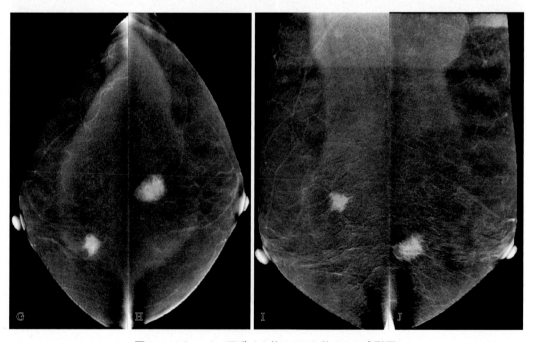

图3-1-39G～J　双乳CC位、MLO位CEM减影图

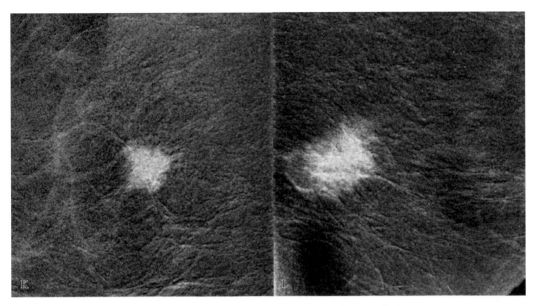

图3-1-39K、L 双乳病灶MLO位物理放大CEM减影图

【乳腺超声】

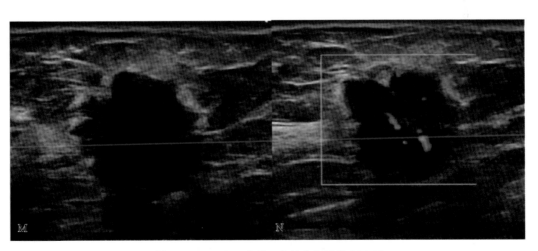

图3-1-39M、N 左乳6点钟方向肿块超声图

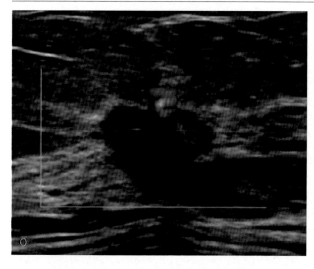

图3-1-39O　右乳2点钟方向肿块超声图

**【征象解读】**

右乳内上象限中1/3处不规则形高密度肿块，边缘毛刺，内未见钙化，周围小梁结构增宽、纠集，CEM病灶呈肿块样明显均匀强化；左侧乳腺下方约6点钟位置后1/3处不规则形高密度肿块，边缘毛刺，内未见钙化，邻近小梁结构增宽、纠集，CEM病灶呈肿块样明显均匀强化（图3-1-39A～L）。

超声右乳2点钟方向距乳头1cm处、左乳6点乳晕旁各见一实性低回声团，大小分别约1.3cm×1.0cm、1.7cm×1.6cm，方向与皮肤表面不平行，呈不规则形，边缘不清晰，可见成角，内可见细点样强回声，团块后方回声轻度衰减，周围腺体结构可见扭曲；CDFI团块边缘及内部可见丰富彩色血流信号（图3-1-39M～O）。

**【结论】**

绝经后女性，双侧乳腺出现的不规则形、边缘毛刺肿块，CEM明显强化，为典型恶性表现，BI-RADS评估为5类，建议临床干预。

**【病理】**

双侧乳腺浸润性导管癌2级，非特殊类型；免疫组化（左侧）：ER（强＋，95%）、PR（强＋，60%）、HER2（2＋）、Ki-67（＋，20%）；免疫组化（右侧）：ER（强＋，95%）、PR（强＋，80%）、HER2（1＋）、Ki-67（＋，10%）（图3-1-39P、Q）。

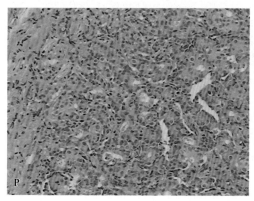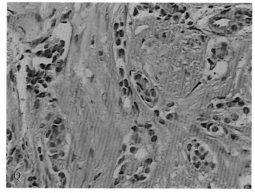

图3-1-39P、Q　乳腺浸润性导管癌

【注释】

此例体检超声发现左乳肿物就诊，触诊左乳发现肿块，右乳触诊阴性，行乳腺X线检查发现双侧乳腺毛刺肿块，此时可召回行第二眼超声进一步观察，最终诊断为双侧浸润性导管癌。双侧乳腺癌是指双侧乳腺同时或先后独立发生的原发性乳腺癌，总体发病率不高，占同时期全部乳腺癌的2%～11%。根据发生间隔的长短分为同时性（间隔≤6个月）和异时性（间隔＞6个月）两种，异时性乳腺癌中第一原发癌指首发乳腺癌，而同时性乳腺癌中第一原发癌指肿瘤直径较大侧的乳腺癌。此例为双侧同时性乳腺癌，左侧为第一原发癌，右侧为第二原发癌。乳腺X线检查对临床未触及肿物的乳腺癌的发现具有重要作用。

此外，双侧乳腺癌由于病理类型、周围乳腺腺体类型不同而有多种多样的表现，国内外对于双侧乳腺癌影像学表现是否相同报道不一，其影像学表现多种多样，没有必然相似性，本例双侧乳腺癌影像学表现类同，尤其是CEM的强化类型、强化程度基本相同，可凭此推测为双侧相同病理类型的乳腺癌。

（汪思娜　吴杰芳　马梦伟　刘　凯　李远章　肖格林　陈卫国）

# 第二节　肿块＋钙化

## 病例 1

【临床资料】

女，53岁。无症状。触诊双乳无异常。

【乳腺X线摄影】

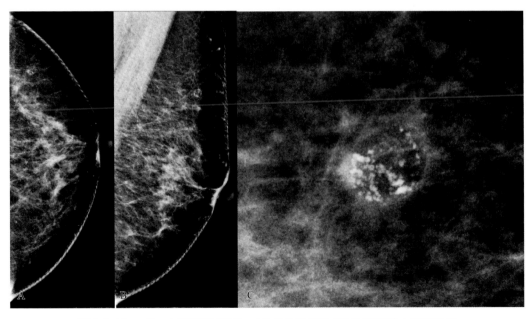

图3-2-1A ～ C　左侧乳腺CC位、MLO位及病灶CC位物理放大FFDM图

【征象解读】

FFDM示左侧乳腺外上象限后1/3含脂肪密度肿块，圆形，边缘清晰，内见多枚粗大的营养不良性钙化，部分融合（图3-2-1A～C）。

【结论】

此例为肿块＋钙化病变。含脂肪密度肿块有几种可能（含油囊肿或积乳囊肿、错构瘤、脂肪瘤），均为典型良性病变，BI-RADS评估为2类，此例考虑含油囊肿伴钙化可能性大，定期复查即可。

## 病例2

【临床资料】

女，26岁。停止哺乳1个月余，发现左乳肿块1年。触诊：左乳上方质韧肿物，膨胀性生长，活动良好。

【乳腺X线摄影】

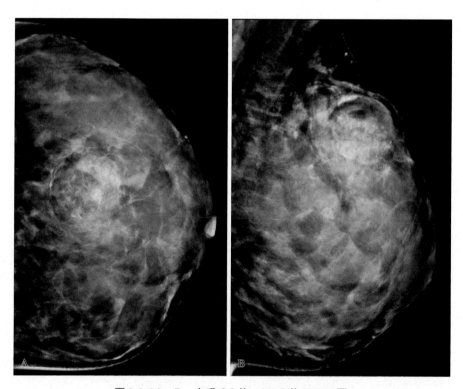

图3-2-2A、B　左乳CC位、MLO位FFDM图

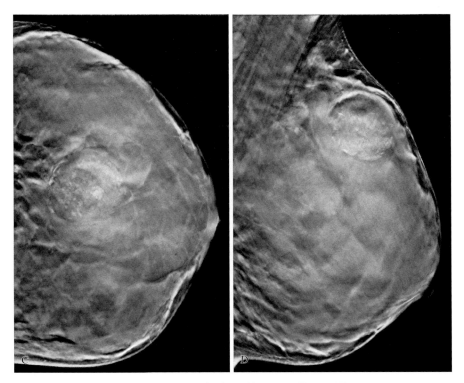

图3-2-2C、D　左乳CC位、MLO位DBT图

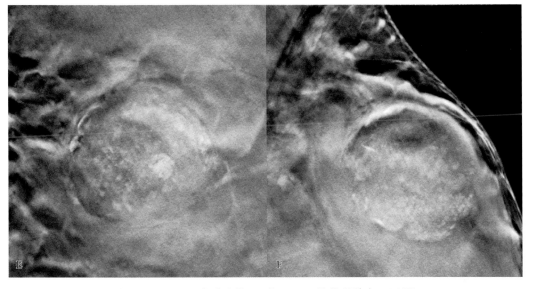

图3-2-2E、F　左乳病灶CC位、MLO位物理放大DBT图

**【乳腺超声】**

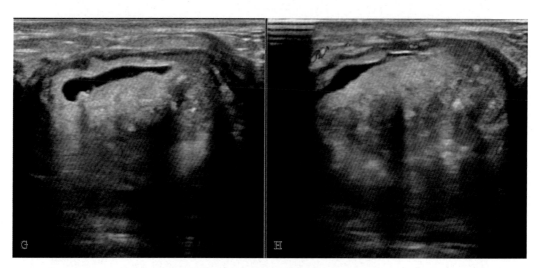

图3-2-2G、H　左乳12点钟肿块超声图

**【征象解读】**

　　FFDM示左侧乳腺上方约12点钟方向后1/3椭圆形肿块，边缘遮蔽，密度不均匀，内见脂肪密度，其内及边缘见粗大营养不良钙化及蛋壳样钙化；DBT显示更清楚，并见周边小梁结构增宽、走行紊乱。超声示左乳12点钟椭圆形以实性为主的混合回声肿块，边界清晰，内见不规则液性暗区，实性部分内回声不均，可见多枚粗大钙化灶；CDFI见短条状彩色血流信号（图3-2-2A～H）。

**【结论】**

　　此例X线发现左乳肿块内见脂肪密度及钙化，结合病史及综合影像学检查，考虑积乳囊肿合并感染可能性大，建议临床进一步干预，故BI-RADS评估为4A类。

**【病理】**

　　左乳积乳囊肿伴化脓性炎（图3-2-2I、J）。

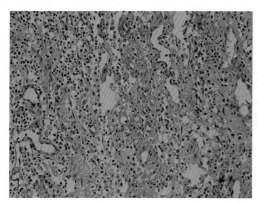
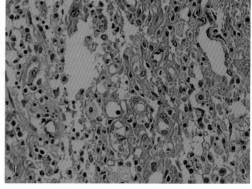

图3-2-2I、J　积乳囊肿伴化脓性炎

【注释】

此例为年轻女性，近期有哺乳史，肿块内的营养不良性及蛋壳样钙化提示病灶内有脂肪坏死成分，部分钙化沿肿块边缘分布，进一步提示病灶为囊肿；DBT发现肿块周边小梁结构增宽、走行紊乱，提示囊肿壁合并感染或有破裂的可能。此例超声左乳病灶表现为混合回声肿块伴钙化，尤其是内部的高回声，提示病灶中央蛋白含量较高或呈脓肿改变。因此，综合临床、X线及超声特点，考虑积乳囊肿合并感染可能性大，最终病理为积乳囊肿伴化脓性炎。

## 病例 3

【临床资料】

女，25岁。发现左乳肿块1年余，停止哺乳半年。触诊：左乳外下象限触及肿块，质韧，边界清，活动良好。

【乳腺X线摄影】

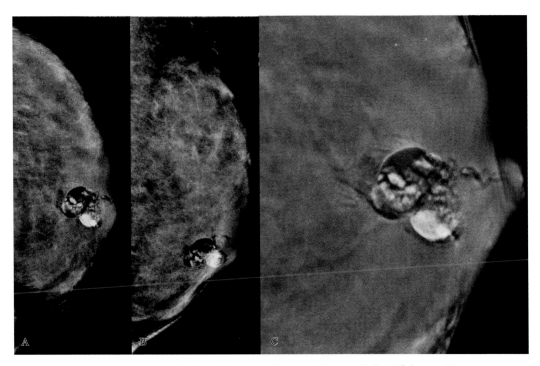

图3-2-3A ～ C 左乳CC位、MLO位FFDM图、CC位物理放大DBT图

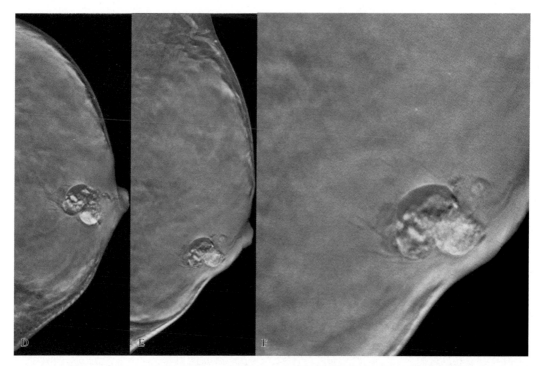

图3-2-3D～F    左乳CC位、MLO位及MLO位物理放大DBT图（2018-10-15）

【乳腺超声】

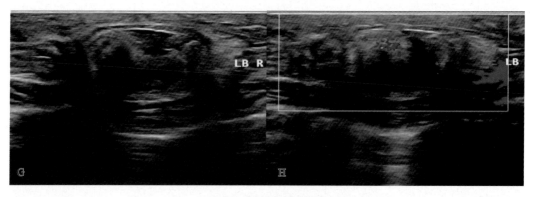

图3-2-3G、H    左乳4点钟肿块超声图（2018-10-12）

【征象解读】

左侧乳腺外下象限前1/3不规则形含脂肪密度肿块，边缘部分清晰，部分遮蔽，肿块内见多发营养不良性钙化；肿块前缘至乳头处见纤曲扩张管状透亮影；超声可见混合回声团，边界不清，形态不规则，后方回声衰减，内见多个点状强回声；CDFI团块内部可探及彩色血流信号（图3-2-3A～H）。

【结论】

X线表现为含脂肪密度肿块伴粗大钙化，典型良性病变，BI-RADS评估为2类，建议定期复查。

【注释】

育龄期女性，超声见不规则混合性回声团伴后方回声衰减，为可疑恶性征象。考虑患者年轻、触诊倾向良性，且病史较长，与超声表现相悖。进一步行乳腺X线检查，表现为含脂肪密度肿块伴粗大钙化，为良性病变表现，BI-RADS评估为2类。追问病史，患者于一年前生育二胎，结束哺乳半年，结合病史考虑左乳肿块为积乳囊肿并部分机化表现。回顾超声图像，考虑肿块内部多个强回声钙化灶致后方回声衰减严重，导致肿块整体观察受限，影响判断。此病例充分体现多模态影像学在乳腺疾病诊断中的重要性，避免了单一超声检查可能产生的误判（假阳性）及不必要的活检。

## 病例4

【临床资料】

女，51岁。无症状。触诊：右乳内侧触及肿块，质韧，膨胀性生长，基底固定。

【乳腺X线摄影】

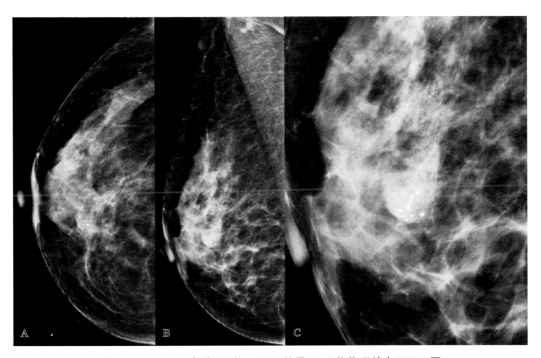

图3-2-4A ～ C　右乳CC位、MLO位及MLO位物理放大FFDM图

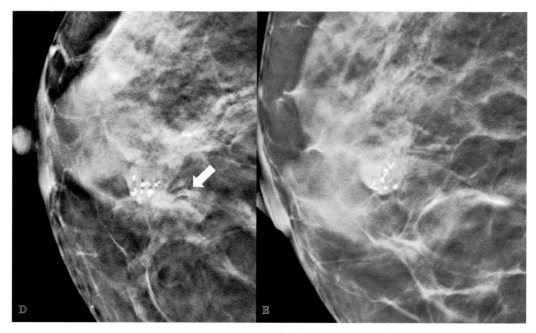

图3-2-4D、E    右乳CC位、MLO位物理放大DBT图

【乳腺超声】

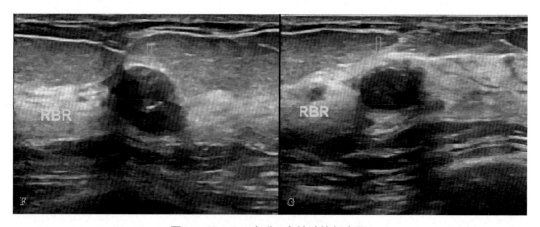

图3-2-4F、G    右乳3点钟肿块超声图

【征象解读】

FFDM示右侧乳腺内侧3点钟位置前1/3圆形等密度肿块，边缘部分清晰，部分遮蔽，内见多发粗大钙化，DBT示肿块内后缘局部小梁结构增宽、纠集；超声见实性低回声团块，形态欠规则，边缘清晰，内见粗大钙化灶，CDFI示肿块内及周边未探及彩色血流信号（图3-2-4A～G）。

【结论】

中年女性，肿块＋多发粗大钙化，提示良性病变，但DBT示肿块内后缘结构扭曲，不能完全除外恶性的可能，故BI-RADS归为4A类，建议活检定性。

【病理】

右乳纤维腺瘤伴灶片状钙化（图3-2-4H、I）。

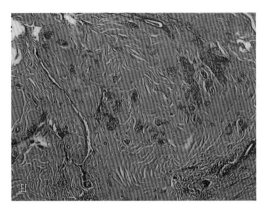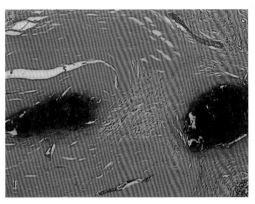

图3-2-4H、I　纤维腺瘤伴灶片状钙化

**病例5**

【临床资料】

女，39岁。发现左乳肿块10余年，缓慢生长。触诊：左乳内上象限触及肿块，质韧，膨胀性生长，活动良好。

【乳腺X线摄影】

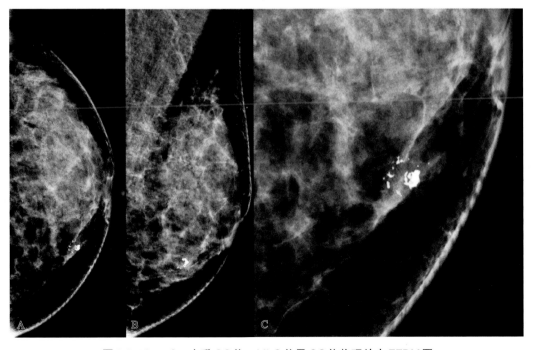

图3-2-5A～C　左乳CC位、MLO位及CC位物理放大FFDM图

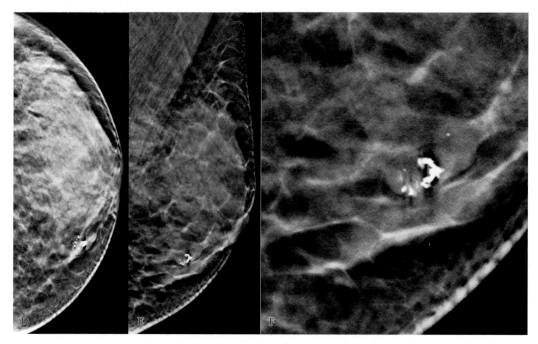

图3-2-5D～F　左乳CC位、MLO位及MLO位物理放大DBT图

【乳腺超声】

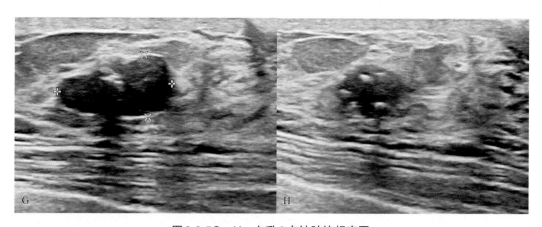

图3-2-5G、H　左乳8点钟肿块超声图

【征象解读】
　　FFDM示左侧乳腺内下象限前1/3不规则形等密度肿块，呈分叶状，边缘遮蔽，DBT示肿块边缘清晰，内见爆米花样钙化。超声见实性低回声团，边界尚清，形态欠规则，内见多个强回声团，伴后方回声衰减，CDFI肿块内及周边未探及彩色血流信号（图3-2-5A～H）。

【结论】
　　年轻女性，X线为分叶状肿块伴爆米花样钙化，边界清晰，为退化型纤维腺瘤典型表现，BI-RADS归为2类，定期复查即可。此例与上一病例展示了纤维腺瘤退变过程中出现钙化的不同阶段。

【病理】

左乳纤维腺瘤伴钙化（图3-2-5I、J）。

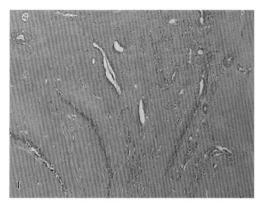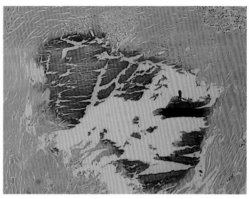

图3-2-5I、J 纤维腺瘤伴钙化

## 病例6

【临床资料】

女，69岁。发现左乳肿块1年，自觉增长迅速。触诊：左乳外上象限触及肿块，质硬，膨胀性生长，基底固定。

【乳腺X线摄影】

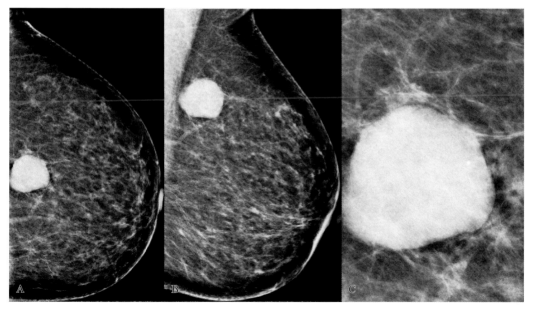

图3-2-6A ～ C 左乳CC位、MLO位及病灶CC位物理放大FFDM图

【乳腺超声】

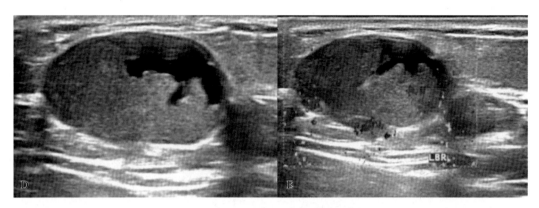

图3-2-6D、E 左乳1点钟肿块超声图

【征象解读】

左侧乳腺外上象限后1/3椭圆形高密度肿块，边缘清晰，内见一枚圆点状钙化，肿块周围见宽窄不一透亮影。超声示以实性为主的椭圆形混合性回声团，边界清，形态规则，内未见明显钙化灶，CDFI团块实性部分见较丰富的彩色血流信号（图3-2-6A ~ E）。

【结论】

对于绝经后女性出现的高密度肿块，且位于后1/3，即便边界清楚，亦应警惕恶性的可能；超声为囊实混合性肿块，边界虽清，但实性部分血流丰富，为可疑恶性征象，故BI-RADS评估为4B类，建议活检。

【病理】

左乳囊性包裹性乳头状癌（图3-2-6F、G）。

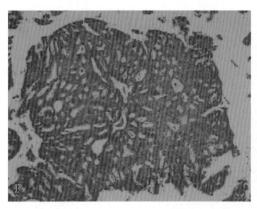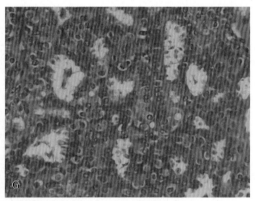

图3-2-6F、G 囊性包裹性乳头状癌

## 病例7

【临床资料】

女，22岁。发现右乳肿块3年，近期肿块有所增大。触诊：右乳12点钟位置触及肿块，质硬，边界欠清，活动度差。

【乳腺X线摄影】

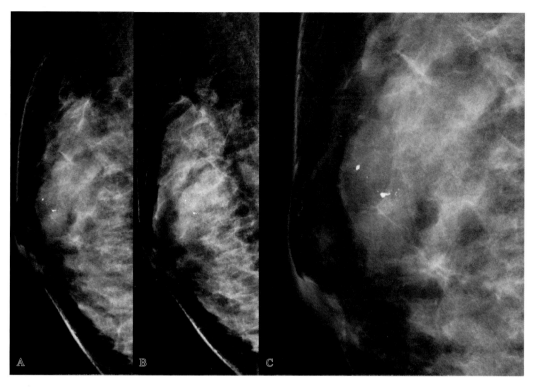

图3-2-7A～C 右乳ML位、MLO位及病灶ML位物理放大FFDM图

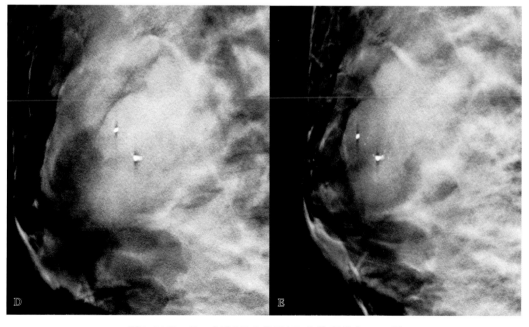

图3-2-7D、E 右乳MLO位及ML位物理放大DBT图

【乳腺超声】

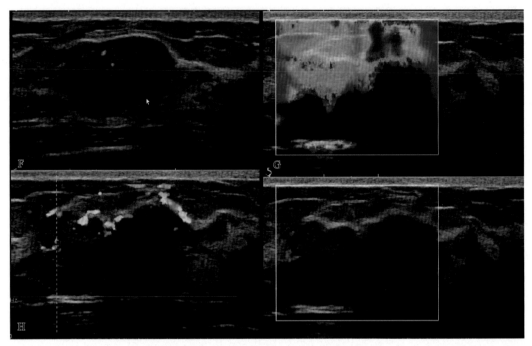

图3-2-7F ～ H　右乳12点钟肿块超声图

【征象解读】

FFDM示右侧乳腺上方（约12点钟方向）中1/3等密度肿块，边缘遮蔽，DBT肿块呈不规则形，边缘部分清晰，部分遮蔽，内见数枚粗大、细点状钙化。超声见实性低回声团，形态不规则，呈分叶状，内见多枚强回声团，剪切波弹性成像团块周边呈局部花色着色，类似"硬环征"，中央充填缺失，呈"空洞征"，$E_{MAX}＝81.7kPA$，CDFI团块内探及穿入分叉血流束，测得较低阻动脉频谱PSV为3.37cm/s，RI为0.52（图3-2-7A ～ H）。

【结论】

年轻女性，病史较长，生物学行为偏良性，但近期肿块有所增大，触诊活动度差，需警惕恶性变。该肿块剪切波弹性成像及CDFI均提示恶性的可能，但X线边缘未见明确浸润征象，提示非典型良性或低度恶性病变，BI-RADS可评估为4A，建议活检定性。

【病理】

右乳乳腺硬化性腺病伴导管上皮普通型增生；乳腺纤维腺瘤（图3-2-7I、J）。

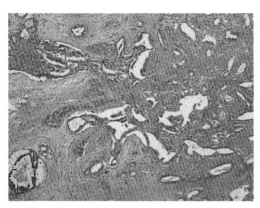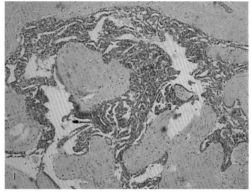

图3-2-7I、J 乳腺硬化性腺病伴导管上皮普通型增生；乳腺纤维腺瘤

## 病例8

【临床资料】

女，55岁。外院超声发现左乳肿物1个月余，偶伴疼痛。触诊：左乳外上象限乳晕旁触及肿块，质韧，部分边界欠清，活动差。

【乳腺X线摄影】

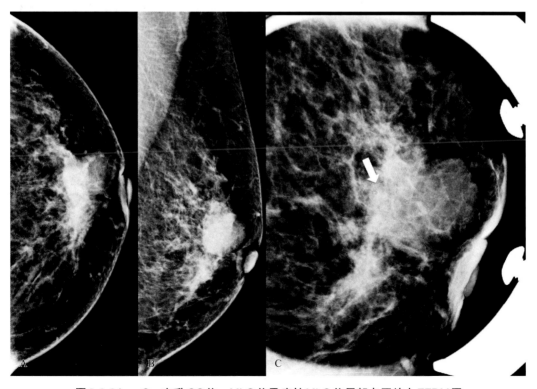

图3-2-8A～C 左乳CC位、MLO位及病灶MLO位局部点压放大FFDM图

【乳腺超声】

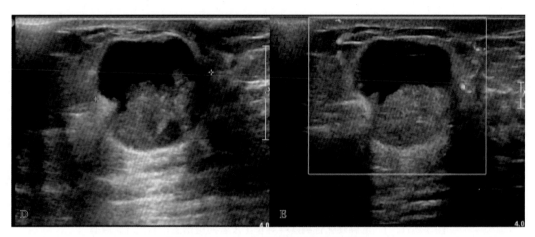

图3-2-8D、E　左乳乳晕区病灶超声图

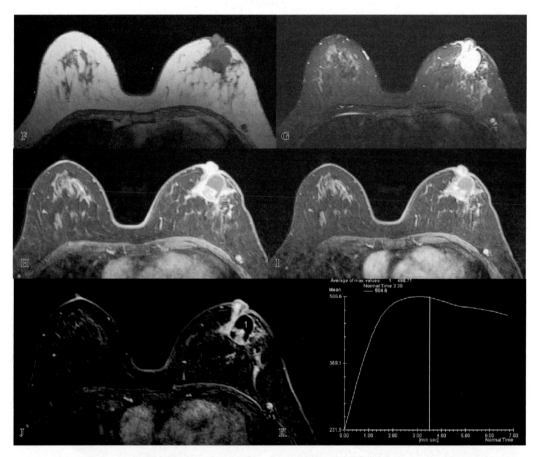

图3-2-8F～K　双乳MRI图，T$_1$WI（F）、T$_2$WI压脂（G）、增强（H～J）、TIC（K）

【征象解读】

左侧乳腺乳晕下区不规则形高密度肿块，边缘模糊，周围小梁结构增宽，点压放大后可见肿块内数枚无定形钙化（直箭头），左乳头回缩。超声示左侧乳腺乳头后方椭圆形混合回声团，纵横比＞1，内回声不均匀，见不规则形壁结节，CDFI病灶内见条状血流束。MRI左侧乳腺乳晕下区类圆形肿块，$T_1WI$呈低信号，$T_2WI$呈高信号，增强扫描呈环形明显强化，内见壁结节，壁结节处TIC曲线呈平台型（图3-2-8A～K）。

【结论】

中老年女性，边缘模糊肿块伴钙化，MRI呈环形明显强化，内见不规则壁结节，高度提示恶性病变，考虑导管内乳头状癌可能，BI-RADS评估为4C类，建议活检定性。

【病理】

左乳化生性癌，免疫组化：ER（上皮＋，间质－）、PR（－）、HER2（－）、Ki-67（＋，22%）（图3-2-8L、M）。

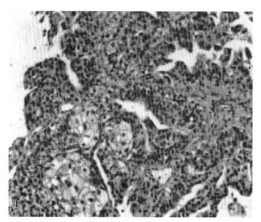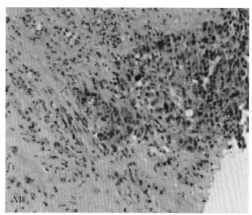

图3-2-8L、M　化生性癌

## 病例9

【临床资料】

女，46岁。发现右乳肿块2个月余。触诊：右乳外侧触及肿块，质硬，边界尚清，活动好。

【乳腺X线摄影】

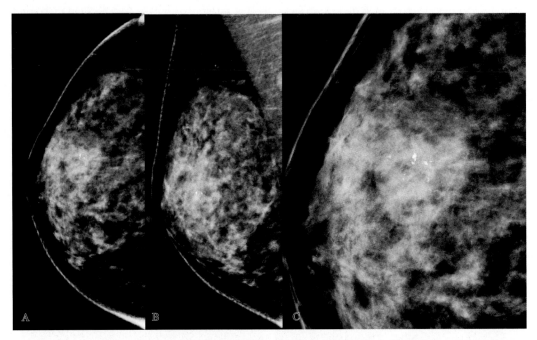

图3-2-9A～C  右乳CC位、MLO位及CC位物理放大FFDM图

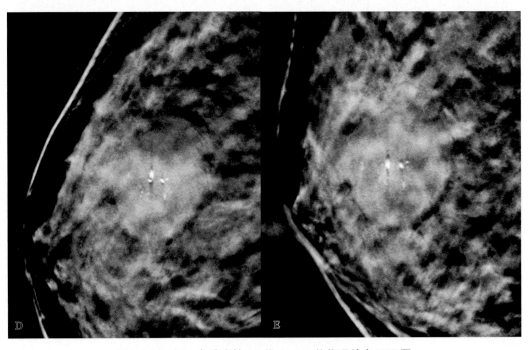

图3-2-9D、E  右乳病灶CC位、MLO位物理放大DBT图

【乳腺超声】

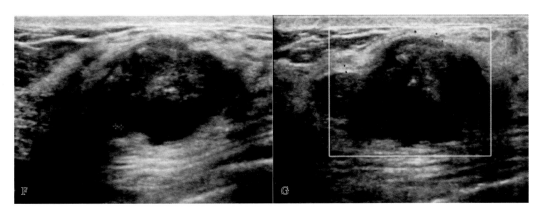

图3-2-9F、G 右乳9点钟肿块超声图

【征象解读】

FFDM示右侧乳腺外侧9点钟位置中1/3不规则形等密度肿块，DBT示边缘模糊，肿块内见多发粗糙不均质、细点状钙化。超声见实性低回声团块，形态不规则，边界尚清，内见数枚强回声钙化灶堆积，CDFI未探及彩色血流信号（图3-2-9A～G）。

【结论】

中年女性，边缘模糊提示肿块具有浸润性，粗糙不均质钙化亦可归类为可疑恶性钙化，故BI-RADS评估为4C类，建议活检。

【病理】

右侧乳腺恶性叶状肿瘤伴局灶中－低分化软骨肉瘤分化（约占10%）（图3-2-9H、I）。

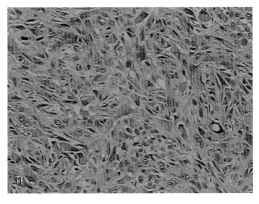
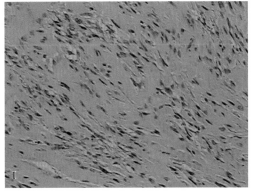

图3-2-9H、I 乳腺恶性叶状肿瘤

## 病例 10

【临床资料】

女性，56岁。发现左乳肿块2年。触诊：左乳外侧触及肿块，质韧，边界欠清，活

动度可。

【乳腺X线摄影】

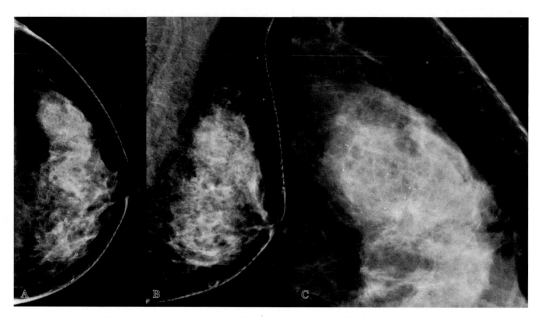

图3-2-10A～C　左乳CC位、MLO位及CC位物理放大FFDM图

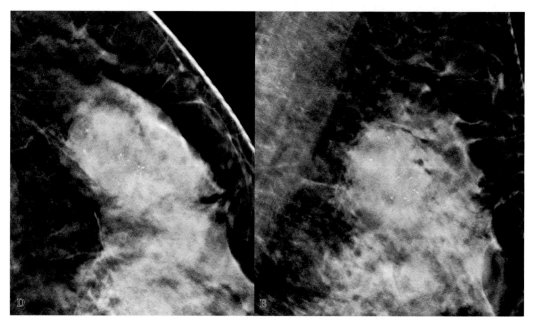

图3-2-10D、E　左乳病灶CC位、MLO位物理放大DBT图

【乳腺超声】

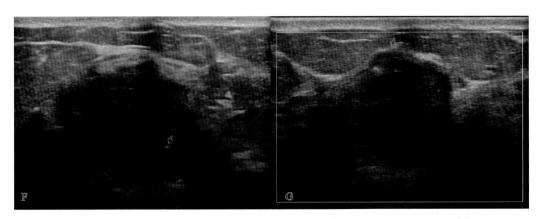

图3-2-10F、G 左乳2点钟肿块超声图

【征象解读】

左侧乳腺外上象限后1/3不规则形等密度肿块，DBT示肿块边缘模糊，肿块内见多发细点状钙化，内夹杂数枚细线样钙化；超声见实性低回声团，形态不规则，边界欠清，边缘成角，内见点状强回声，CDFI团块内及周边未探及彩色血流信号（图3-2-10A～G）。

【结论】

老年女性，边缘模糊肿块伴细点状及细线样钙化，高度可疑恶性，BI-RADS归为4C类，建议活检定性。

【病理】

左侧乳腺黏液腺癌（图3-2-10H、I）。

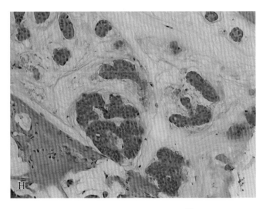
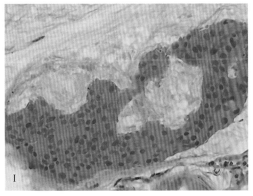

图3-2-10H、I 乳腺黏液腺癌

## 病例11

【临床资料】

女，67岁。发现右乳肿块5年。触诊：右乳外上象限触及肿块，质硬，边界不清，不活动。

【乳腺X线摄影】

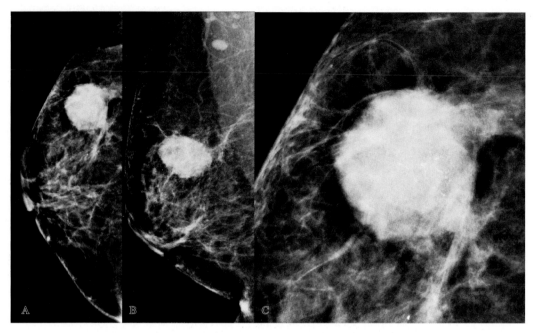

图3-2-11A～C    右乳CC位、MLO位及CC位物理放大FFDM图

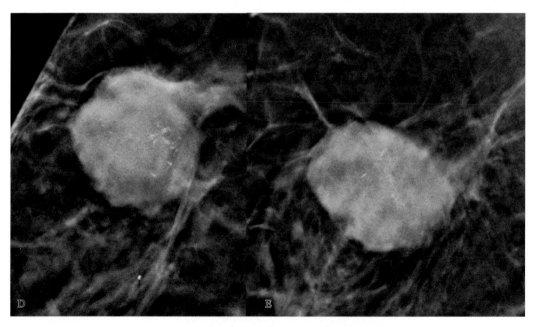

图3-2-11D、E    右乳病灶CC位、MLO位物理放大DBT图

【乳腺超声】

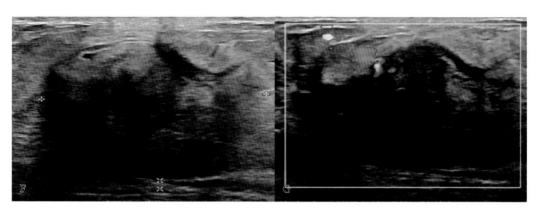

图3-2-11F、G 右乳9点钟肿块超声图

【征象解读】

右侧乳腺外上象限后1/3不规则形高密度肿块，DBT示边缘模糊，肿块内见多发细线样及线样分支状钙化，周围小梁结构增宽、纠集，邻近皮肤增厚，皮下脂肪层浑浊，悬韧带显影增粗。超声见实性低回声团块，形态不规则，边界不清，边缘成角，内见多个点、条状强回声，CDFI团块内部见较丰富彩色血流信号（图3-2-11A～G）。

【结论】

老年女性，高密度、边缘模糊肿块伴细线样及线样分枝状钙化，典型恶性病变，BI-RADS评估为5类，建议临床干预。

【病理】

右乳浸润性导管癌，2级，免疫组化：ER（强＋，90%），PR（中等至强＋，90%），HER2（1＋），Ki-67（＋，80%）（图3-2-11H、J）。

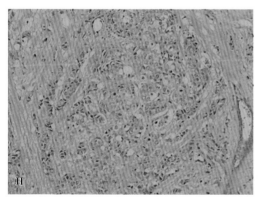
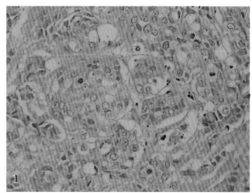

图3-2-11H、I 浸润性导管癌

## 病例12

【临床资料】

女，52岁。发现左乳肿块4个月。触诊：左乳外侧触及肿块，质韧，边界尚清，活动度可。

【乳腺X线摄影】

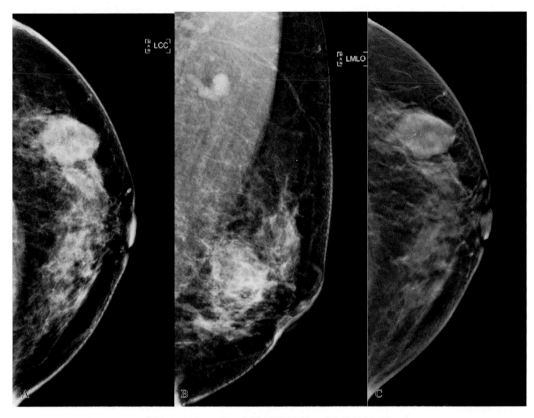

图3-2-12A～C　左乳FFDM图、CC位DBT图

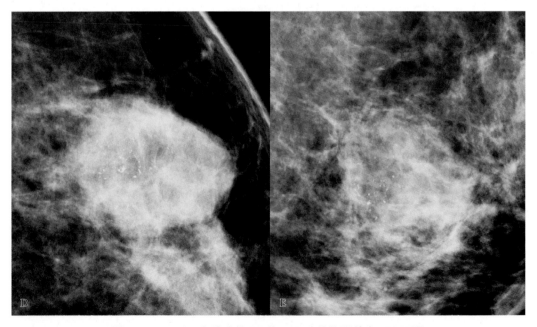

图3-2-12D、E　左乳病灶CC位、MLO位物理放大FFDM图

【乳腺超声】

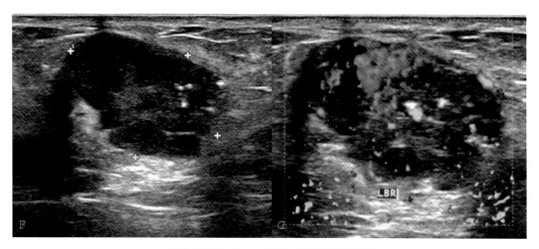

图3-2-12F、G　左乳3点钟肿块超声图

【征象解读】

左侧乳腺外侧3点钟位置中1/3不规则形高密度肿块，边缘模糊，肿块内见多发细小多形性及细线样钙化，周围小梁结构增宽、纠集；超声见实性低回声团块，形态不规则，呈分叶状，边界尚清，内回声欠均匀，见数个钙化灶，CDFI团块内部及周边探及丰富彩色血流信号（图3-2-12A～G）。

【结论】

边缘模糊肿块＋细小多形性、细线样钙化，血流丰富，典型恶性病变，BI-RADS评估为5类，建议临床干预。

【病理】

左乳浸润性导管癌，2级，免疫组化：ER（强＋，90%），PR（强＋，80%），HER2（0），Ki-67（＋，30%）（图3-2-12H、I）。

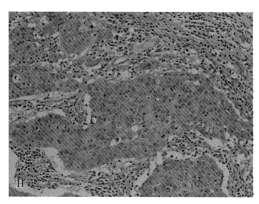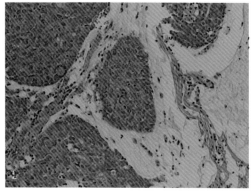

图3-2-12H、I　浸润性导管癌

## 病例13

【临床资料】

女，48岁。发现右乳肿块1年。触诊：右乳外下象限肿块，质韧，边界不清，不活动。

【乳腺X线摄影】

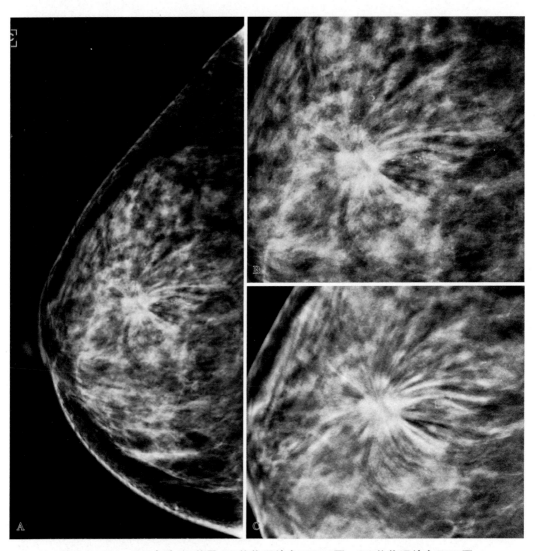

图3-2-13A～C　右乳CC位及CC位物理放大FFDM图、CC位物理放大DBT图

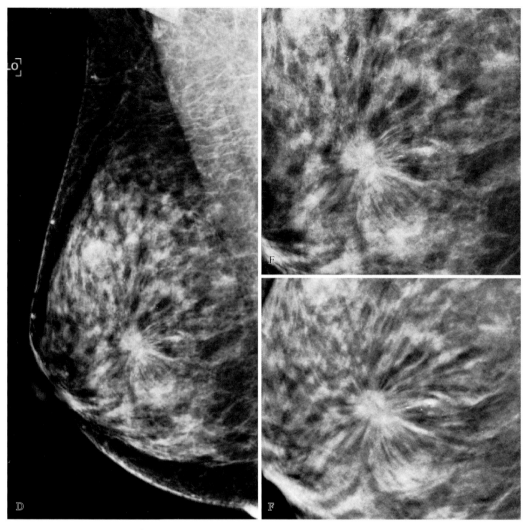

图3-2-13D～F 右乳MLO位及MLO位物理放大FFDM图、MLO位物理放大DBT图

【乳腺超声】

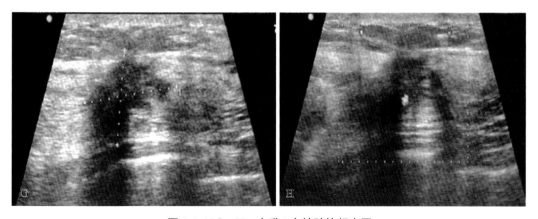

图3-2-13G、H 右乳8点钟肿块超声图

**【征象解读】**

右侧乳腺外下象限中1/3处不规则形高密度肿块，边缘毛刺，肿块内及周围见多发细点状钙化，DBT显示部分钙化沿毛刺呈线样分布；超声右乳8点钟距乳头1.5cm处实性低回声团，纵横比＞1，形态不规则，边界欠清，边缘可见毛刺，内可见多个钙化灶，后方回声衰减，团块后方浅筋膜深层连续性欠佳，团块周围腺体结构紊乱，层次欠清、回声不均，CDFI团块周边探及少许彩色血流信号（图3-2-13A～H）。

**【结论】**

中年女性，典型毛刺肿块＋高度可疑恶性钙化，BI-RADS归为5类，需要临床干预。

**【病理】**

右乳浸润性导管癌，免疫组化：ER（强＋，90%），PR（强＋，99%），HER2（0），Ki-67（＋，40%）（图3-2-13I、J）。

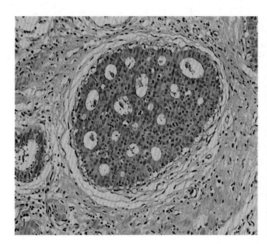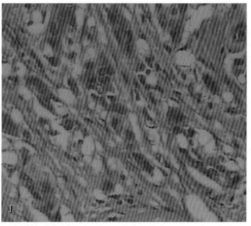

图3-2-13I、J　浸润性导管癌

## 病例14

**【临床资料】**

女，61岁。已绝经，发现左乳肿物半年。触诊：左乳外下象限肿物，质硬，不活动。

【乳腺X线摄影】

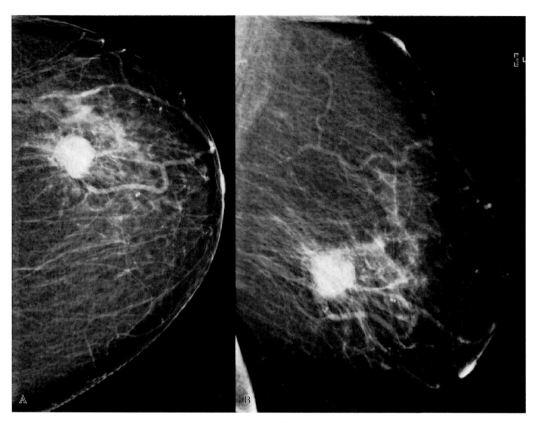

图3-2-14A、B 左乳CC位、MLO位FFDM图

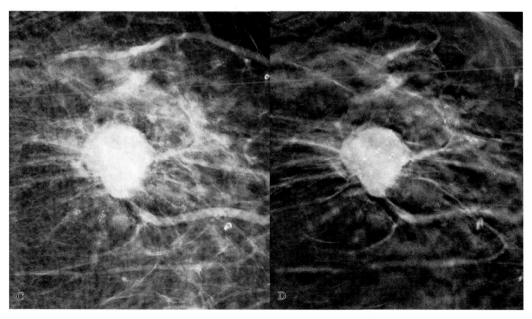

图3-2-14C、D 左乳病灶CC位物理放大FFDM图、DBT图

**【乳腺超声】**

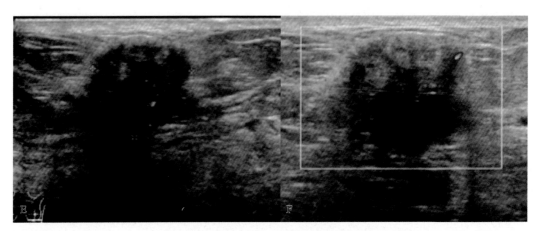

图3-2-14E、F    左乳3点钟肿块超声图

**【征象解读】**

左侧乳腺外侧约3点钟位置不规则形高密度肿块，边缘毛刺，其内及周围见多发细小多形性钙化，周围小梁结构增宽、扭曲，并见多发纤曲增粗血管影；超声示左乳实性低回声团，呈蟹足样，内见大量点状及斑片状钙化灶，后方回声衰减，CDFI团块内部可探及点状彩色血流信号，PW显示为高阻动脉样频谱，RI为0.84（图3-2-14A～F）。

**【结论】**

老年绝经女性，乳腺X线及超声均为典型恶性表现，BI-RADS归为5类，需要临床干预。

**【病理】**

左乳神经内分泌肿瘤，2级；免疫组化：ER（强＋，约100%），PR（中等＋，约60%），HER2（0），Ki-67（＋，约20%）（图3-2-14G、H）。

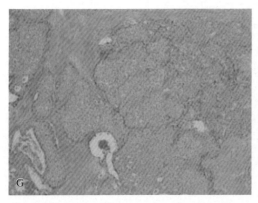
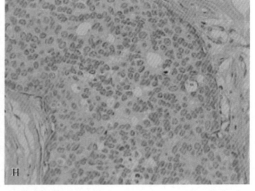

图3-2-14G、H    神经内分泌肿瘤

## 病例 15

【临床资料】

女，67岁。已绝经，发现右乳肿块数天。触诊：右乳外上象限肿块，质韧，膨胀性生长，基底固定。

【乳腺X线摄影】

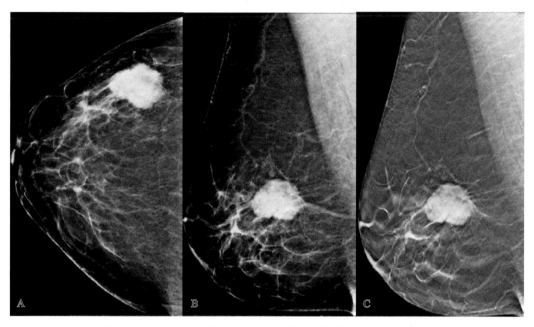

图3-2-15A～C　右乳CC位、MLO位FFDM图、MLO位DBT图

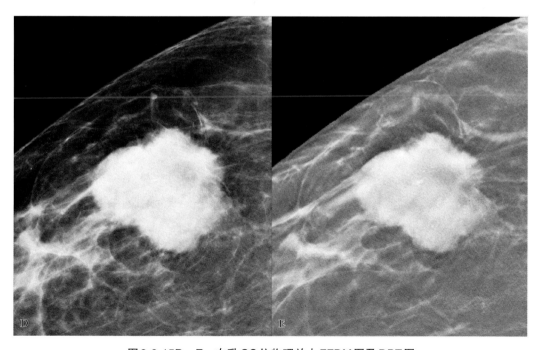

图3-2-15D、E　右乳CC位物理放大FFDM图及DBT图

【乳腺超声】

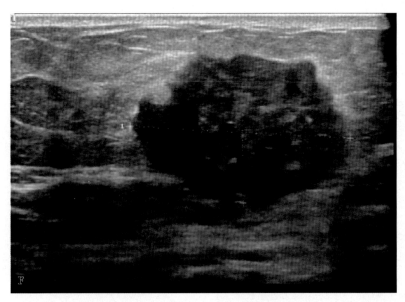

图3-2-15F    右乳7～9点钟肿块超声图

【征象解读】

右侧乳腺外上象限后1/3不规则形高密度肿块，边缘毛刺，内见少量细线样、细点样钙化，邻近小梁结构增宽、纠集；超声示右乳7～9点钟距乳头3cm处实性低回声团，形态不规则，边缘成角，内回声不均，见多个点状强回声，CDFI团块内部可探及点状彩色血流信号（图3-2-15A～F）。

【结论】

老年绝经女性，典型毛刺肿块伴高度可疑恶性钙化，BI-RADS评估为5类，需要临床干预。

【病理】

右乳浸润性导管癌，2级；免疫组化：ER（强＋，100%），PR（中＋，95%），HER2（2＋），Ki-67（＋，30%）（图3-2-15G、H）。

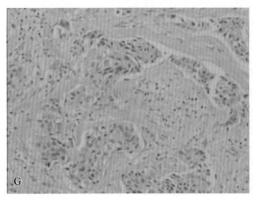
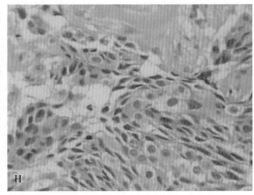

图3-2-15G、H    浸润性导管癌

# 病例 16

【临床资料】

女，58岁。已绝经，发现左乳肿块1年。触诊：左乳外上象限肿块，质硬，不活动，局部皮肤可见"酒窝征"。

【乳腺X线摄影】

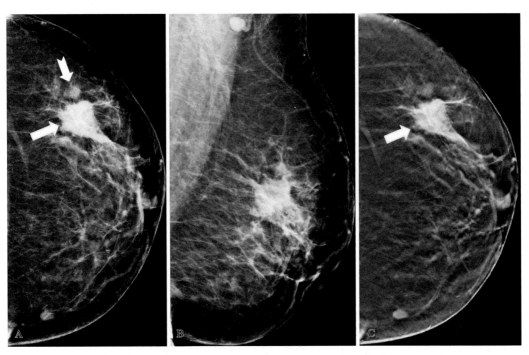

图3-2-16A ～ C　左乳CC位、MLO位及病灶CC位物理放大FFDM图

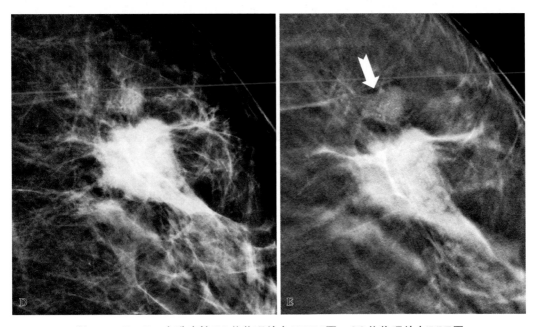

图3-2-16D、E　左乳病灶CC位物理放大FFDM图、CC位物理放大DBT图

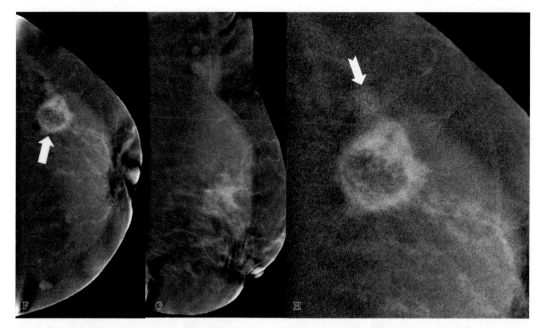

图3-2-16F～H　左乳CC位、MLO位及病灶CC位物理放大CEM减影图

【乳腺超声】

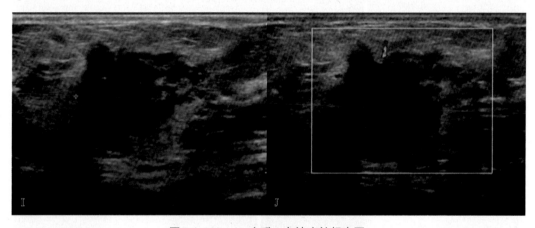

图3-2-16I、J　左乳2点钟病灶超声图

【征象解读】

　　左侧乳腺外上象限中1/3不规则形高密度肿块（直箭头），边缘毛刺，邻近外上方区域另见一小肿块（燕尾箭头），两处病灶均伴多发细小多形性钙化，周围小梁结构增宽；左侧乳头回缩。CEM示较大肿块呈环形明显强化（直箭头），邻近小肿块表现为肿块样强化（燕尾箭头），强化程度低于较大肿块。超声示较大病灶位置与FFDM一致，表现为实性低回声团，形态不规则，边缘成角，内见数个点状强回声钙化灶，CDFI团块边缘见少许点状彩色血流信号（图3-2-16A～J）。

【结论】

绝经后女性，X线及超声均提示高度可疑恶性病变，浸润性导管癌可能性大，BI-RADS评估为5类，建议活检。

【病理】

左乳浸润性导管癌，免疫组化：ER（－），PR（－），HER2（3＋），Ki-67（＋，50%）（图3-2-16K、L）。

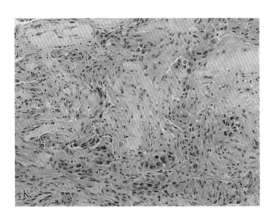 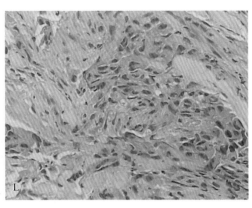

图3-2-16K、L 浸润性导管癌

【注释】

此例X线和超声相互印证，两者结合基本能够满足诊断需求。CEM的作用在于能更进一步明确病灶的数量、范围、内部和周围细节。此例较大肿块表现为环形明显强化，这与病灶的病理基础密不可分，往往提示预后不良。研究表明，环形强化是较高的组织学分级、ER阴性、PR阴性的独立预测因素，可在一定程度上反映病灶的低ER表达水平，此时肿瘤快速生长，中心容易出现坏死，使病灶呈环形强化。另外乳腺癌内部坏死与HER2阳性表达之间呈正相关，此例病理类型为HER2过表达型IDC，与相关研究结论基本符合。

## 病例17

【临床资料】

女，69岁。已绝经，发现左乳肿块4天。触诊：左乳上方肿块，质硬，边界不清，不活动。

【乳腺X线摄影】

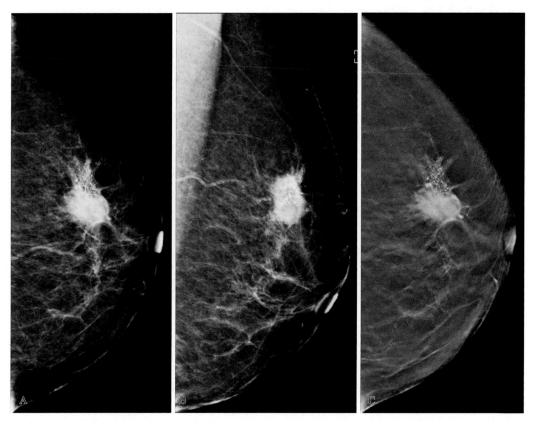

图3-2-17A～C　左乳CC位、MLO位FFDM图、CC位DBT图

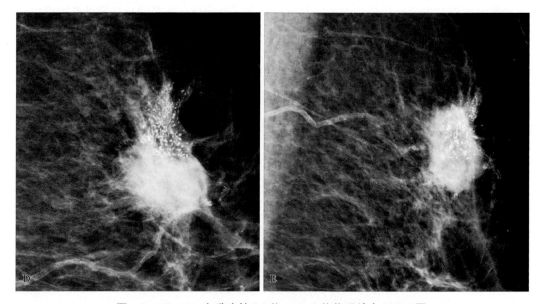

图3-2-17D、E　左乳病灶CC位、MLO位物理放大FFDM图

【乳腺超声】

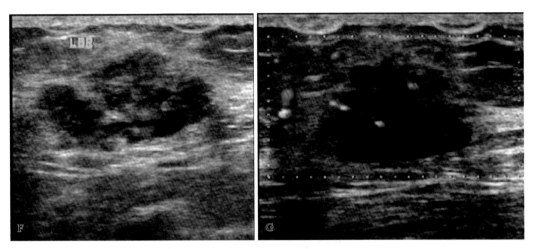

图3-2-17F、G 左乳12点钟肿块超声图

【征象解读】

左侧乳腺外上象限中1/3不规则形高密度肿块,边缘模糊,肿块内及周围见多发细小多形性及细线样钙化,周围小梁结构增宽、纠集;超声左乳12点钟距乳头1cm处实性低回声团,边界不清,形态不规则,内见多个点状钙化灶,CDFI示团块内部可探及较丰富彩色血流信号(图3-2-17A ~ G)。

【结论】

老年绝经女性,边缘模糊肿块伴高度可疑恶性钙化,BI-RADS评估为5类,需临床干预。

【病理】

左乳浸润性导管癌2级;免疫组化:ER(中至强+,95%),PR(弱至中+,60%),HER2(2+),Ki-67(+,40%)(图3-2-17H、I)。

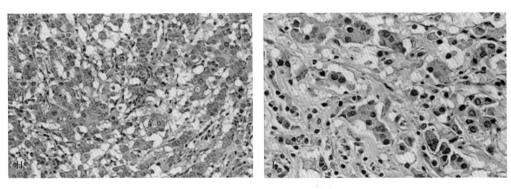

图3-2-17H、I 浸润性导管癌

## 病例18

【临床资料】

女,65岁。已绝经,发现右乳肿物10天;触诊:右乳内上象限肿块,质硬,边界

不清，不活动。

【乳腺X线摄影】

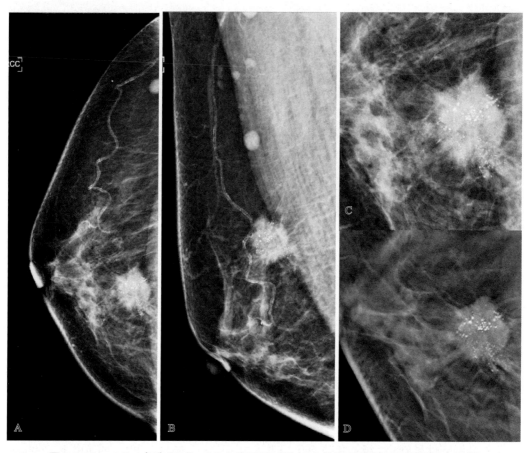

图3-2-18A～D    右乳CC位、MLO位FFDM图；CC位物理放大FFDM图及DBT图

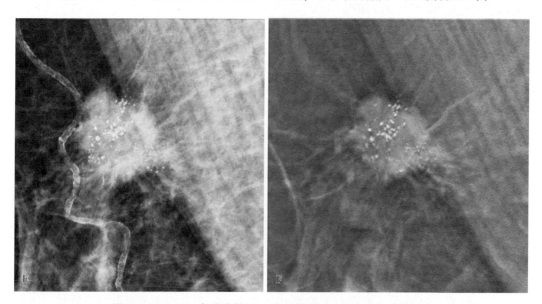

图3-2-18E、F    右乳病灶MLO位物理放大FFDM图、DBT图

【征象解读】

右侧乳腺内上象限后1/3不规则形高密度肿块，边缘毛刺，其内见多发细小多形性及粗糙不均质钙化，周围小梁结构增宽、纠集（图3-2-18A～F）。

【结论】

典型毛刺肿块伴高度可疑恶性钙化，BI-RADS评估为5类，建议临床干预。

【病理】

右乳浸润性导管癌，2级；免疫组化：ER（中等＋，超过90%），PR（中等＋，90%），HER2（2＋），Ki-67（＋，40%）（图3-2-18G、H）。

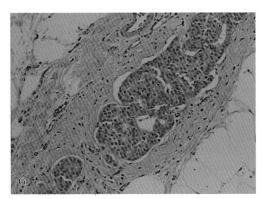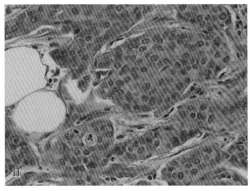

图3-2-18G、H 浸润性导管癌

## 病例19

【临床资料】

女，55岁，已绝经，发现右乳肿块2年余，缓慢生长。触诊：右乳外上象限肿块质韧，不活动，边界不清。

【乳腺X线摄影】

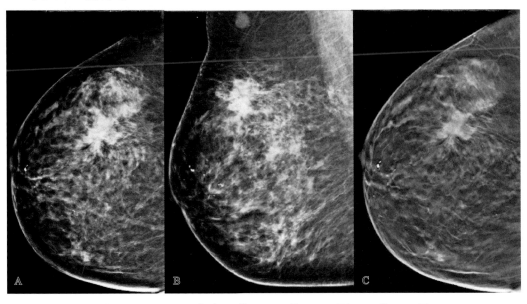

图3-2-19A～C 右乳CC位、MLO位FFDM图、CC位DBT图

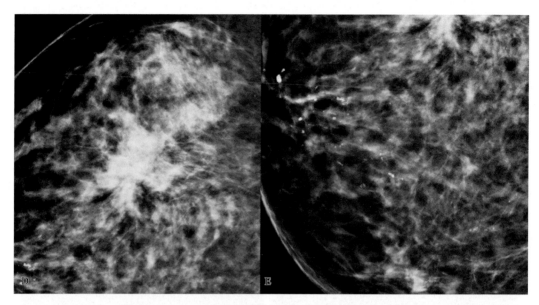

图3-2-19D、E　右乳肿块及钙化CC位物理放大FFDM图

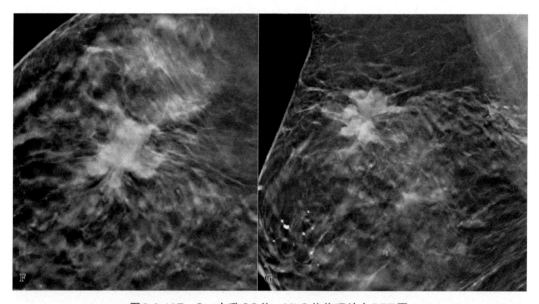

图3-2-19F、G　右乳CC位、MLO位物理放大DBT图

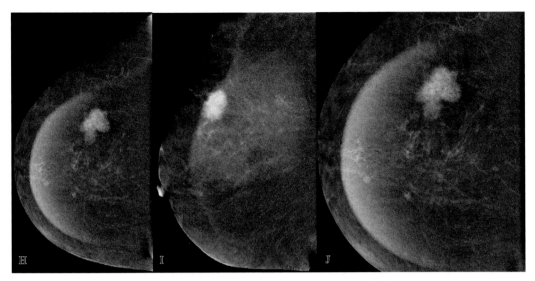

图3-2-19H ～ J　右乳CC位、MLO位及病灶CC位物理放大CEM减影图

【征象解读】

右侧乳腺外上象限中1/3处不规则形高密度肿块，边缘毛刺，DBT示不规则形态及毛刺边缘更为清晰；周围小梁结构增宽、纠集；右侧乳腺上方可见多发段样分布的细线样及粗糙不均质钙化，延伸至乳头后方；CEM示病灶呈肿块样明显均匀强化，微钙化区域呈段样不均匀非肿块样强化（图3-2-19A ～ J）。

【结论】

绝经后女性，典型毛刺肿块及段样分布微钙化，两处病灶相互独立，间距＜5cm，考虑多灶性乳腺癌，BI-RADS评估为5类，需临床干预。

【病理】

右乳浸润性导管癌，3级，免疫组化：ER（强，90%），PR（－），HER2（3＋），Ki-67（＋，10%）（图3-2-19K、L）。

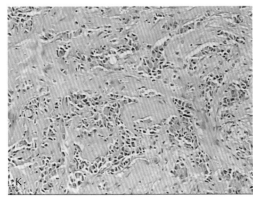
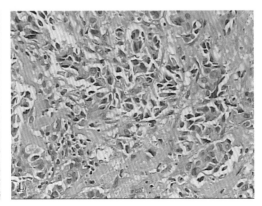

图3-2-19K、L　浸润性导管癌

## 病例20

【临床资料】

女，67岁。发现左乳肿块2年，触诊：左乳内上象限肿块，质硬，膨胀性生长，基底固定。

【乳腺X线摄影】

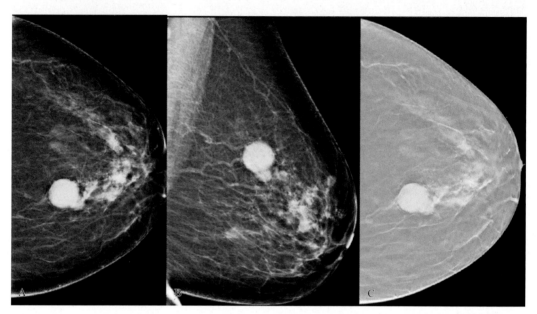

图3-2-20A～C 左乳CC位、MLO位FFDM及CC位DBT图

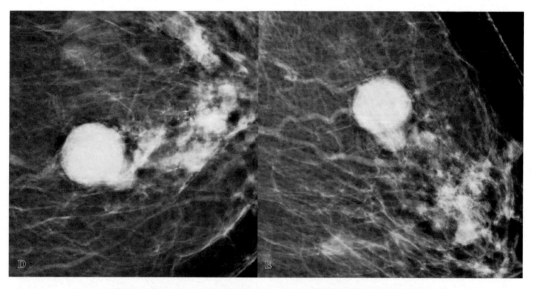

图3-2-20D、E 左乳病灶CC位、MLO位物理放大FFDM图

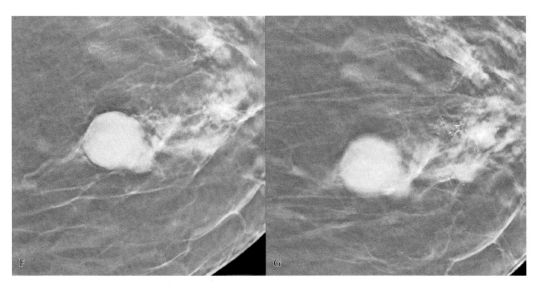

图3-2-20F、G 左乳病灶CC位物理放大DBT图，第22/53层（F）及第33/53层（G）

【征象解读】

FFDM示左侧乳腺内上象限中1/3不规则形高密度肿块，边缘模糊，其前方见段样分布的细小多形性及细线样微钙化，相应区域实质密度增高，DBT示钙化区域见多发等密度小肿块，边缘模糊（图3-2-20A～G）。

【结论】

本例为多发病灶，肿块与钙化并存，钙化形态及分布高度提示恶性，应行X线下定位活检；肿块边缘模糊，亦表明有浸润可能，故综合评估为BI-RADS 5类，应建议临床对每个病灶分别进行活检，明确是多灶性乳腺癌还是多中心性乳腺癌及其病理类型（图3-2-20H、I）。

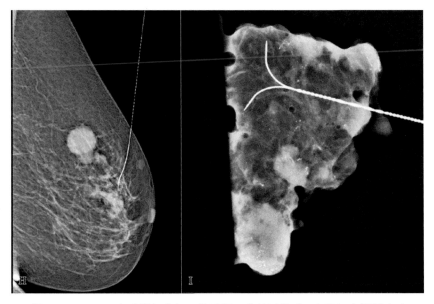

图3-2-20H、I 左乳微钙化经X线引导下定位活检（H）及标本摄影（I）

【病理】

左乳（肿块及钙化）浸润性微乳头状癌；瘤细胞呈乳头样及小巢团状排列，瘤周围见组织空隙；免疫组化：ER（＋），PR（＋），HER2（0），Ki-67（＋，50%）；可见脉管内癌栓（直箭头）（图3-2-20J、K）。

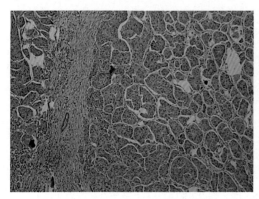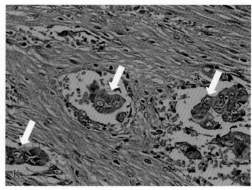

图3-2-20J、K 浸润性微乳头状癌

（汪思娜 吴杰芳 马梦伟 刘铁军 杜培南 麦远其 陈卫国）

# 第三节 肿块＋结构扭曲

## 病例1

【临床资料】

女，51岁。绝经1年，发现左乳肿块2年，近期迅速增大。触诊：左乳肿块质硬，膨胀性生长，活动度好。

【乳腺X线摄影】

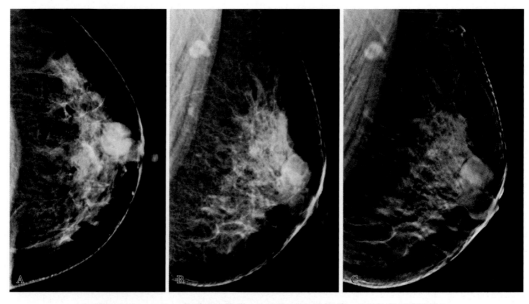

图3-3-1A～C 左乳CC位及MLO位FFDM图像、MLO位DBT图

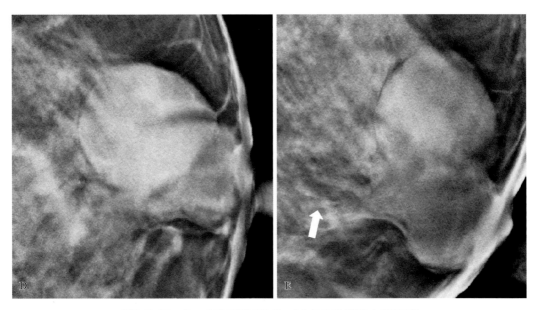

图 3-3-1D、E　左乳病灶 CC 位、MLO 位物理放大 DBT 图

【乳腺超声】

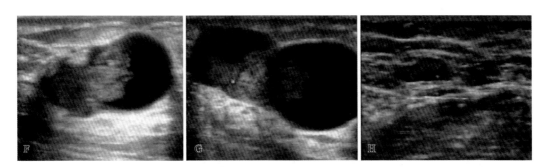

图 3-3-1F～H　左乳 12 点钟肿块超声图（F、G）、左侧腋淋巴结超声图（H）

【征象解读】

FFDM 示左侧乳晕下区不规则形高密度肿块，DBT 示肿块内下缘边缘模糊，局部小梁结构增宽、纠集（直箭头）；左侧腋前份淋巴结密度增高、皮质增厚。超声示不规则混合回声肿块，部分边缘欠清，实性部分偏心生长，CDFI 示肿块实性部分见点状彩色血流信号；左侧腋窝淋巴结皮质增厚，淋巴结门偏心（图 3-3-1A～H）。

【结论】

左侧乳晕下区不规则形边缘模糊肿块，且左侧腋淋巴结形态异常，综合评估为 BI-RADS 4B 类，建议活检定性。结合病史及发病部位，此例可考虑为：①导管内乳头状瘤合并出血，致近期明显增大；②导管内乳头状癌；③复杂纤维腺瘤。

【病理】

左乳导管内乳头状瘤（图3-3-1I、J）。

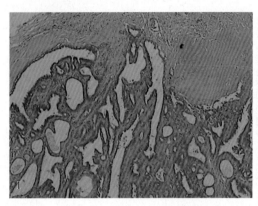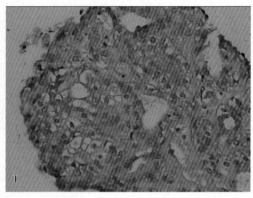

图3-3-1I、J    导管内乳头状瘤

病例2

【临床资料】

女，36岁。发现右乳肿块2个月余；触诊：右乳外上象限肿块，质韧，边界不清，活动度差。

【乳腺X线摄影】

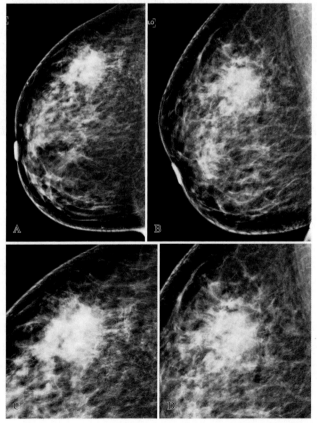

图3-3-2A～D    右乳CC位、MLO位FFDM图及病灶物理放大FFDM图

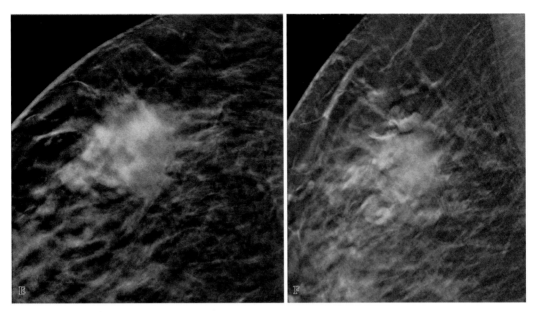

图 3-3-2E ～ F 右乳病灶 CC 位、MLO 位物理放大 DBT 图

## 【乳腺超声】

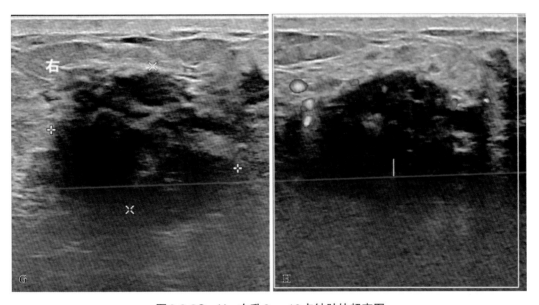

图 3-3-2G、H 右乳 9 ～ 10 点钟肿块超声图

## 【征象解读】

右侧乳腺外上象限中 1/3 不规则形高密度肿块，DBT 示肿块边缘模糊，周围小梁结构增宽、紊乱；超声示右乳 9 ～ 10 点钟距乳头 5cm 处实性低回声团，边界欠清，形态欠规则，内回声欠均，该团块与其周围扩张的乳腺导管相连续，CDFI 团块内可探及少许点状彩色血流信号（图 3-3-2A ～ H）。

【结论】

不规则形、边缘模糊的实性肿块，为可疑恶性病变，均应进行活检，BI-RADS归类为4A或4B类。

【病理】

右乳肉芽肿性乳腺小叶炎（图3-3-2I、J）。

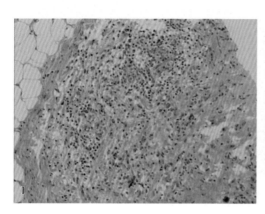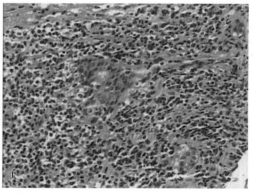

图3-3-2I、J　肉芽肿性乳腺小叶炎

【注释】

此例最终病理为肉芽肿性乳腺炎。肉芽肿性乳腺炎多见于产后5年内的年轻妇女，乳腺X线表现无特征性，可表现为边缘模糊的不规则肿块，部分肿块边缘呈毛刺或微分叶状，与浸润性乳腺癌有部分征象重叠，单纯X线鉴别较为困难。发病年龄、临床病史特别是红、肿、热、痛及抗炎有效，是诊断乳腺炎性病变非常重要的依据。本例年龄符合，但临床无明确炎症病史，需结合多种检查方法，超声、CEM及MRI较单纯乳腺X线摄影能更好地显示病灶内部结构及血流情况。联合临床病史、乳腺X线及超声检查，能鉴别大部分的乳腺炎和乳腺癌，但部分患者没有炎症病史或病史不明确时，CEM或MRI动态增强扫描能更好地显示病灶的范围、内部结构及血流情况，有助于两者的鉴别诊断。

### 病例3

【临床资料】

女，55岁。已绝经，发现肿块1年余；触诊：右乳外上象限肿块，质硬，边界欠清，基底固定。

【乳腺X线摄影】

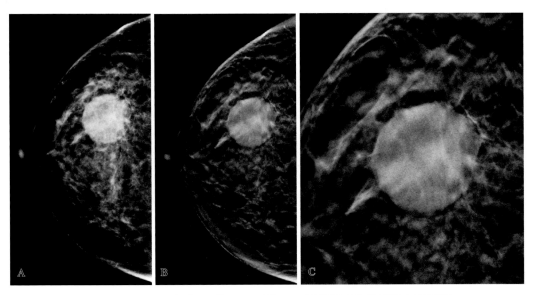

图3-3-3A～C　右乳CC位FFDM图、DBT图及CC位物理放大DBT图

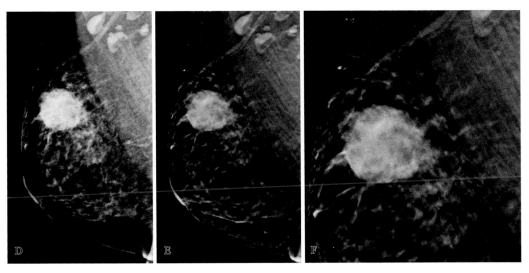

图3-3-3D～F　右乳MLO位FFDM图、DBT图及MLO位物理放大DBT图

【征象解读】

　　右侧乳腺外上象限中1/3圆形高密度肿块，DBT示边缘模糊，周围小梁结构增宽、纠集（图3-3-3A～F）。

【结论】

　　此例为中老年绝经女性，X线表现为边缘模糊肿块伴结构扭曲，为可疑恶性征象，BI-RADS归为4B类，建议活检。

## 【病理】

右乳浸润性导管癌，3级；免疫组化：ER（－），PR（－），HER2（3＋），Ki-67（＋，80%）（图3-3-3G、H）。

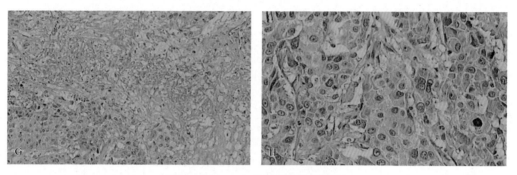

图3-3-3G、H 乳腺浸润性导管癌

## 病例4

### 【临床资料】

女，46岁。发现右乳肿块1年，近2个月生长迅速。触诊：右乳上方肿物，质韧，不活动，皮肤"酒窝征"，乳头受牵拉。

### 【乳腺X线摄影】

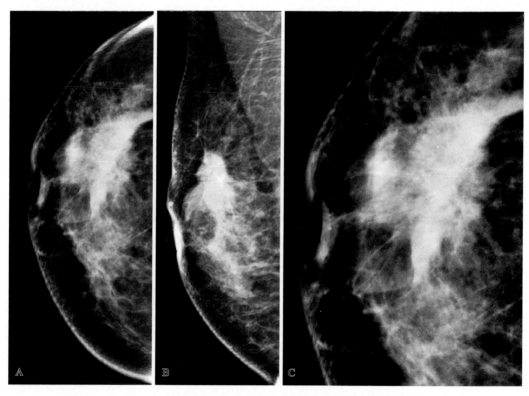

图3-3-4A～C 右乳CC位、MLO位FFDM图及病灶CC位物理放大FFDM图

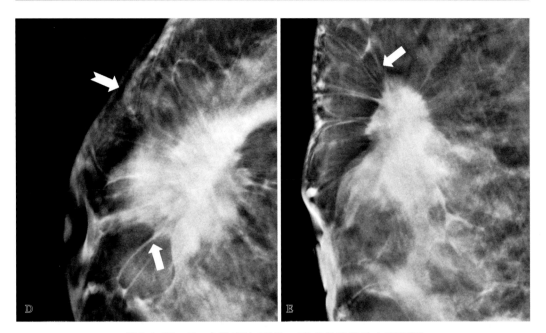

图3-3-4D、E　右乳病灶CC位、MLO位物理放大DBT图

【乳腺超声】

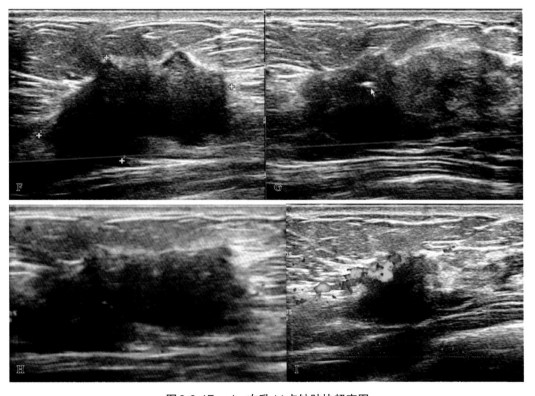

图3-3-4F～I　右乳11点钟肿块超声图

【征象解读】

右侧乳腺外上象限中1/3不规则形高密度肿块，边缘毛刺，其内见多枚细点状钙化，周围小梁结构增宽、纠集（直箭头），邻近皮肤增厚、内陷（燕尾箭头），乳头回缩。超声见右乳11点钟实性低回声团，边缘毛刺、成角，内回声欠均，内见一粗大钙化灶，CDFI示团块右侧可见一粗大穿入血流束，$V_{max}$为52cm/s，RI为0.7，团块内部及周围可见彩色血流信号（图3-3-4A～I）。

【结论】

中年女性，X线表现为毛刺肿块＋结构扭曲，累及邻近皮肤及乳头，为典型恶性征象，BI-RADS评估为5类，建议临床干预。

【病理】

右乳浸润性导管癌，2级，部分为中级别导管内癌；免疫组化：ER（强＋，95%）、PR（强＋，80%）、HER2（1＋）、Ki-67（＋，15%）（图3-3-4J、K）。

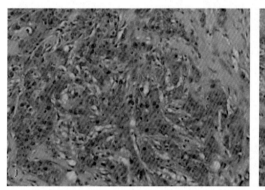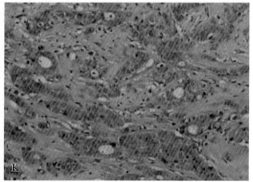

图3-3-4J、K　浸润性导管癌

病例5

【临床资料】

女，58岁。已绝经，发现左乳肿块3年余。触诊：左乳外上象限触及肿块，质硬，不活动，边界欠清。

【乳腺X线摄影】

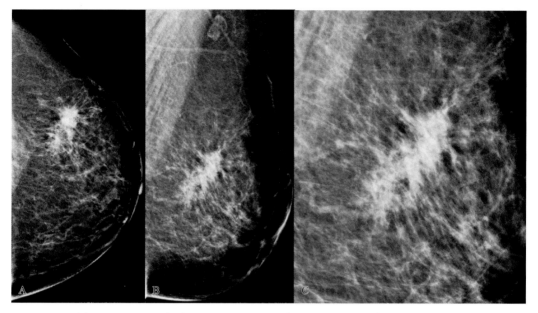

图3-3-5A～C 左乳CC位、MLO位及病灶MLO位物理放大图像FFDM图

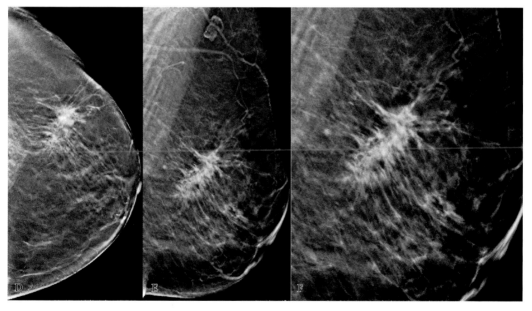

图3-3-5D～F 左乳CC位、MLO位及病灶MLO位物理放大图像DBT图

【乳腺超声】

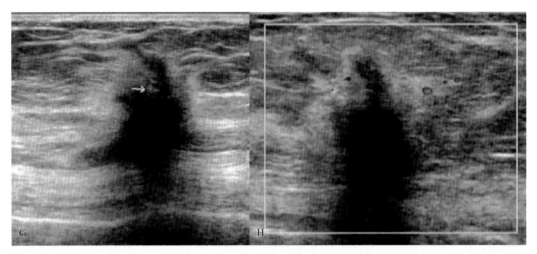

图3-3-5G、H　左乳2点钟病灶超声图

【征象解读】

左侧乳腺外上象限中1/3处不规则形高密度肿块，边缘毛刺，并见结构扭曲。超声见实性低回声团块，呈非平行生长，形态不规则，边缘不清，可见成角、毛刺，后方回声衰减，团块后方浅筋膜深层连续性欠佳,CDFI团块周边可见点、条状彩色血流信号（图3-3-5A～H）。

【结论】

老年女性，典型毛刺肿块＋结构扭曲，BI-RADS评估为5类，建议临床积极干预。

【病理】

左乳浸润性小叶癌，免疫组化：ER（强＋，90%），PR（－），HER2（0），Ki-67（＋，10%）（图3-3-5I、J）。

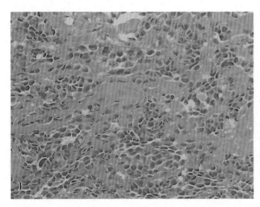
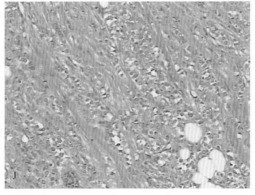

图3-3-5I、J　浸润性小叶癌

## 病例6

【临床资料】

女，46岁。发现右乳肿块5个月余；触诊：右乳上方肿块，质硬，边界不清，活动度差。

【乳腺X线摄影】

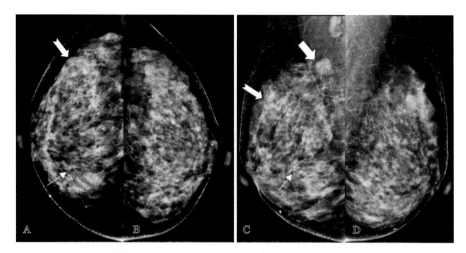

图3-3-6A～D 双乳CC位、MLO位FFDM图

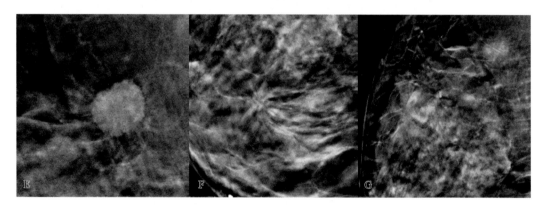

图3-3-6E～G 右乳上方病灶、内侧病灶及外上象限病灶DBT图

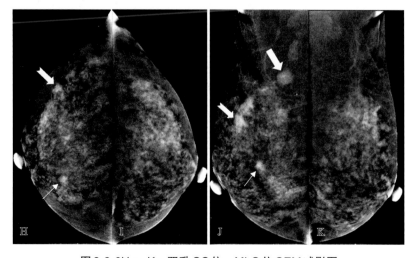

图3-3-6H～K 双乳CC位、MLO位CEM减影图

【超声】

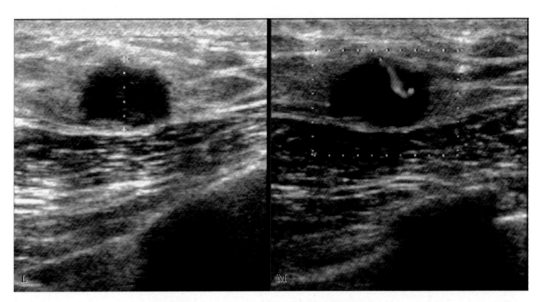

图3-3-6L、M　右乳12点钟病灶超声图

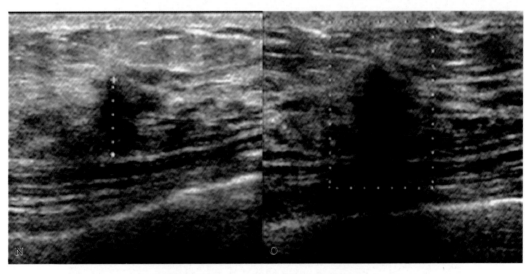

图3-3-6N、O　右乳2点钟病灶超声图

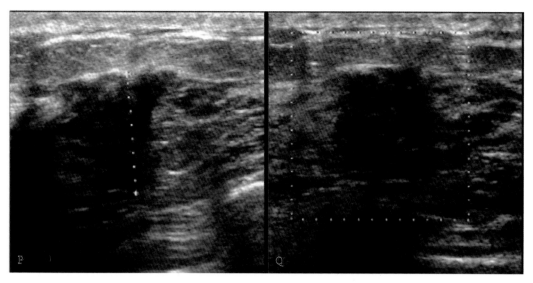

图3-3-6P、Q 右乳10点钟病灶超声图

【MRI】

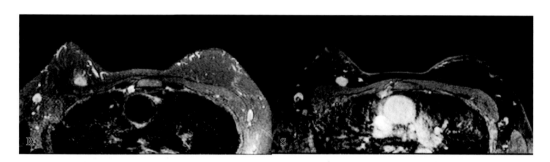

图3-3-6R、S 右乳12点钟病灶T$_2$WI压脂及增强图,对应X线上方的病灶

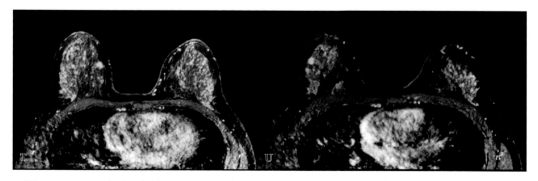

图3-3-6T、U 右乳2点钟(T)、10点钟(U)病灶MRI增强图,对应X线内侧及外上象限病灶

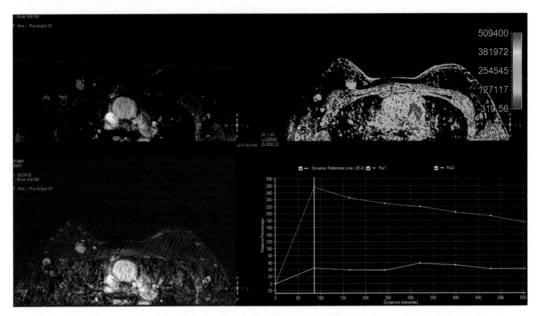

图3-3-6V　右乳12点钟病灶TIC图

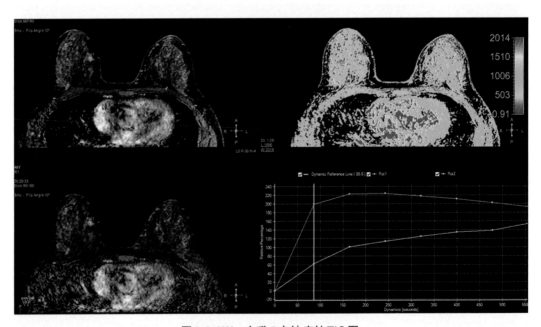

图3-3-6W　右乳3点钟病灶TIC图

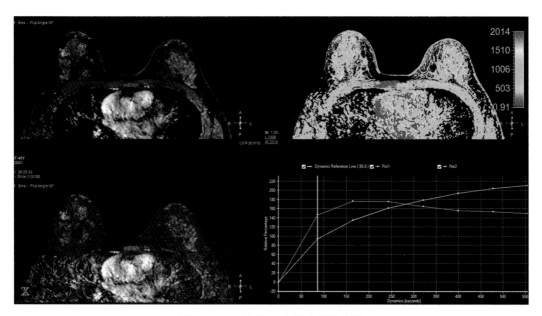

图 3-3-6X　右乳 10 点钟病灶 TIC 图

**【征象解读】**

此例综合影像手段可发现 3 个病灶。①MLO 位右侧乳腺上方后 1/3 见圆形高密度肿块（直箭头），边缘部分呈毛刺状、部分呈微分叶状，肿块前缘小梁结构增宽，CEM 示病灶呈圆形肿块样明显强化；超声于 12 点钟方向见实性极低回声团，形态欠规则，边缘毛刺，团块内可探及粗大血流束；MRI 示该处类圆形肿块，$T_2$ 压脂呈高信号，边缘欠光整，TIC 曲线初始相呈快速强化，延迟期呈流出型；DWI 呈高信号，ADC 值为（$0.66 \times 10^{-3}$）$mm^2/s$。②右侧乳腺内侧中 1/3 结构扭曲（细箭头），DBT 示病灶中央见不规则形等密度肿块，边缘模糊，CEM 示病灶呈圆形肿块样明显强化；超声于此处见实性低回声区，纵向生长，边界不清，形态不规则，呈蟹足状，CDFI 病灶周边探及点状彩色血流信号；DCE-MRI 见一局灶分布的不规则形非肿块样强化区，TIC 曲线呈平台型，DWI 未见明显扩散受限。③DBT 右侧乳腺外上象限中、后 1/3 处结构扭曲（燕尾箭头），局部实质密度增高，内未见肿块影；CEM 示病灶呈局灶性非肿块样明显强化；超声于此处见实性低回声区，边界不清，形态不规则，纵向生长，呈蟹足状，CDFI 探及点状彩色血流信号；MRI 亦呈局灶分布的不规则形非肿块样强化区，TIC 曲线呈平台型，DWI 未见明显扩散受限（图 3-3-6A ～ X）。

**【结论】**

右乳上方边缘毛刺肿块，恶性征象明确，BI-RADS 评估为 5 类，考虑浸润性导管癌可能性大。右乳内侧及外上象限病灶 X 线表现为结构扭曲＋肿块、结构扭曲伴实质密度增高，综合影像学表现仍应考虑恶性可能性大，建议活检定性。

**【病理】**

右乳 2 点钟、10 点钟病灶：浸润性小叶癌（Y）；右乳 12 点钟肿块：浸润性导管癌，2 级（Z），免疫组化：ER（＋），PR（＋），HER2（0），Ki-67（＋，10%）（图 3-3-6Y、Z）。

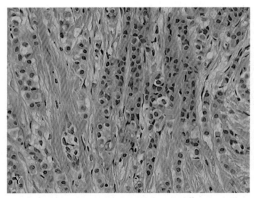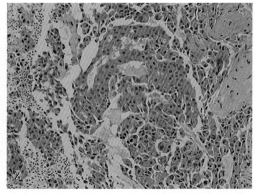

图3-3-6Y、Z　右乳2点钟、10点钟病灶：浸润性小叶癌（Y）；右乳12点钟肿块：浸润性导管癌，2级（Z）

【注释】

此例为多发病灶（多中心性）乳腺癌，表现为肿块和结构扭曲。临床仅发现12点钟病灶，此病灶在X线上表现为毛刺肿块，考虑浸润性导管癌可能性大，诊断并不困难，最终病理证实为浸润性导管癌。另两处病灶以结构扭曲为主，内侧病灶FFDM表现为结构扭曲，DBT发现结构扭曲中央肿块，即"白星"，超声印证此处"蟹足状"肿块，CEM病灶呈肿块样强化，综合影像表现提示恶性可能性大，病理类型可考虑浸润性导管癌或小叶癌。外上象限病灶在FFDM上不易发现，经验不足的诊断医生可能会遗漏此病灶，而在DBT图上显示清晰，且CEM及MRI呈非肿块样明显强化，良、恶性病变均有可能，可考虑腺病或浸润性小叶癌。这两处结构扭曲病灶最终证实为浸润性小叶癌。研究表明，浸润性小叶癌大致可分为肿块型和非肿块型，肿块型主要表现为不规则毛刺肿块（病例5），非肿块型主要表现为结构扭曲，DBT对结构扭曲的显示具有独特优势，值得推广应用。

浸润性小叶癌有多灶、多中心、双侧生长的特点。目前研究认为，多灶性乳腺癌是指单侧乳腺同一象限内2个或2个以上相互分离的恶性肿瘤，各病灶之间＜5cm（如果相邻病灶分开，但距离＜5mm且形态一致，应视为同一病灶），一般假定为同一病理类型。多中心性乳腺癌是指单侧乳腺2个或2个以上恶性肿瘤位于不同象限内，或同一象限2个病灶，各病灶之间距离＞5cm，其病理类型和分子分型可完全不同。此病例3个病灶分别处于不同象限，最后病理证实为IDC与ILC，应诊断为多中心性乳腺癌。CEM和MRI对多灶、多中心病变的检出优于FFDM、DBT和超声，当怀疑多发病变存在时建议进一步CEM或MRI检查。

（汪思娜　吴杰芳　马梦伟　刘仁懿　杨　俊　郭　乐　陈卫国）

**第4章**

# 钙　化

数字乳腺X线摄影作为乳腺疾病诊断的重要影像手段，其最大优点就是对微钙化的显示最为敏感，许多无肿块、无症状的早期乳腺癌，唯一的异常征象就是微钙化。因此，FFDM是FDA推荐的唯一的乳腺癌筛查手段。

钙化在X线上表现为高密度影，我们主要从形态及分布两个方面去进行描述。钙化依据形态分为典型良性钙化和可疑恶性钙化。FFDM能够确认的典型良性钙化表现为粗大、圆形和边缘光滑，相较于恶性钙化更容易被发现。典型良性钙化无须在诊断报告中逐一描述，但当诊断医师认为其他阅片者可能对这些钙化分析产生误解时，应当在报告描述中加以说明，必要时在诊断中提及。典型良性钙化包括：①皮肤钙化；②血管钙化；③粗大或"爆米花样"钙化；④大杆状钙化；⑤环形钙化；⑥营养不良性钙化；⑦圆形钙化；⑧钙乳钙化；⑨缝线钙化。

除上述典型良性钙化外，细点状钙化及4种可疑恶性钙化，表现出不同程度的恶性可能性，尤其对于可疑恶性钙化，虽然其阳性预测值高低不等，但一般均建议活检。细点状钙化及可疑恶性钙化通常很小，有时需要点压放大摄影进一步观察钙化特征。对于可疑恶性钙化，即使与前片对比表现相对稳定也应考虑进行活检。可疑恶性钙化包括：①无定形钙化；②粗糙不均质钙化；③细小多形性钙化；④线样及线样分枝状钙化。本章钙化内容将根据典型良性钙化及可疑恶性钙化的分类逐一进行病例展示和解读。

## 第一节　典型良性钙化

### 病例1

【临床资料】

女，47岁。触诊无明显异常。

**【乳腺X线摄影】**

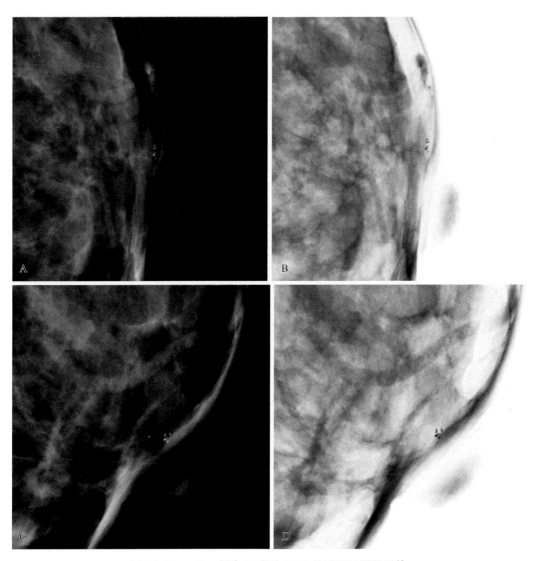

图4-1-1A～D　左乳CC位和MLO位FFDM图及反片

**【征象解读】**

FFDM的CC位及MLO位均见左侧乳晕区皮肤处数枚细点状钙化，形态显示清楚（图4-1-1A～D）。

**【结论】**

左侧乳晕区钙化灶，位于皮肤层面，考虑为皮肤钙化，判读为BI-RADS 2类。

**病例2**

**【临床资料】**

女，47岁。触诊无明显异常。

【乳腺X线摄影】

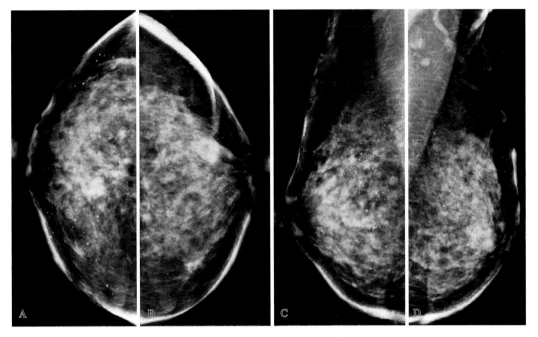

图4-1-2A～D 双乳CC位和MLO位FFDM图

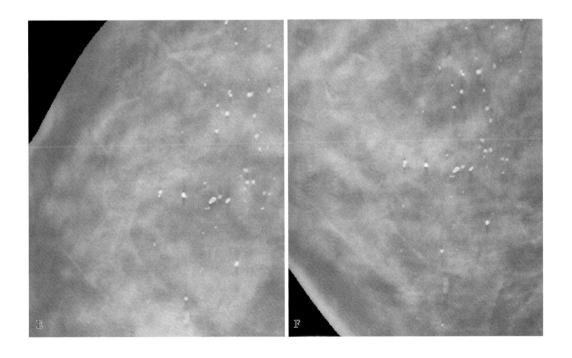

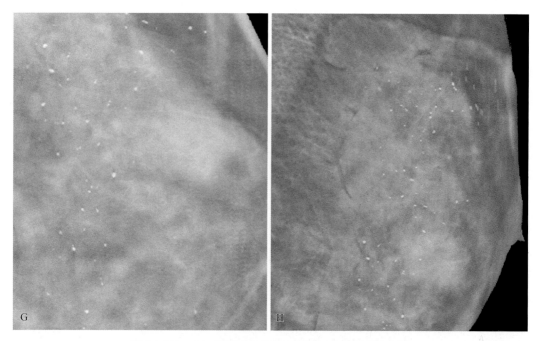

图4-1-2E～H  双乳CC位和MLO位DBT物理放大图

【征象解读】

FFDM示双乳多发钙化灶，弥漫分布。DBT显示钙化均处于近皮肤层面。另外，可见双侧皮肤增厚（图4-1-2A～H）。

【结论】

双乳多发钙化灶，结合DBT，确定钙化位于皮肤上，考虑为皮肤钙化，判读为BI-RADS 2类。

## 病例 3

【临床资料】

女，67岁。已绝经多年，触诊无异常。

【乳腺X线摄影】

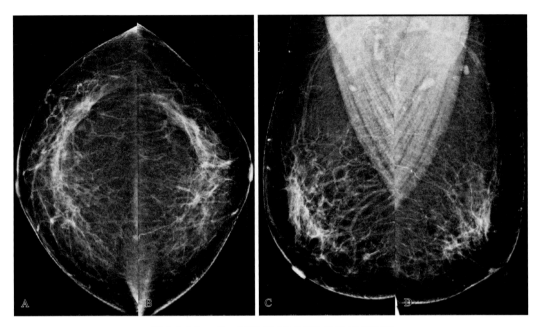

图4-1-3A ～ D 双乳CC位和MLO位FFDM图

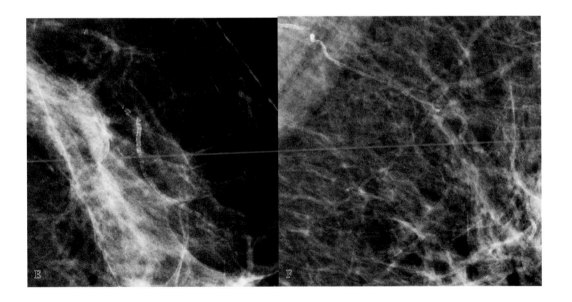

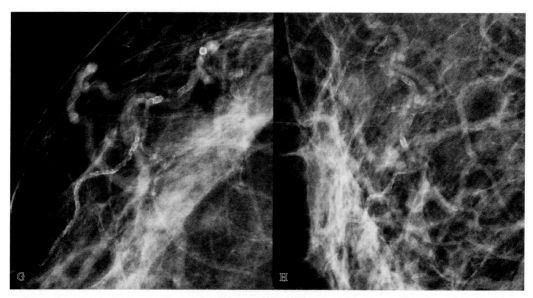

图4-1-3E～H 双乳CC位和MLO位FFDM物理放大图

【征象解读】

FFDM示双乳钙化灶，呈"双轨样"或"单轨样"改变。类似病例应注意少数血管钙化尚未形成典型"双轨样"改变，需与线样钙化进行鉴别（图4-1-3A～H）。

【结论】

双乳多发"轨道样"钙化灶，容易判断为血管钙化，判读为BI-RADS 2类。

## 病例4

【临床资料】

女，77岁。绝经多年，触诊阴性。

【乳腺X线摄影】

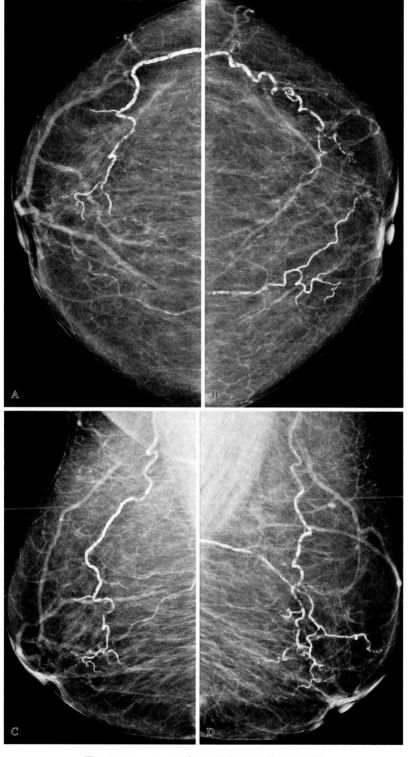

图4-1-4A～D 双乳CC位和MLO位FFDM图

**【征象解读】**

双乳实质呈脂肪类，FFDM示双乳多发"双轨样"钙化（图4-1-4A～D）。

**【结论】**

双乳多发"双轨样"钙化，属于典型的血管钙化，判读为BI-RADS 2类，常规复查即可，同时可关注患者的心血管疾病风险。

## 病例5

**【临床资料】**

女，50岁。无临床症状；触诊无异常。

**【乳腺X线摄影】**

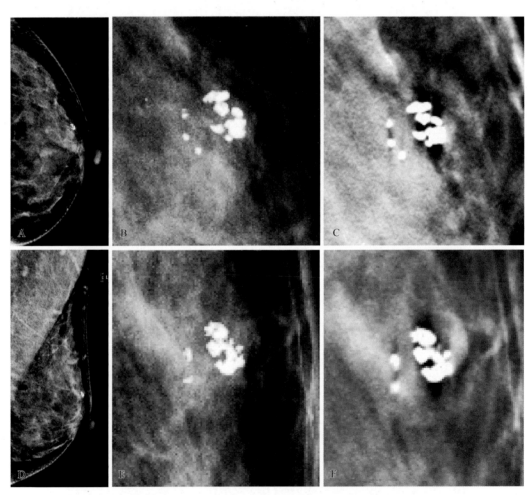

图4-1-5A～F　左乳CC位及MLO位FFDM和DBT图

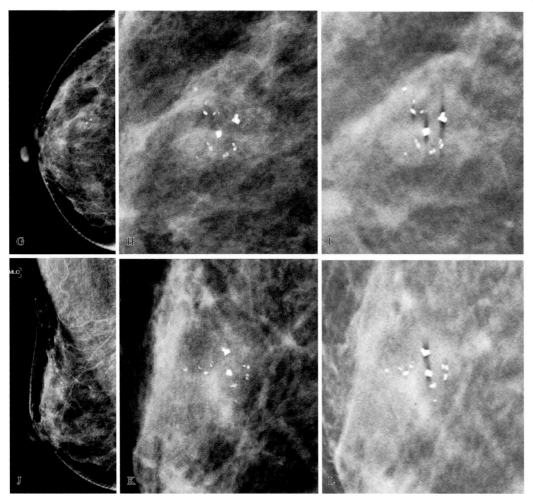

图4-1-5G～L 右乳CC位及MLO位FFDM和DBT图

【征象解读】

FFDM和DBT均可见双乳外上象限多发粗大钙化灶,成簇分布,DBT清楚显示肿块轮廓,其内钙化直径>2mm,归类于"粗大"钙化(图4-1-5A～L)。

【结论】

双乳显示钙化属于典型良性的粗大钙化,可判读为BI-RADS 2类,提示为退化型纤维腺瘤。

## 病例6

【临床资料】

女,41岁。无临床症状;第一次进行乳腺X线筛查。无外伤史及手术史。触诊无异常。

【乳腺X线摄影】

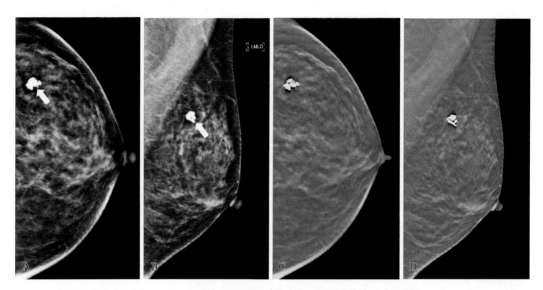

图4-1-6A～D　左乳CC位及MLO位FFDM和DBT图

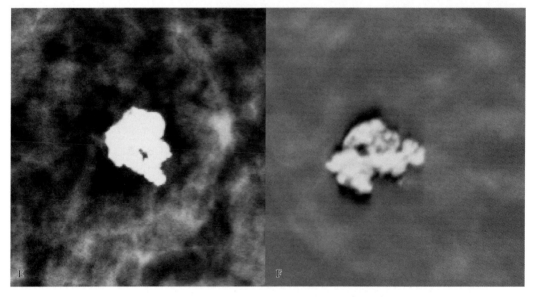

图4-1-6E、F　左乳MLO位FFDM和CC位DBT局部放大图

【征象解读】

　　FFDM和DBT清楚显示左乳外上象限钙化灶，钙化类型属于典型的"爆米花样"钙化，归于典型良性钙化范畴。DBT可显示钙化周围低密度的肿块轮廓（图4-1-6A～F）。

【结论】

　　患者首次进行乳腺X线筛查，且无外伤史及手术史。左乳"爆米花样"钙化，归为BI-RADS 2类，继续接受乳腺筛查即可。

## 病例7

【临床资料】

女，63岁。无临床症状，已绝经；触诊无异常。

【乳腺X线摄影】

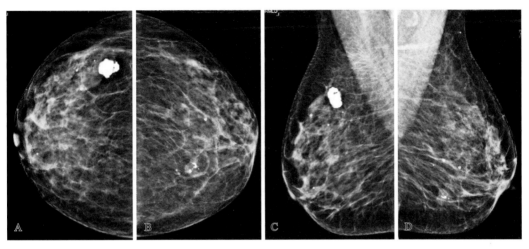

图4-1-7A～D 双乳CC位及MLO位FFDM图

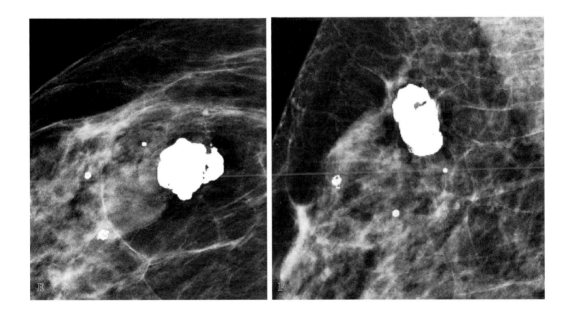

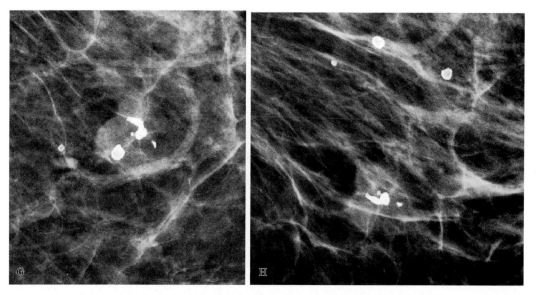

图4-1-7E～H　双乳CC位及MLO位局部物理放大图

【征象解读】

　　FFDM表现为右乳外上象限"爆米花样"钙化灶及左乳内下象限粗大钙化灶,周围见数枚环形钙化。其中粗大或"爆米花样"钙化周围可观察到肿块轮廓（图4-1-7A～H）。

【结论】

　　患者已绝经。双乳发现多发钙化灶,其中的粗大及"爆米花样"钙化,归为典型良性钙化,提示退化型纤维腺瘤,判读为BI-RADS 2类,常规进行年度乳腺筛查。

## 病例8

【临床资料】

　　女,57岁。常规体检,已绝经。

【超声】

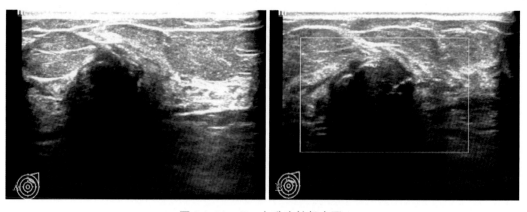

图4-1-8A、B　左乳病灶超声图

【乳腺X线摄影】

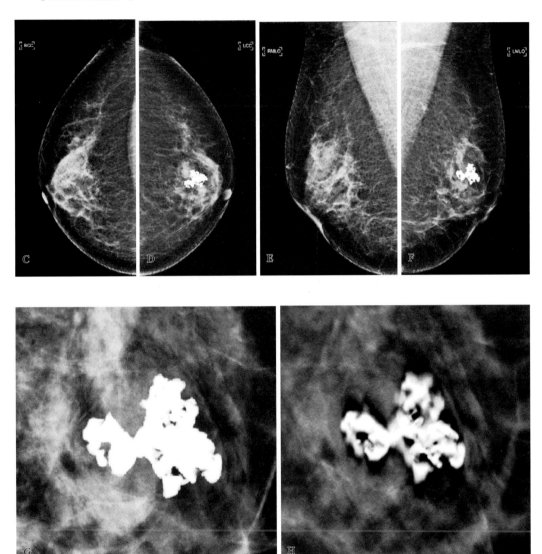

图4-1-8C～H 双乳CC位及MLO位FFDM图（C～F）；左乳CC位、MLO位FFDM局部物理放大图（G、H）

【征象解读】

超声显示左乳外上象限不规则实性低回声团，形态不规则，边缘不清，内回声欠均匀，可见多发强回声，后方回声衰减，超声下分类为4C类，恶性风险较高；FFDM显示"爆米花样"钙化，DBT则可见钙化区域的低密度肿块（图4-1-8A～H）。

【结论】

乳腺肿块伴钙化，尤其是大钙化病灶有时会影响超声诊断的准确性。数字乳腺X线摄影可排除假阳性，提高诊断准确性，减少活检。

## 病例9

【临床资料】

女，55岁。常规体检，已绝经；触诊无异常。

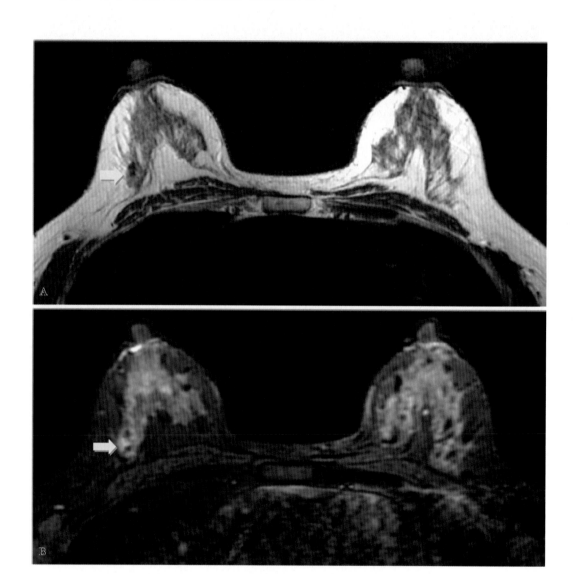

图4-1-9A、B　右乳病灶MRI T₁WI、T₂WI图（2012年）

【超声】

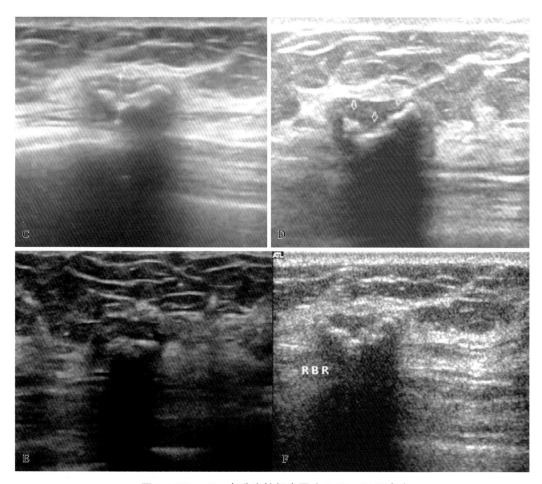

图4-1-9C～F 右乳病灶超声图（2013—2016年）

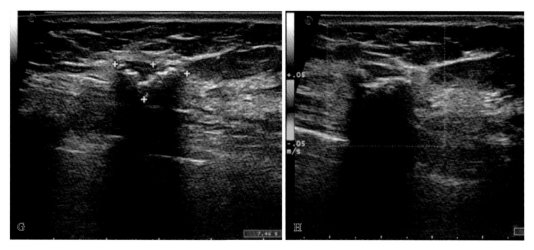

图4-1-9G、H 右乳病灶超声图（2019年）

【乳腺X线摄影】

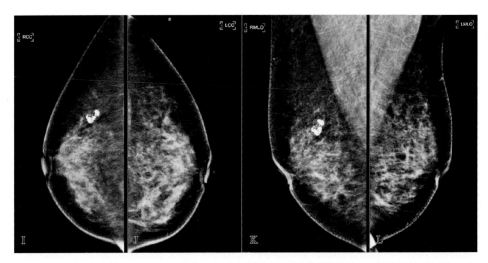

图4-1-9I～L 双乳CC位及MLO位FFDM图（2019年）

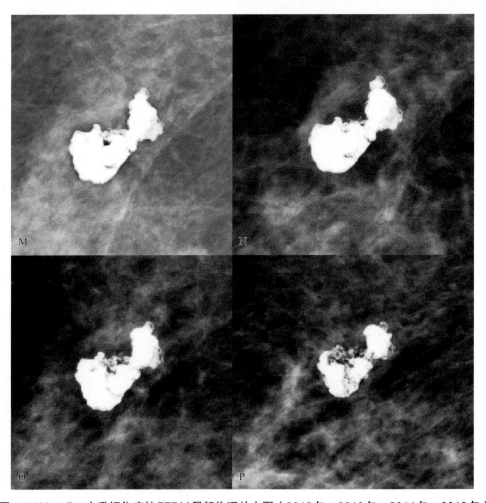

图4-1-9M～P 右乳钙化病灶FFDM局部物理放大图（2012年、2013年、2014年、2019年）

【征象解读】

乳腺MRI清楚显示右乳外上象限病灶，边缘尚清，$T_1WI$、$T_2WI$均为等、稍低信号，其内夹杂$T_1WI$、$T_2WI$更低信号影，判读为3类，建议定期复查。多次超声检查显示右乳外上象限实性低回声团，形态尚规则，部分边缘不清，内见粗大钙化灶，后伴大片声影，超声归为3～4A类；FFDM则清楚显示右乳外上象限中1/3典型的"爆米花样"钙化，且多次常规复查未见明显变化（图4-19A～P）。

【结论】

对于钙化性病变，比如典型良性的"爆米花样"大钙化，有时会干扰超声或者MRI诊断的BI-RADS分类。数字乳腺X线摄影能够准确判断钙化病变的性质，是监测其变化的便捷且有效的手段，可在很大程度上排除假阳性，提高诊断准确性。

## 病例10

【临床资料】

女，53岁。无临床症状；触诊无明显异常。

【乳腺X线摄影】

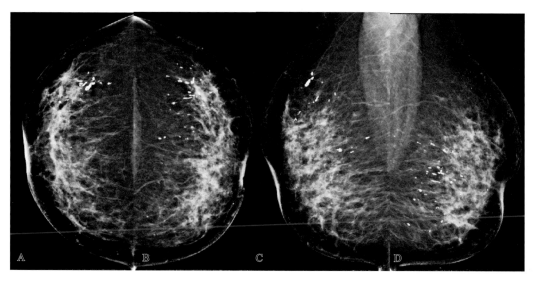

图4-1-10A～D 双乳CC位及MLO位FFDM图

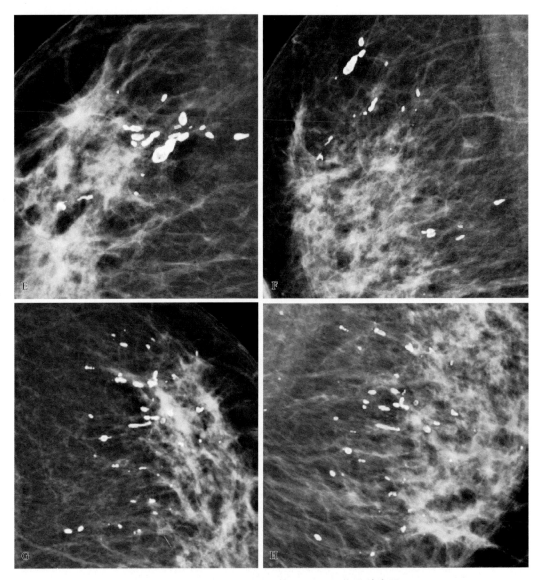

图4-1-10E～H　双乳CC位及MLO位物理放大图

【征象解读】

FFDM显示双乳多发大杆状钙化，主要分布于右乳外上象限和左乳外下象限。双侧乳晕下区见散在纡曲透亮影（图4-1-10A～H）。

【结论】

双乳多发大杆状钙化，且双侧乳晕下区可见纡曲透亮影，提示导管扩张症。双乳多发钙化属于导管扩张所形成的良性钙化，判读为BI-RADS 2类。

## 病例11

【临床资料】

女，29岁。触诊阴性。

【乳腺X线摄影】

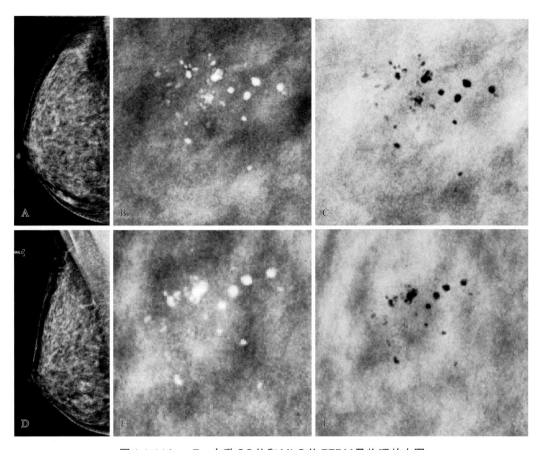

图4-1-11A ～ F 右乳CC位和MLO位FFDM及物理放大图

【征象解读】

右乳实质呈致密型腺体，FFDM示右乳外上象限成簇分布钙化灶，直径＜1mm，物理放大图显示钙化形态清晰，呈均一圆形，相应区域实质密度未见增高（图4-1-11A ～ F）。

【结论】

年轻女性，右乳外上象限成簇钙化灶，形态为典型圆形钙化，可判读为BI-RADS 2类，定期随诊复查即可。

## 病例12

【临床资料】

女，25岁。触诊阴性。

【乳腺X线摄影】

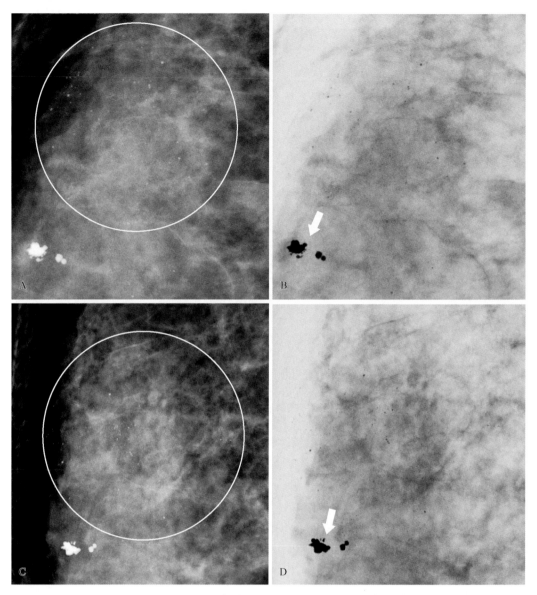

图4-1-12A～D　右乳CC位和MLO位FFDM图及反片

【征象解读】

右乳多发圆形钙化灶，直径＜0.5mm，形态均一，显示清楚，可称为细点状钙化（白色圆圈）。右乳另见粗大钙化灶（图4-1-12A～D，白色直箭头）。

【结论】

年轻女性，右乳多发圆形钙化灶，归为良性钙化范畴，判读为BI-RADS 2类，结合年轻女性，提示纤维囊性乳腺病。而另见的粗大钙化灶，则考虑是退化型纤维腺瘤所形成的粗大或"爆米花样"钙化。

病例13

【临床资料】

女，24岁。触诊无明显异常。

【乳腺X线摄影】

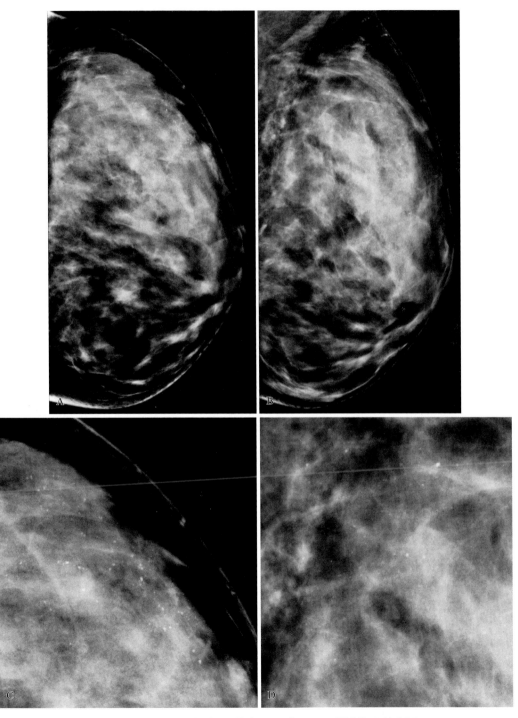

图4-1-13A～D 左乳CC位和MLO位FFDM图及物理放大图

**【征象解读】**

左乳实质呈不均匀致密类，FFDM示左乳外上象限多发钙化灶，呈区域分布，钙化形态均一，呈多发细点状（直径＜0.5mm），实质密度未见明显增高，未见明确肿块影（图4-1-13A ～ D）。

**【结论】**

左乳外上象限多发钙化灶，形态属于圆形钙化，其他未见明显异常，结合患者年龄，可提示纤维囊性乳腺病可能，判读为BI-RADS 2类，需常规随诊复查。

## 病例14

**【临床资料】**

女，55岁。左侧保乳术后常规复查。触诊无异常。

**【乳腺X线摄影】**

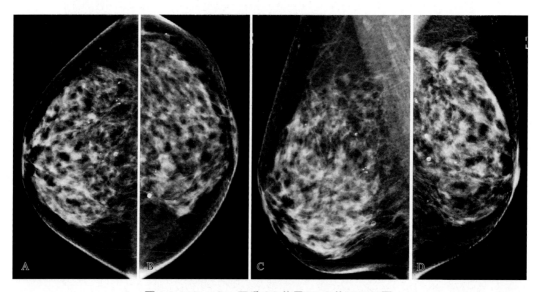

图4-1-14A ～ D　双乳CC位及MLO位FFDM图

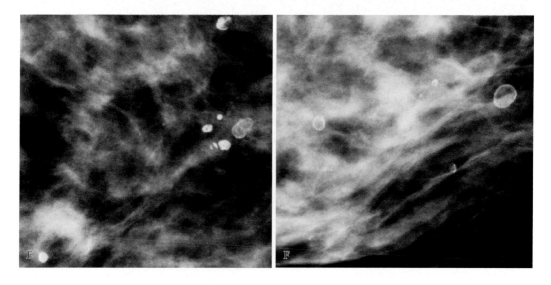

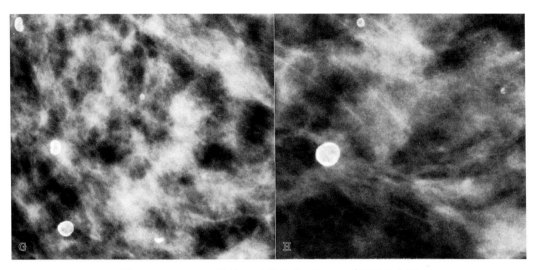

图4-1-14E～H　双乳MLO位和CC位FFDM局部放大图

【征象解读】

FFDM示左乳局部结构紊乱，呈术后改变。双乳见多发环形钙化影，部分成簇分布（图4-1-14A～H）。

【结论】

左乳曾行保乳手术，术后常规复查。双乳多发环形钙化，属于典型良性钙化，归为BI-RADS 2类。

## 病例15

【临床资料】

女，36岁。首次行乳腺X线摄影检查；无手术及外伤史，触诊无异常。

【乳腺X线摄影】

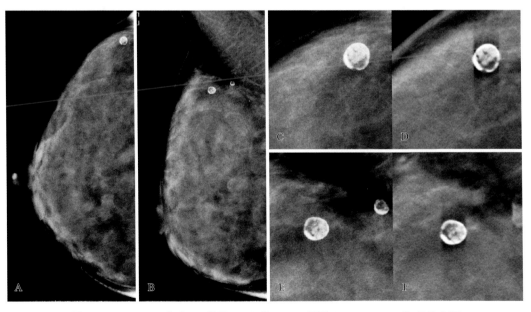

图4-1-15A～F　右乳CC位及MLO位FFDM图及FFDM、DBT物理放大图

**【征象解读】**

右乳实质属于极度致密类。右乳外上象限后1/3见数枚环形钙化，DBT未见明确肿块影（图4-1-15A～F）。

**【结论】**

患者首次乳腺X线筛查，且无外伤史及手术史。右乳钙化灶属于典型良性的环形钙化，判读为BI-RADS 2类。

## 病例16

**【临床资料】**

女，59岁。左乳曾行保乳手术及放射治疗。

**【乳腺X线摄影】**

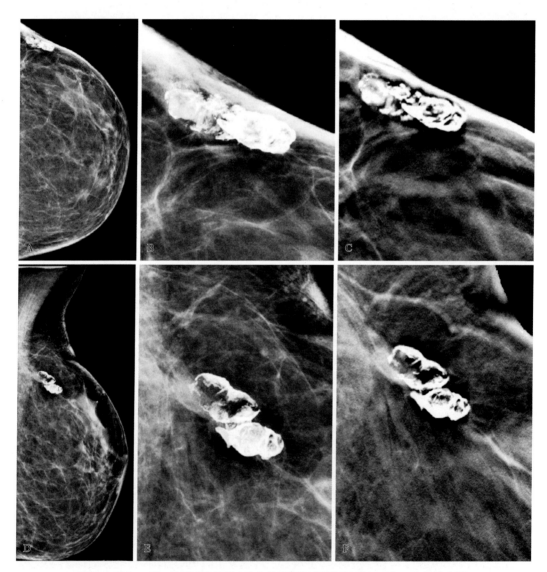

图4-1-16A～F　左乳CC位和MLO位FFDM图及FFDM、DBT物理放大图

【征象解读】

左乳外上象限局部实质密度增高、结构扭曲，邻近皮下脂肪层内见多发粗大钙化影，且见皮肤增厚（图4-1-16A～F）。

【结论】

左乳外上象限实质改变、结构扭曲，结合患者的手术史及放疗史，考虑钙化属于营养不良性钙化，归为BI-RADS 2类，继续定期随访复查。

## 病例17

【临床资料】

女，52岁。左侧保乳手术后复查。

【乳腺X线摄影】

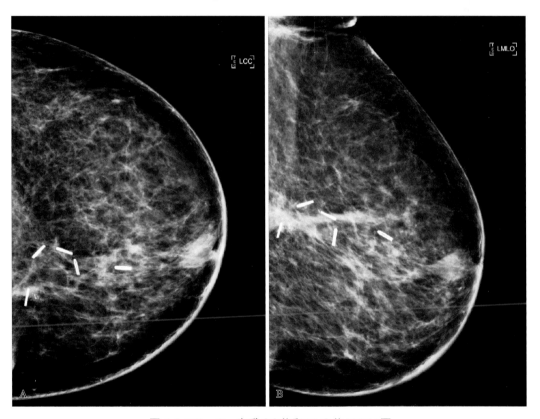

图4-1-17A、B 左乳CC位和MLO位FFDM图

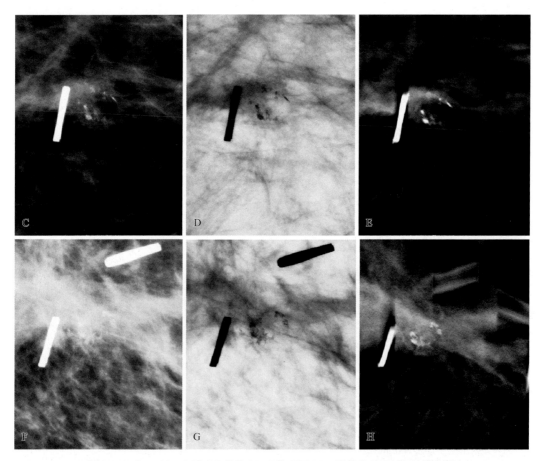

图4-1-17C～H　左乳CC位和MLO位FFDM、反片和DBT物理放大图

【征象解读】

左乳内侧后1/3局灶不对称，周围小梁结构增宽，且见多枚金属夹，另见多发钙化，钙化直径＞1.5mm；邻近皮下脂肪层浑浊，乳晕区皮肤增厚（图4-1-17A～H）。

【结论】

左乳内侧结构扭曲＋周围结构改变，符合保乳术后，其内多发钙化灶，性质属于营养不良性钙化，常可出现于保乳术后的乳房中，可判读为BI-RADS 2类，需要继续定期随诊观察。

## 病例18

【临床资料】

女，44岁。右乳外上象限触及肿块，基底固定。

【乳腺X线摄影】

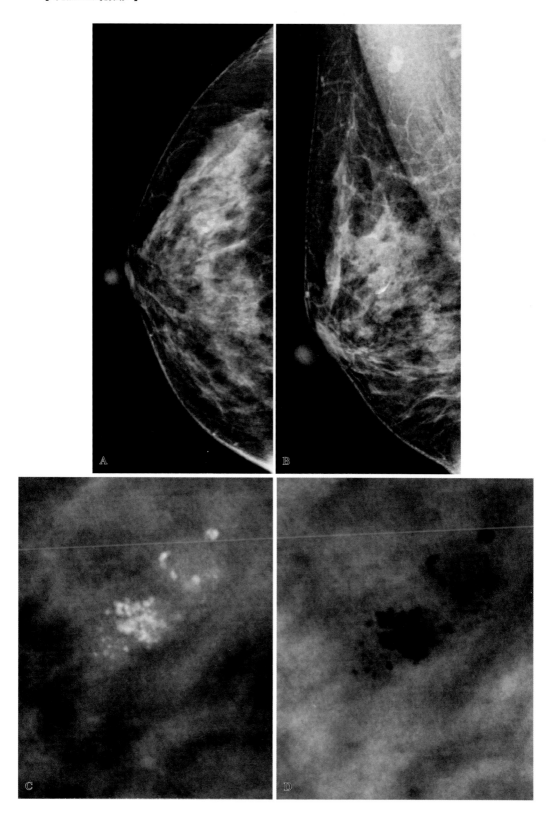

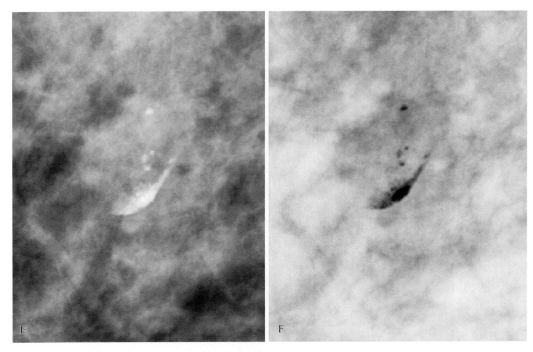

图4-1-18A～F　右乳CC位及MLO位FFDM图及物理放大图、反片

【征象解读】

FFDM显示右乳外上象限中1/3见一椭圆形等密度肿块，边缘遮蔽，CC位表现为内后缘成簇细点状钙化，MLO位钙化大部分沉积分布于肿块底部。因体位变化，钙化形态随之改变，为钙乳样钙化典型表现（图4-1-18A～F）。

【结论】

本例为肿块＋钙乳样钙化，病灶的恶性风险较低，判读为BI-RADS 2类。

【病理】

患者进行了肿块切除手术，病理提示为乳腺腺病伴灶状钙化；术后常规筛查稳定，未见明显异常（图4-1-18G、H）。

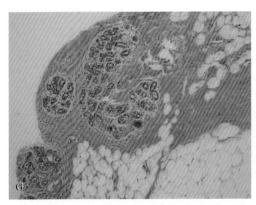
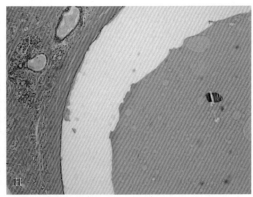

图4-1-18G、H　右乳肿块伴钙化病理图

## 病例19

【临床资料】

女，40岁。触诊无明显异常。

【乳腺X线摄影】

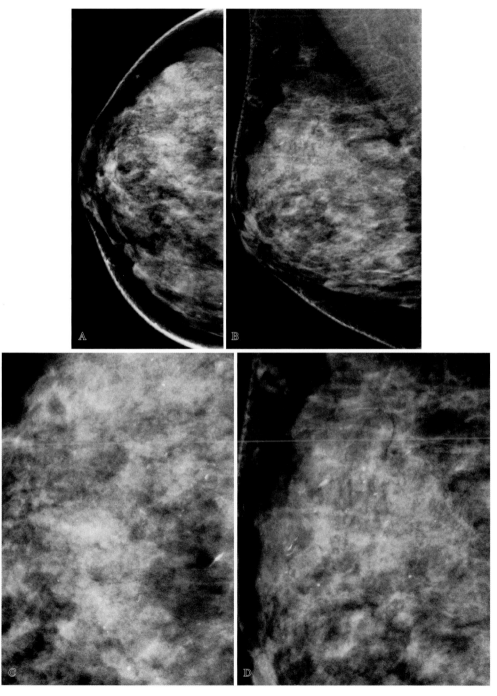

图4-1-19A ～ D 右乳CC位和MLO位FFDM图及物理放大图

【征象解读】

FFDM示右乳外上象限多发钙化灶，CC位和MLO位显示钙化形态有变化，其中在MLO位上，钙化多呈弧线状（图4-1-19A～D）。

【结论】

右乳外上象限多发钙化灶，钙化于MLO位上，由于重力作用，多沉积于底部，表现为弧线状，属于钙乳样钙化，多提示纤维囊性乳腺病，判读为BI-RADS 2类。

## 病例20

【临床资料】

女，37岁。左乳肿物切除术后。触诊无异常。

【乳腺X线摄影】

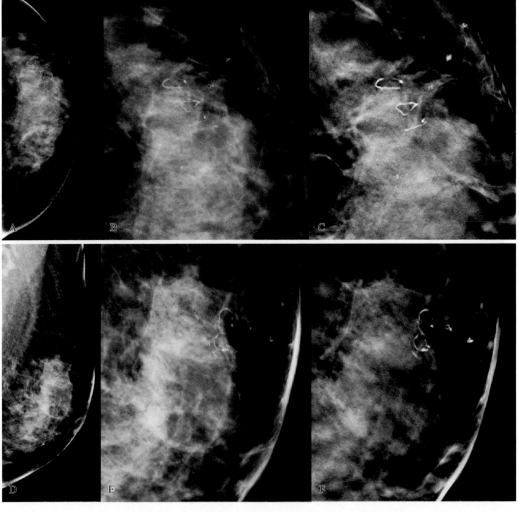

图4-1-20A～F　左乳CC位与MLO位FFDM和DBT图

【征象解读】

左乳外上象限局部实质结构紊乱，相应区域见多发"绳结样"高密度影（图4-1-20A～F）。

【结论】

左乳外上象限呈术后改变，术区所见多发"绳结样"高密度影，属于缝线钙化，与手术史关系密切，归于典型良性钙化范畴，判读为BI-RADS 2类。

## 病例21

【临床资料】

女，39岁。左乳肿物切除术后。触诊无异常。

【乳腺X线摄影】

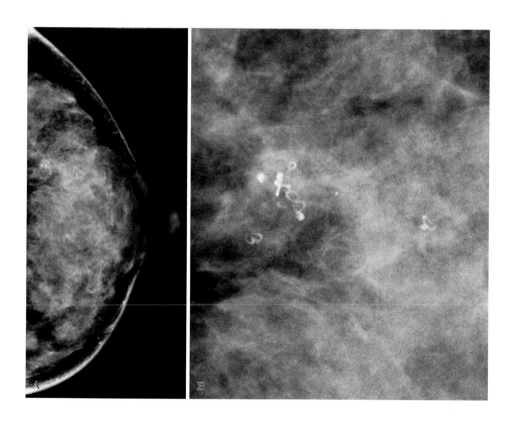

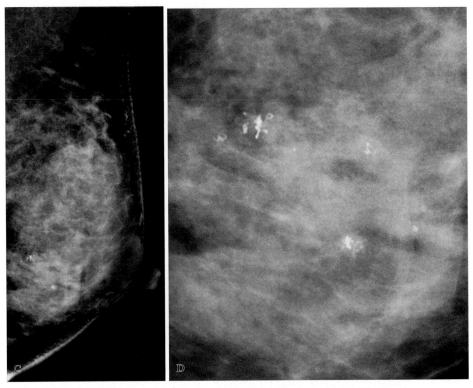

图4-1-21A～D　左乳CC位和MLO位FFDM图及物理放大图

【征象解读】

FFDM示左乳外下象限结构扭曲，且见多发"绳结样"高密度影（图4-1-21A～D）。

【结论】

左乳外下象限肿物切除术后复查，术区"绳结样"高密度影，考虑为缝线钙化，属于典型良性钙化，判读为BI-RADS 2类。

**病例22**

【临床资料】

女，36岁。查体无异常。

【乳腺X线摄影】

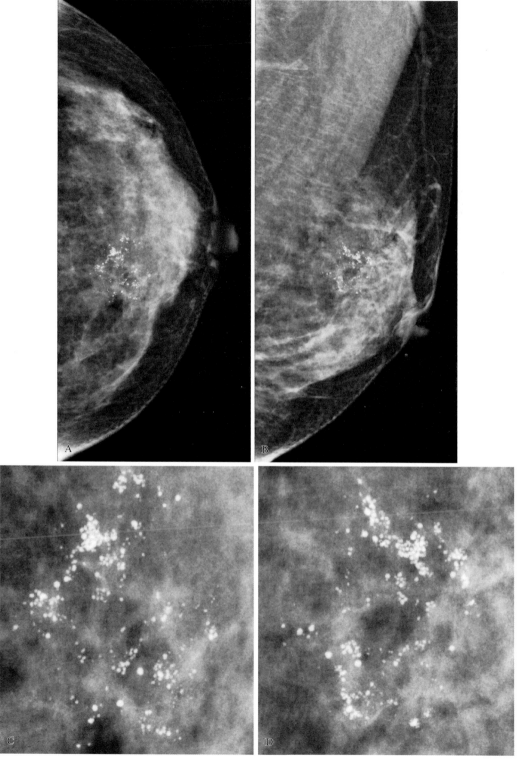

图4-1-22A ～ D 左乳CC位及MLO位FFDM图和局部放大图

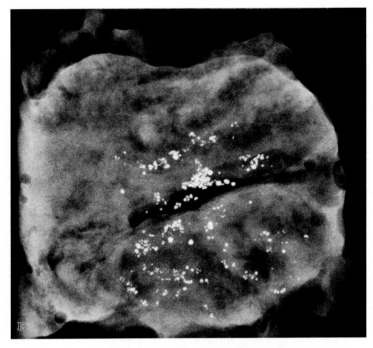

图4-1-22E　左乳钙化区域标本摄影图

【征象解读】

FFDM显示左乳内上象限中后1/3多发微钙化，部分钙化直径＞0.5mm，多数钙化直径＜0.5mm，形态规则，为圆点状及细点状微钙化，呈区域分布，钙化区域实质密度稍增高（图4-1-22A～E）。

【结论】

青年女性，左乳区域性分布圆点状及细点状钙化，形态为良性钙化，其分布形式也提示恶性风险较低，可判读为BI-RADS 3类，进行短期间隔（6个月）的随诊复查。

【病理】

乳腺腺病伴灶状钙化（图4-1-22F、G）。

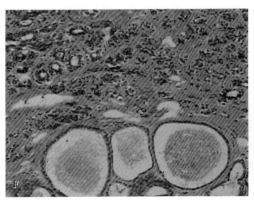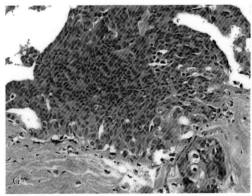

图4-1-22F、G　左乳钙化病灶病理图

**病例23**

【临床资料】

女，41岁。第一次乳腺筛查。触诊：未触及异常。

【乳腺X线摄影】

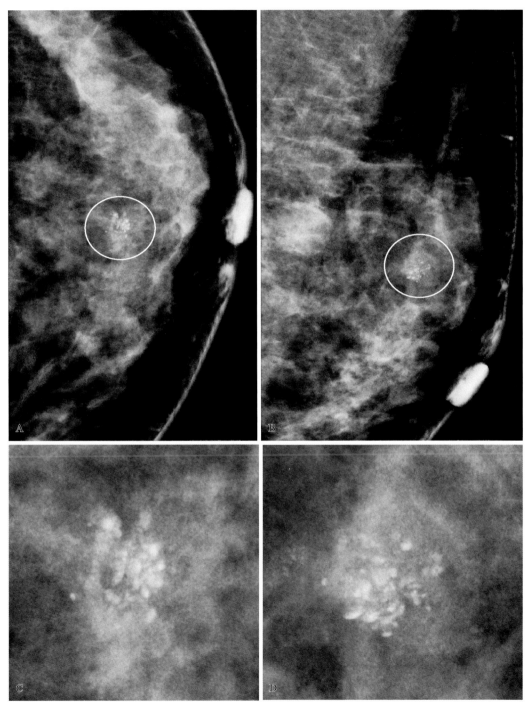

图4-1-23A～D　左乳CC位和MLO位FFDM及物理放大图

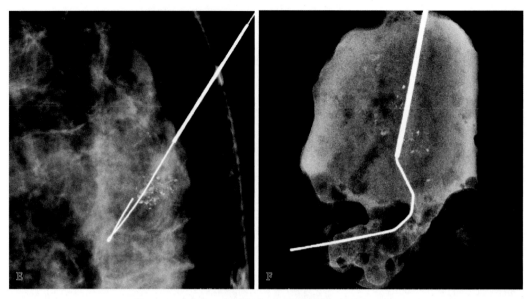

图4-1-23E、F    左乳钙化区域定位图及标本摄影图

【征象解读】

FFDM显示左乳上方（12点钟方向）中1/3微钙化，CC位钙化呈圆形及无定形钙化，MLO位钙化显示更为清晰，呈半月形、新月形或凹面向上的弧线，形态随体位改变而不同，为典型的钙乳样钙化，其内夹杂少许形态固定的模糊无定形钙化，钙化数量＞5枚，分布距离＜2cm，为成簇分布（图4-1-23A～F）。

【结论】

患者于笔者医院第一次行乳腺筛查，无明显症状，触诊未发现异常。左乳成簇分布钙乳样钙化，其内夹杂数枚无定形钙化，虽然钙乳样钙化为典型的良性钙化，但有时会在其他可疑恶性钙化的附近出现，本例钙乳样钙化中夹杂少许模糊无定形钙化，仍需提高警惕，故判读为BI-RADS 4A类，建议临床取得组织病理学证据。

【病理】

纤维囊性乳腺病伴局灶钙化（图4-1-23G、H）。

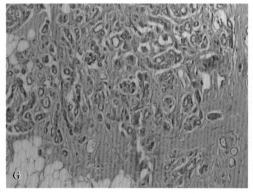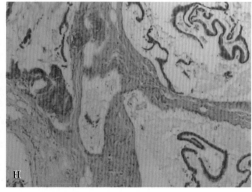

图4-1-23G、H    左乳钙化病灶病理图

## 病例24

【临床资料】

女，49岁。常规筛查。触诊无异常。

【乳腺X线摄影】

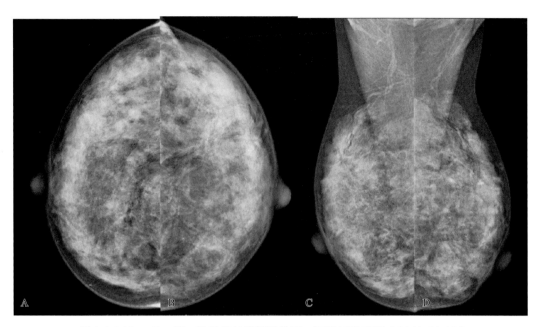

图4-1-24A～D　第一次乳腺X线摄影检查：双乳FFDM图（2010-01-29）

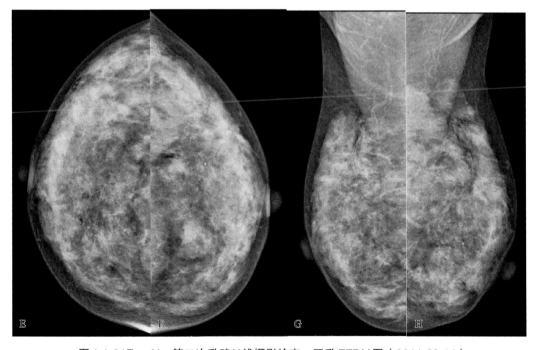

图4-1-24E～H　第二次乳腺X线摄影检查：双乳FFDM图（2011-02-14）

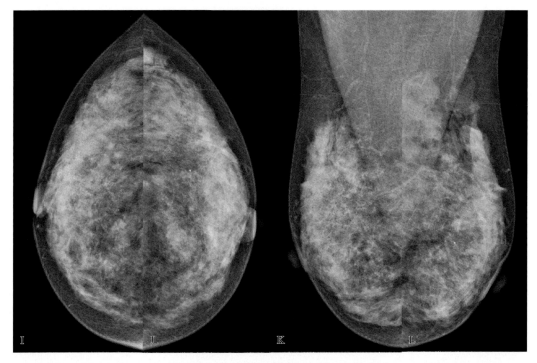

图4-1-24I～L　第三次乳腺X线摄影检查：双乳FFDM图（2012-01-11）

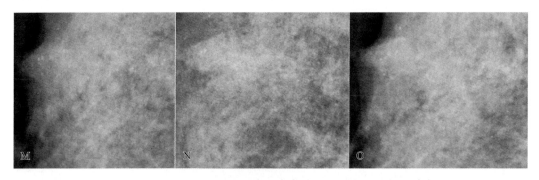

图4-1-24M～O　2010—2012年3次右乳MLO位FFDM物理放大图

【征象解读】

2010-01-29 FFDM示右乳外上象限少量微钙化，多为细点状，2011-02-14 FFDM示钙化数量未见明显增多、范围未见增大，2012-01-11 FFDM示右乳外上象限微钙化数量较前有所增多，整体成簇分布，实质密度稍增加，未见明确肿块（图4-1-24A～O）。

【结论】

中年女性，第一次FFDM发现右乳外上象限微钙化，形态多为细点状，判读为BI-RADS 2类，继续进行每年常规的复查，当发现相应区域微钙化数量有所增加，且实质密度稍增高时，需要警惕其风险，适当提高BI-RADS分类，可判读为3类或4A类，建议必要时临床活检干预。

【病理】

硬化性腺病伴导管上皮普通型增生（图4-1-24P、Q）。

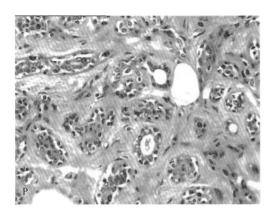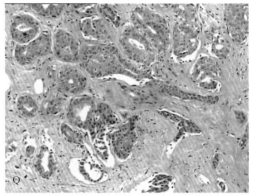

图4-1-24P、Q　右乳钙化病灶病理图

【随诊复查】

本例患者行右乳外上象限钙化局部切除手术，病理提示硬化性腺病伴导管上皮普通型增生。其术后常规进行每年一次的乳腺X线摄影复查，情况稳定。

2021-03-01最近一次的乳腺X线摄影检查：FFDM示右乳外上象限前1/3局部实质缺如、结构紊乱，其内未见明确肿块，呈典型术后改变（图4-1-24R～U）。

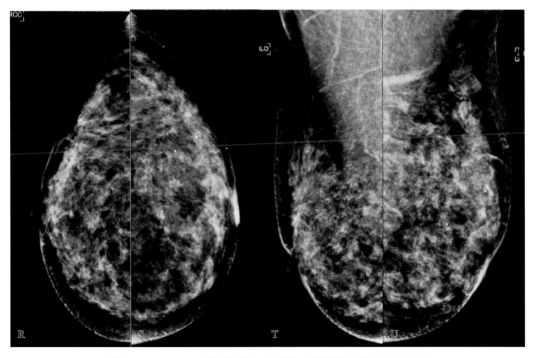

图4-1-24R～U　术后最近一次乳腺X线摄影：双乳FFDM图

（曾　辉　曾凤霞　吴泽琪　罗振东　杜　钢　冉慕光　陈卫国）

# 第二节　可疑恶性钙化

## 病例1

【临床资料】

女，50岁。外院B超显示右乳囊性肿物。触诊无异常。

【乳腺X线摄影】

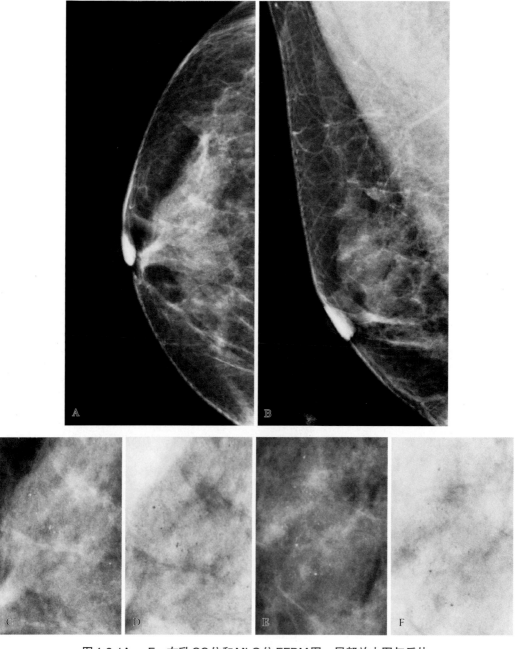

图4-2-1A～F　右乳CC位和MLO位FFDM图、局部放大图与反片

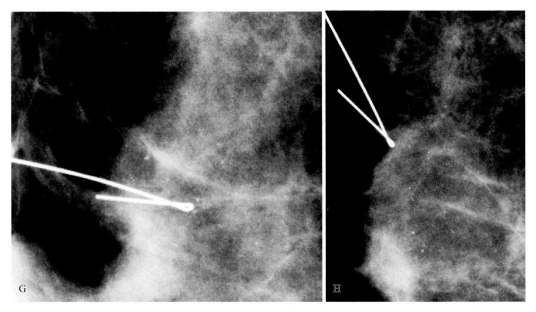

图 4-2-1G、H 右乳钙化定位图

【征象解读】

FFDM 示右乳外上象限中 1/3 多发微钙化，直径均＜0.5mm，多数钙化形态规则，呈细点状，部分钙化形态显示模糊，为无定形钙化，钙化分布范围＞2cm，且并未局限于一个导管系统的分布，为区域性分布，钙化区域实质密度未见异常增高。超声未探及钙化（图 4-2-1A ～ H）。

【结论】

右乳多发微钙化，多数为良性的细点状钙化，但伴有一定恶性风险的无定形钙化，钙化分布为区域分布，相对于段样及线样分布恶性风险较小，可判读为 BI-RADS 4A 类。

【病理】

纤维囊性乳腺病伴钙化（图 4-2-1I、J）。

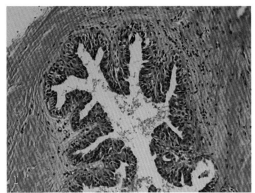
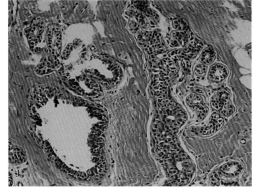

图 4-2-1I、J 右乳钙化病灶病理图

病例2

【临床资料】

女，30岁。乳腺筛查。触诊无明显异常。

【乳腺X线摄影】

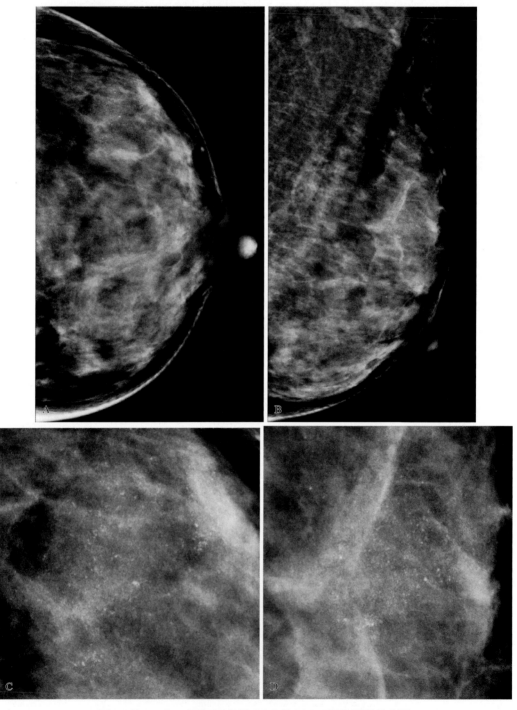

图4-2-2A～D  左乳CC位及MLO位FFDM图和局部放大图

【征象解读】

FFDM示左乳外上象限多发微钙化，钙化直径均＜0.5mm，形态显示模糊，为无定形微钙化，呈区域性分布，钙化区域实质密度未见明确增高（图4-2-2A～D）。

【结论】

患者为青年女性，常规乳腺筛查，左乳外上象限区域性分布多发无定形钙化，其形态及分布的恶性风险均相对较低，判读为BI-RADS 4A类。

【病理】

患者进行左乳钙化立体定位活检，病理符合乳腺腺病，伴多灶导管内钙化，局部见少量黏液聚集（图4-2-2E、F）。

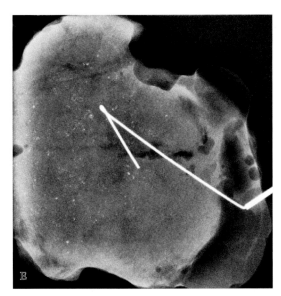 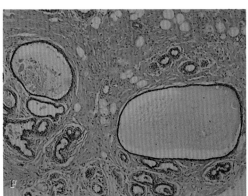

图4-2-2E、F 左乳钙化病灶标本摄影及病理图

## 病例3

【临床资料】

女，41岁。双侧乳房疼痛，月经正常。触诊未见明显异常。

【乳腺X线摄影】

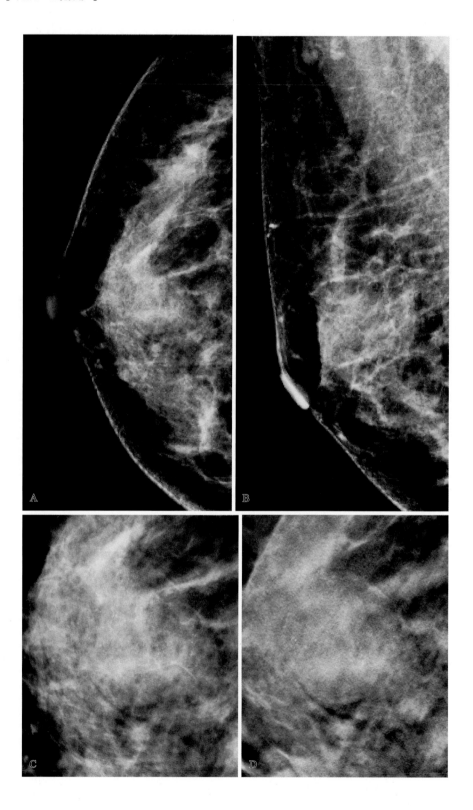

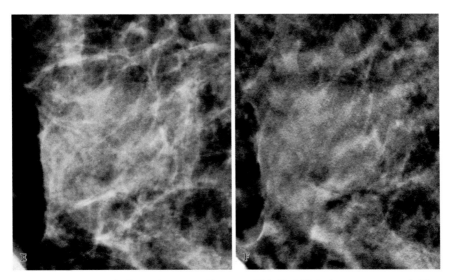

图4-2-3A～F 右乳CC位和MLO位FFDM图和物理放大（FFDM＋DBT）图

【超声】

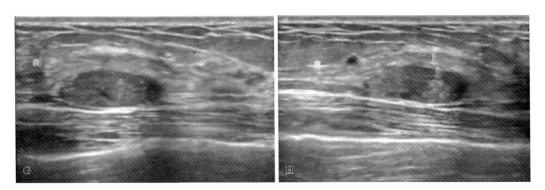

图4-2-3G、H 右乳钙化病灶超声图

【征象解读】

FFDM示右乳上方中1/3多发微钙化，直径＜0.5mm，钙化密度较淡，呈无定形，区域分布；DBT显示钙化区域呈椭圆形等密度肿块，局部物理放大图能更清楚地显示无定形钙化。超声清楚显示DBT所示肿块，呈实性低回声团，形态规则，内见点状钙化灶（图4-2-3A～H）。

【结论】

患者触诊无异常。FFDM对微钙化敏感，DBT则对致密型腺体内的肿块显示更佳，结合两者征象，可归为BI-RADS 4A类，考虑病灶可能为纤维腺瘤伴钙化形成。

【病理】

纤维腺瘤形成伴灶状钙化（图4-2-3I、J）。

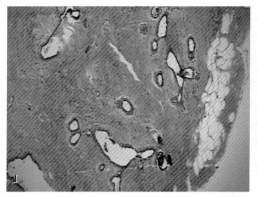
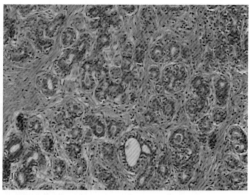

图4-2-3I、J　右乳钙化病灶病理图

## 病例4

【临床资料】

女，53岁。触诊阴性。既往未行乳腺筛查。

【乳腺X线摄影】

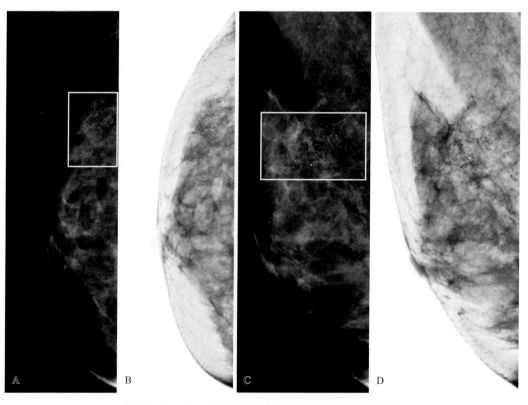

图4-2-4A ～ D　右乳CC位和MLO位FFDM图及反片

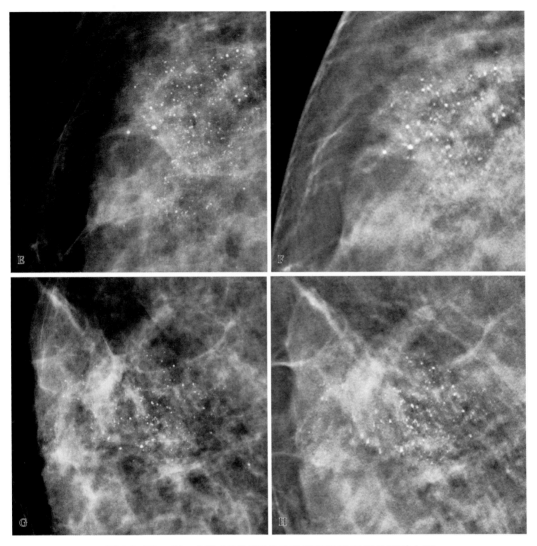

图4-2-4E ～ H　右乳CC位和MLO位FFDM及DBT物理放大图

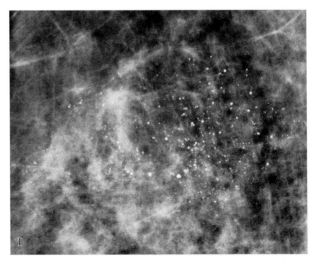

图4-2-4I　右乳钙化灶局部点压放大图

【征象解读】

　　FFDM示右乳外上象限大量微钙化，钙化直径＜0.5mm，形态规则，多为细点状，但在常规位置上局部显示欠清。局部点压放大图更清楚地显示细点状、夹杂少许钙乳样钙化，呈区域分布。钙化分布区域的实质密度未见明显增高（图4-2-4A～I）。

【结论】

　　中年女性，右乳触诊阴性。X线表现为右乳大量微钙化，局部点压放大显示钙化形态偏良性，且呈区域分布，总体恶性风险并不高，归为BI-RADS 4A类。

【病理】

　　乳腺腺病伴灶状导管内钙化（图4-2-4J、K）。

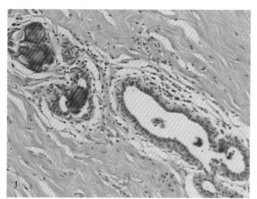
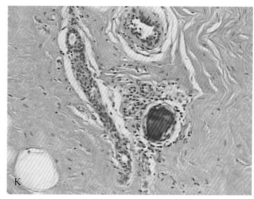

图4-2-4J、K　右乳钙化病灶病理图

## 病例5

【临床资料】

　　女，40岁。月经正常。触诊阴性。

【乳腺X线摄影】

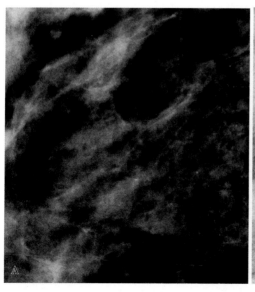
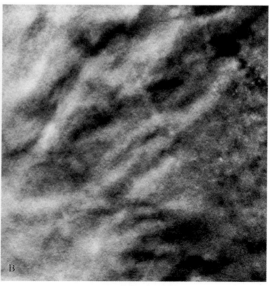

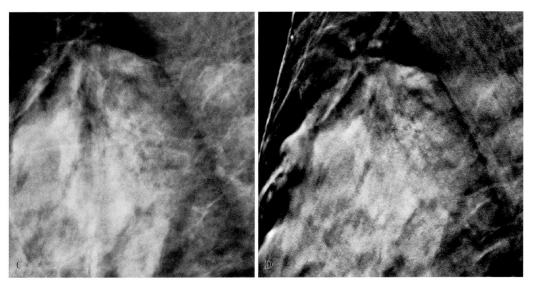

图4-2-5A ～ D 右乳CC位和MLO位FFDM及DBT局部物理放大图

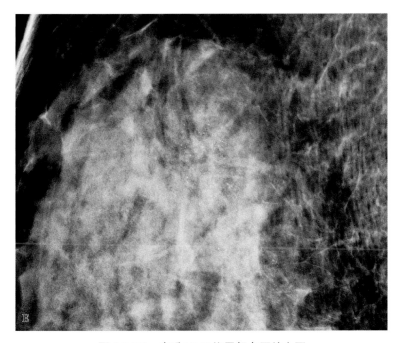

图4-2-5E 右乳MLO位局部点压放大图

【征象解读】

FFDM示右乳外上象限后1/3多发微钙化，形态为无定形及细点状，局部点压放大图未见明确细线样钙化，整体呈区域分布，实质密度未见明显增高（图4-2-5A ～ E）。

【结论】

中年女性，触诊阴性。X线主要表现为区域分布细点、无定形钙化，实质密度未见明显改变，总体恶性风险不高，但非典型良性表现，可归为BI-RADS 4A类。

【病理】

纤维囊性乳腺病伴导管内多灶钙化（图4-2-5F、G）。

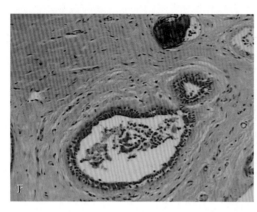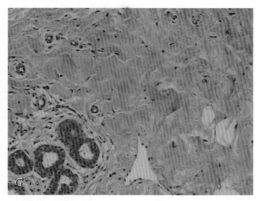

图4-2-5F、G 右乳钙化病灶病理图

## 病例6

【临床资料】

女，42岁。触诊无明显异常。

【乳腺X线摄影】

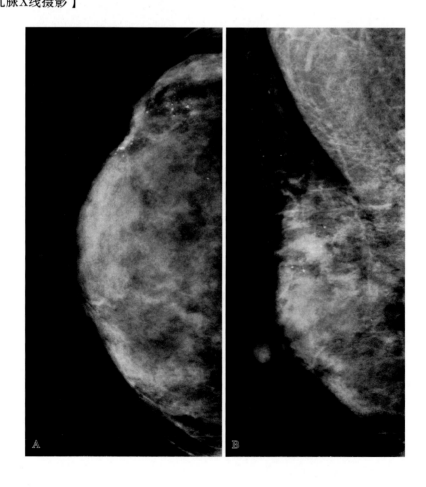

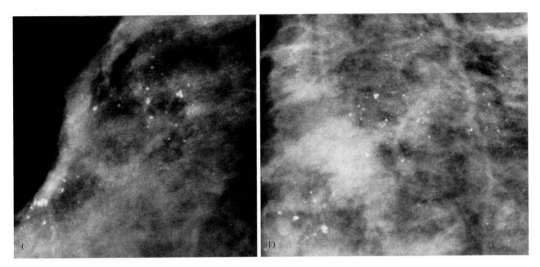

图4-2-6A ～ D 右乳CC位和MLO位FFDM图和物理放大图

【征象解读】

FFDM显示右乳外上象限多发钙化，多数钙化形态规则，为圆点状及细点状钙化，夹杂数枚模糊钙化，形态显示不清，为无定形微钙化，呈段样分布，钙化区域实质密度未见明显增高（图4-2-6A ～ D）。

【结论】

患者右乳外上象限多发圆点、细点状钙化，为典型良性钙化，但其内夹杂数枚无定形钙化，加之其分布为段样分布，应该提示临床早期干预，可判读为BI-RADS 4A类。

【病理】

纤维囊性乳腺病伴灶状钙化（图4-2-6E、F）。

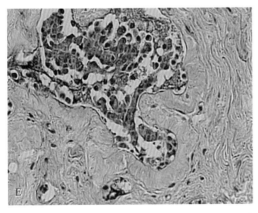
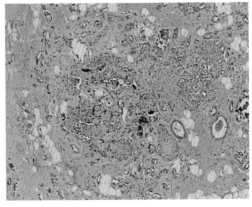

图4-2-6E、F 右乳钙化病灶病理图

## 病例7

【临床资料】

女，30岁。外院筛查发现左乳钙化。触诊无异常。

【乳腺X线摄影】

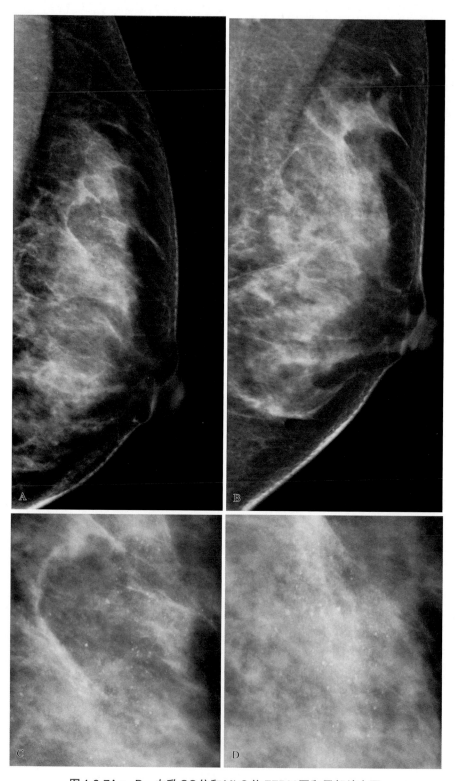

图4-2-7A～D    左乳CC位和MLO位FFDM图和局部放大图

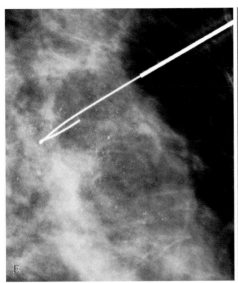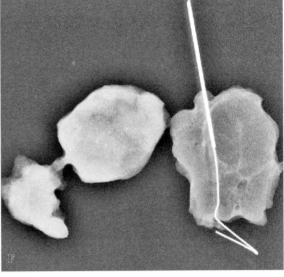

图4-2-7E、F 左乳钙化立体定位图及标本摄影图

【征象解读】

FFDM示左乳外上象限中后1/3多发微钙化,钙化直径均＜0.5mm,大部分钙化形态模糊,无固定形态,为无定形微钙化,夹杂部分规则细点状钙化,呈段样分布,钙化区域实质密度稍增高(图4-2-7A～F)。

【结论】

年轻女性,钙化形态为无定形及细点状,其段样分布的特点提示有一定的恶性风险,建议必要时早期干预,判读为BI-RADS 4A类。

【病理】

纤维囊性乳腺病伴钙化(图4-2-7G、H)。

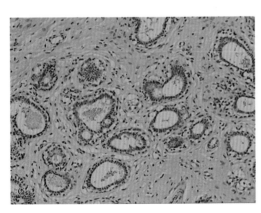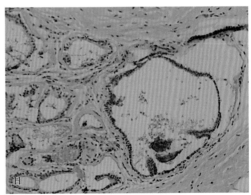

图4-2-7G、H 左乳钙化病灶病理图

## 病例8

【临床资料】

女,56岁。发现左乳肿物。触诊:扪及质硬、不活动肿块,基底固定,边界清;右

乳未触及异常。

【乳腺X线摄影】

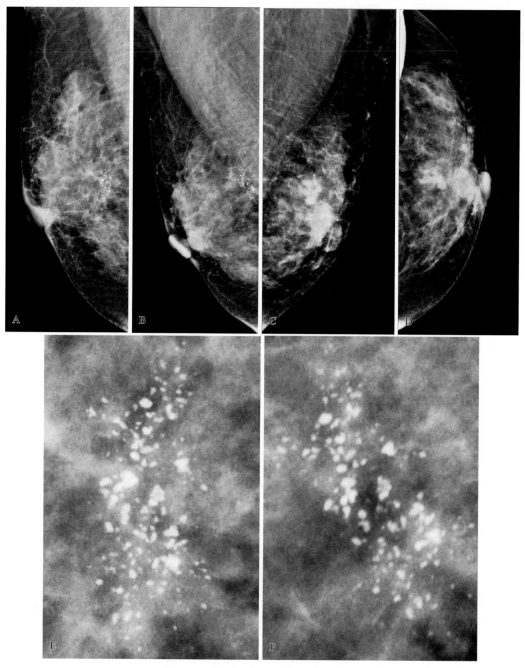

图4-2-8A～F　右乳90°侧位、左乳CC位及双乳MLO位FFDM图和右乳90°侧位及MLO位局部放大图

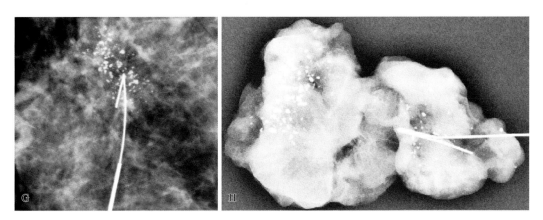

图4-2-8G、H　右乳钙化区域定位图、标本摄影图

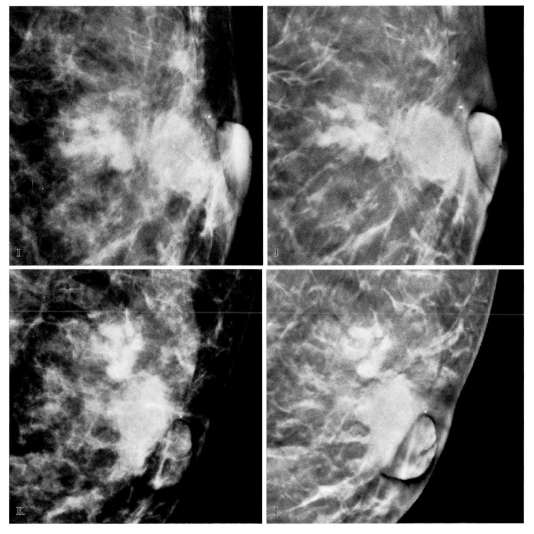

图4-2-8I～L　左乳CC位和MLO位局部物理放大图（FFDM＋DBT）

【超声】

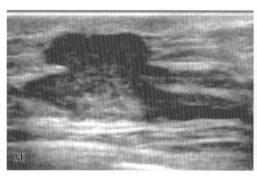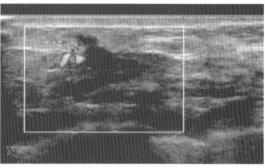

图 4-2-8M、N　左乳肿块超声图

【征象解读】

　　FFDM 示左乳上方（约 12 点钟方向）前、中 1/3 各见一枚不规则肿块，边缘模糊＋毛刺，其内伴有少许无定形钙化，DBT 显示更清晰；超声探及钙化分布区域不规则、边界模糊低回声团，且见血流信号。X 线及超声均表现为典型的浸润性乳腺癌。FFDM 右乳中央区后 1/3 多发微钙化，钙化形态不规则，部分钙化直径＞0.5mm，为典型粗糙不均质钙化，部分直径＜0.5mm，为细小多形性微钙化，钙化分布范围＞2cm，但并不局限于一个导管系统，呈区域分布，钙化区域实质密度增高，并伴有周围小梁结构增宽、扭曲（图 4-2-8A ～ N）。

【结论】

　　中年女性，因发现左乳肿物就诊。左乳病灶表现为不规则毛刺肿块伴微钙化，属于典型的浸润性乳腺癌，归为 BI-RADS 5 类。同时 X 线发现右乳中央区区域分布的粗糙不均质及细小多形性钙化，并伴有局部实质密度改变。由于右乳钙化的形态及分布，并结合左侧为典型乳腺癌病灶，提示右乳钙化病灶存在较高的恶性风险，判读为 BI-RADS 4C 类。

【病理】

　　左乳浸润性导管癌 2 级；右乳小叶原位癌并累及导管（图 4-2-8O ～ R）。

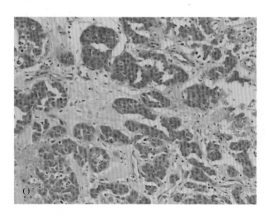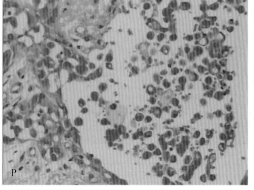

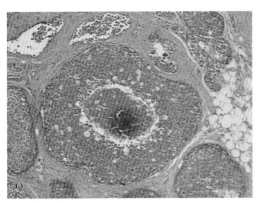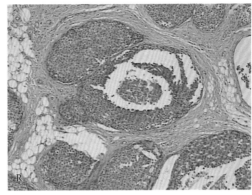

图4-2-8O～R 左乳肿块（O、P）及右乳钙化（Q、R）病灶病理图

## 病例9

【临床资料】

女，62岁。因语言不通，未能获取更多信息。触诊：左乳内侧质硬肿块。

【乳腺X线摄影】

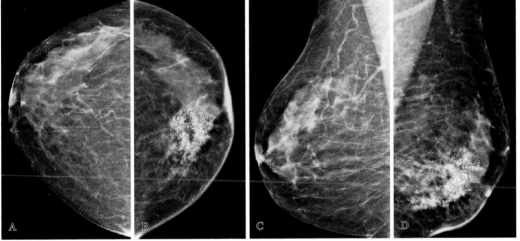

图4-2-9A～D 双乳CC位和MLO位FFDM图

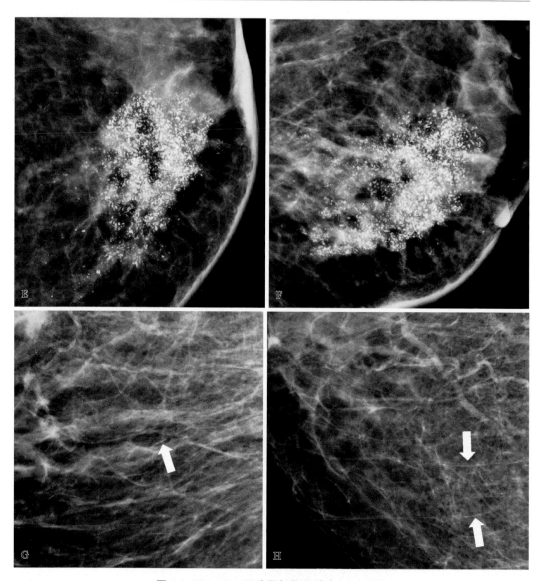

图4-2-9E ～ H　双乳局部物理放大FFDM图

【超声】

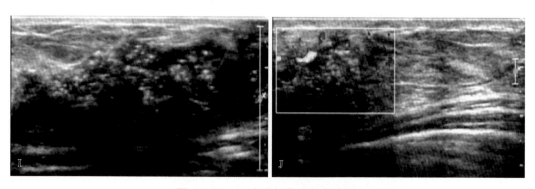

图4-2-9I、J　左乳钙化病灶超声图

【征象解读】

FFDM示左乳内侧（内上、内下象限）多发微钙化，主要为粗糙不均质及细小多形性钙化，夹杂少许细线样钙化，整体呈区域分布，相应区域实质密度增高。右乳散在"轨道样"钙化，部分表现典型，辨认为血管钙化不难，但部分血管钙化呈"单轨样"（白色箭头），容易与细线样钙化混淆，局部物理放大图可以较好区分。相关征象主要有：左乳晕区皮肤增厚、皮下脂肪层浑浊、悬韧带增厚。超声于左乳内下象限探及不均质低回声区，边缘不清，形态不规则，内见粗细不均钙化灶；病灶内部另探及穿入血流束（图4-2-9A～J）。

【结论】

老年女性，左乳病灶的恶性风险很高，不难诊断为浸润性乳腺癌，其内夹杂的细线样钙化，术前可推测为存在导管内癌成分，判读为BI-RADS 5类。

【病理】

浸润性导管癌2级伴中级别导管内癌（图4-2-9K、L）。

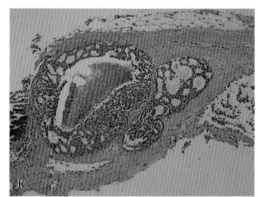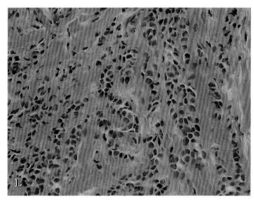

图4-2-9K、L 左乳钙化病灶病理图

## 病例10

【临床资料】

女，78岁。右侧腋窝触及质韧、边界不清肿物，基底固定。

【乳腺X线摄影】

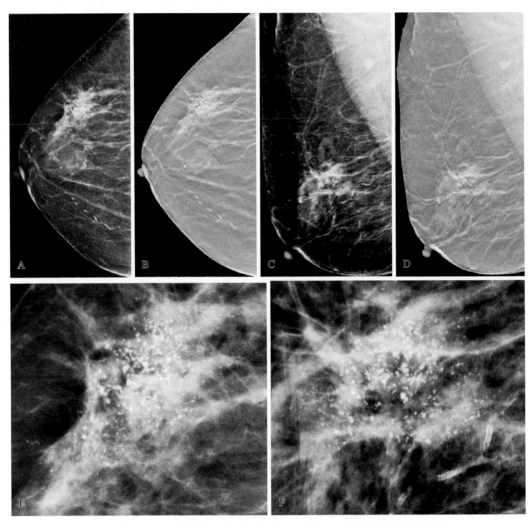

图4-2-10A～F　右乳CC位和MLO位FFDM及DBT图和局部放大图

【超声】

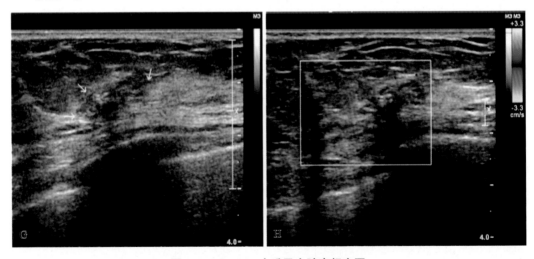

图4-2-10G、H　右乳及右腋窝超声图

【征象解读】

FFDM及DBT示右侧乳腺外上象限中1/3多发微钙化，多数钙化直径＞0.5mm，形态不规则，为典型的粗糙不均质钙化，其内夹杂数枚形态不规则细小钙化，直径＜0.5mm，为细小多形性钙化，钙化呈段样分布，钙化区域实质密度增高。超声显示X线所示钙化区域内见片状低回声区，边界不清、形状不规则，探及右侧腋窝乳腺腺体组织样回声（图4-2-10A～H）。

【结论】

老年女性，因右侧腋窝肿物就诊，发现右乳多发微钙化，其形态及分布提示恶性风险较高，判读为BI-RADS 4C类。

【病理】

中级别导管内癌伴管内灶状坏死及钙化（图4-2-10I、J）。

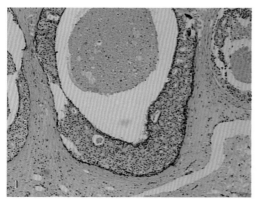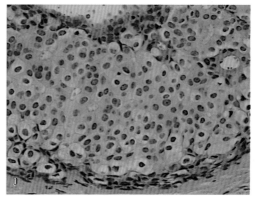

图4-2-10I、J 右乳钙化病灶病理图

## 病例11

【临床资料】

女，44岁。体检发现双侧乳腺多发肿物4个月余。触诊：触及双侧乳房质硬。

【乳腺X线摄影】

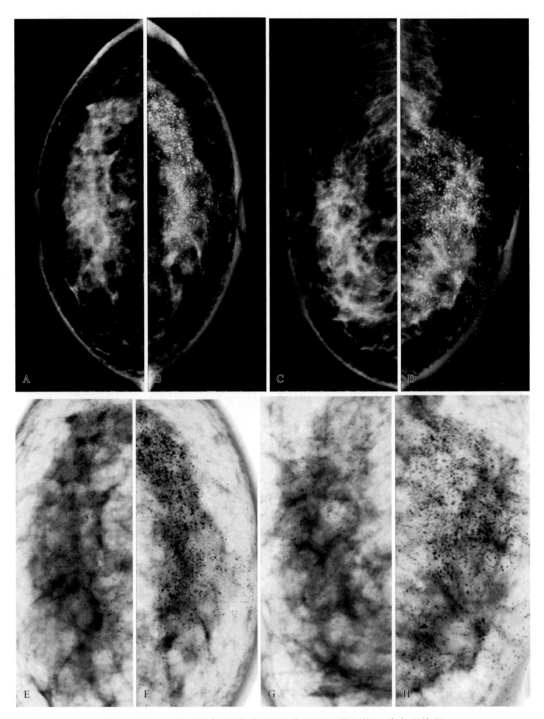

图4-2-11A～H　双乳CC位和MLO位FFDM图和物理放大反片图

【征象解读】

FFDM示双侧乳腺多发微钙化，左侧大部分钙化直径＞0.5mm，形态多为粗糙不均质，夹杂数枚细小多形性钙化，右侧乳腺直径多＜0.5mm，为细小多形性钙化，夹杂少许细线样钙化，整体呈弥漫性分布，钙化区域实质密度增高。其他相关征象：小梁结构增宽，皮肤广泛增厚（图4-2-11A～H）。

【结论】

中年女性，双乳弥漫性分布微钙化。一般来说，若钙化形态风险较低，双乳弥漫性分布提示钙化为良性，但本例双侧乳腺钙化形态风险均较高，提示双乳钙化为恶性可能性大，判读为BI-RADS 5类。

【病理】

双乳浸润性导管癌2级（图4-2-11I、J）。

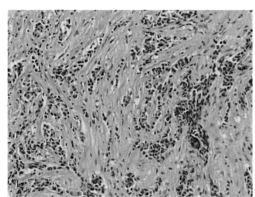
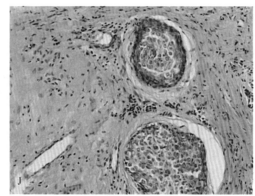

图4-2-11I、J　浸润性导管癌

## 病例12

【临床资料】

女，38岁。月经正常，无家族史。触诊：扪及左乳外侧近乳晕区肿块，质硬。

【乳腺X线摄影】

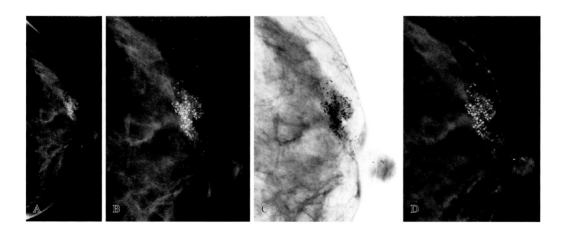

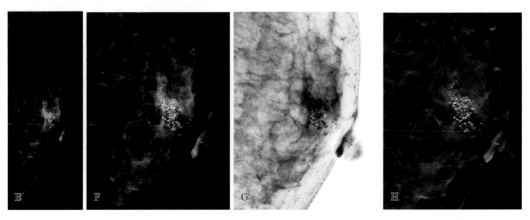

图4-2-12A～H 左乳CC位和MLO位FFDM图和局部放大（FFDM＋DBT）图和反片

【超声】

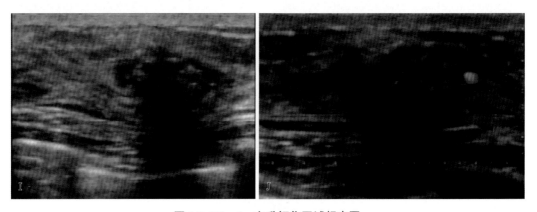

图4-2-12I、J 左乳钙化区域超声图

【征象解读】

FFDM示左乳外侧前1/3多发微钙化，钙化直径多为1～1.5mm，呈粗糙不均质状，部分钙化直径＜0.5mm，形态各异，呈细小多形性，整体呈段样分布，少量钙化延伸至乳晕、乳头处。DBT显示钙化区域实质密度增高。超声显示左侧乳晕旁实性低回声团，边缘不清，形态不规则，内见多个点状强回声，且见少许彩色血流信号（图4-2-12A～J）。

【结论】

本例X线表现为多发微钙化，粗糙不均质与细小多形性混杂，段样分布，且延伸至乳头，推测含导管内癌成分，恶性风险较高，判读为BI-RADS 5类。

【病理】

高级别导管内癌（图4-2-12K、L）。

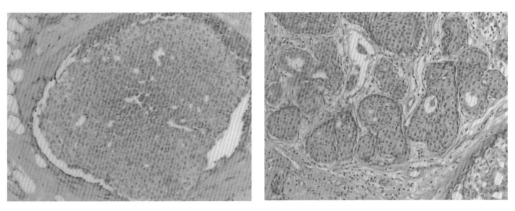

图4-2-12K、L 左乳钙化病灶病理图

## 病例13

【临床资料】

女，50岁。左乳肿物。触诊：扪及质硬肿块，基底固定，有触痛。

【乳腺X线摄影】

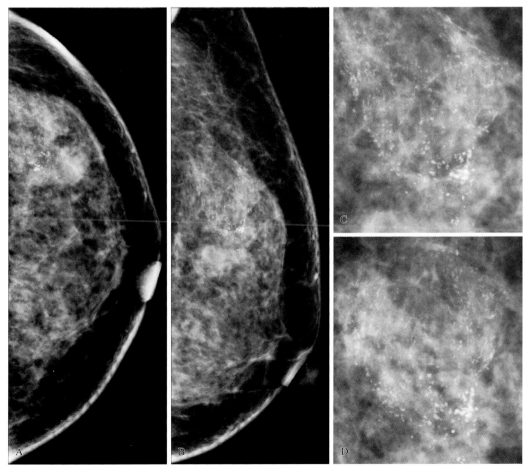

图4-2-13A～D 左乳CC位和MLO位FFDM图和局部放大图

【超声】

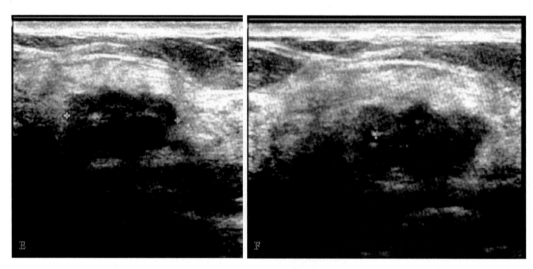

图4-2-13E、F　左乳钙化病灶超声图

【征象解读】

　　FFDM示左乳外上象限多发微钙化，多数钙化直径＜0.5mm，形态多为细线样，部分钙化直径＞0.5mm为粗糙不均质微钙化，沿乳腺导管走行区域呈段样分布，钙化区域实质密度增高。其他相关征象：小梁结构增宽、紊乱（图4-2-13A～D）。

　　超声显示X线所示钙化区域内见形态不规则的实性低回声团，边界尚清（图4-2-13E、F）。

【结论】

　　中年女性，扪及左乳肿块，左乳外上象限段样分布细线样及粗糙不均质钙化，钙化分布区域实质密度增高，钙化形态及分布的风险均较高，判读为BI-RADS 5类。

【病理】

　　患者返回外地外院手术，追踪病理结果证实为浸润性乳腺癌。

## 病例14

【临床资料】

　　女，42岁。自述发现肿块10年，缓慢生长，既往未在我院行乳腺筛查。触诊：左乳内上象限扪及质硬、不活动肿块，局部呈"橘皮样"改变。

【乳腺X线摄影】

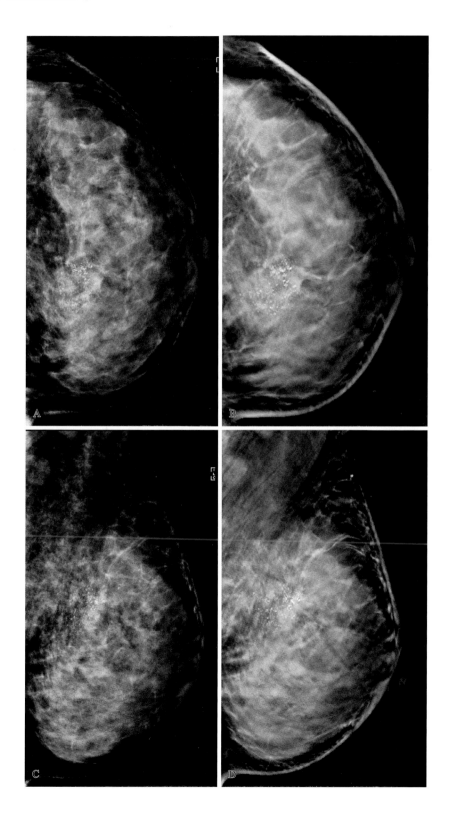

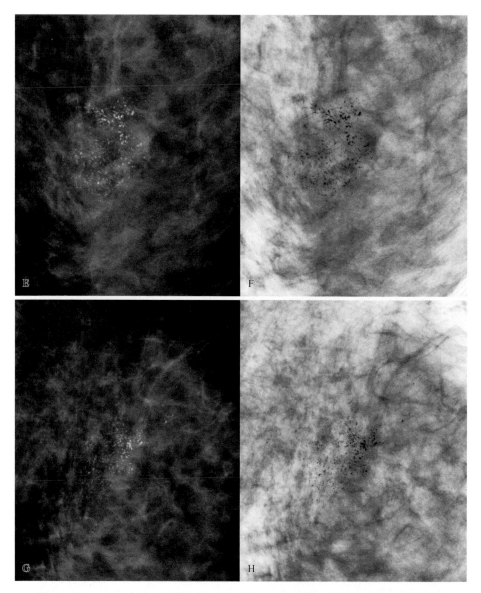

图 4-2-14A～H　左乳 CC 位和 MLO 位 FFDM、DBT 图、局部物理放大图及反片

【超声】

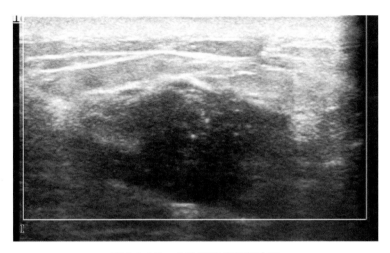

图4-2-14I 左乳钙化病灶超声图

【征象解读】

FFDM示左乳内上象限后1/3多发微钙化，直径均＜0.5mm，形态多为细小多形性，夹杂细线样钙化，分布区域最大径＞2cm，呈区域分布，DBT可清楚显示相应区域实质密度增高，且见等密度肿块影；局部物理放大图可见少许细线样钙化。超声探及钙化分布区域内实性低回声团，边缘不清，形态不规则（图4-2-14A～Ⅰ）。

【结论】

本例左乳见多发细小多形性及细线样钙化，区域分布，并伴肿块，可归为BI-RADS 5类，需要临床干预。

【病理】

浸润性导管癌2级伴广泛高级别导管内癌（图4-2-14J、K）。

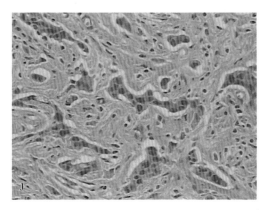
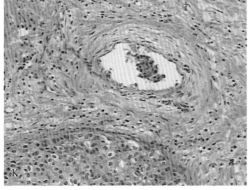

图4-2-14J、K 左乳钙化病灶病理图

## 病例15

【临床资料】

女，56岁。已绝经6年。触诊无异常。

【乳腺X线摄影】

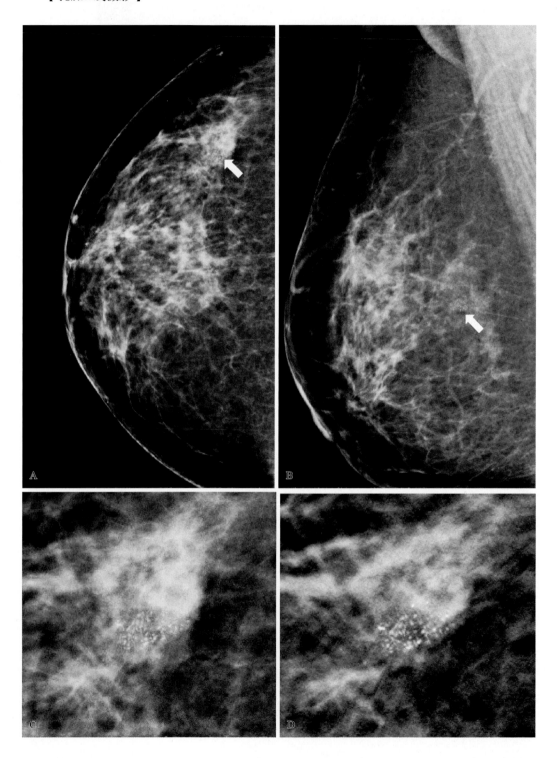

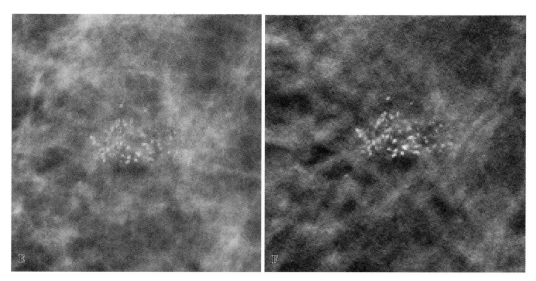

图4-2-15A～F 右乳CC位和MLO位FFDM图和局部物理放大（FFDM＋DBT）图

【征象解读】

　　FFDM示右乳外上象限后1/3处微钙化，形态不规则，直径＜0.5mm，为典型细小多形性钙化，范围约1cm×1cm，钙化数量＞5枚，为成簇分布。局部放大DBT图清楚显示钙化区域实质密度增高（图4-2-15A～F）。

【结论】

　　老年女性，右乳成簇微钙化，其形态及分布的恶性风险均较高，结合相关征象，判读为BI-RADS 4C类。

【病理】

　　高级别导管内癌（图4-2-15G、H）。

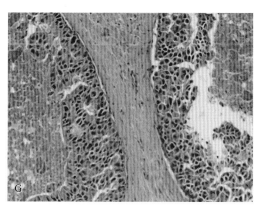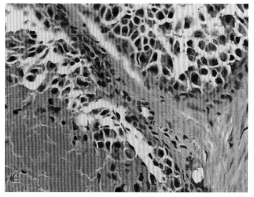

图4-2-15G、H 右乳钙化病灶病理图

## 病例16

【临床资料】

　　女，43岁。触诊阴性。

【乳腺X线摄影】

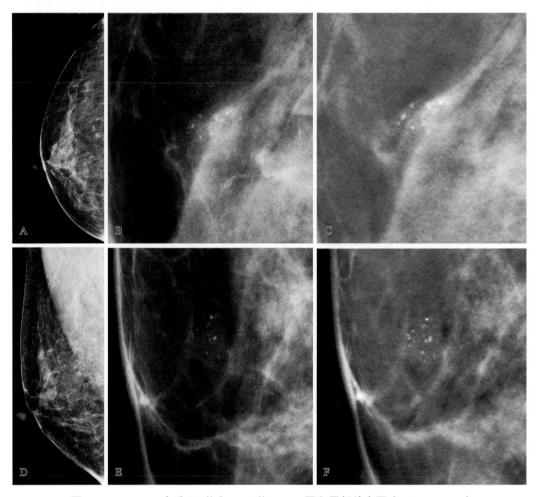

图4-2-16A～F　右乳CC位和MLO位FFDM图和局部放大图（FFDM+DBT）

【征象解读】

　　FFDM示右乳外上象限少量微钙化，钙化直径＜0.5mm，但大小不等、形态不规则，多为细小多形性钙化，数量＞10枚，范围约0.7cm×0.5cm，成簇分布，局部物理放大图示实质密度未见明显增高（图4-2-16A～F）。

【结论】

　　X线表现为成簇分布少量微钙化，钙化形态多表现为细小多形性，但实质密度未见明显改变，总体上具有一定的恶性风险，可判读为BI-RADS 4A类，建议临床干预。

【病理】

右侧乳腺腺病伴多灶钙化（图4-2-16G～I）

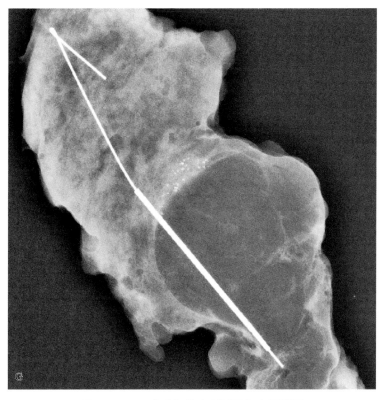

图4-2-16G 右乳钙化穿刺活检标本摄影图

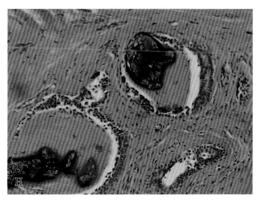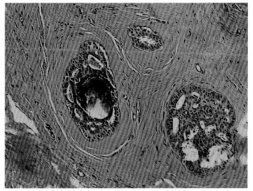

图4-2-16H、I 右侧乳腺腺病伴多灶钙化

## 病例17

【临床资料】

女，36岁。触诊阴性。

【乳腺X线摄影】

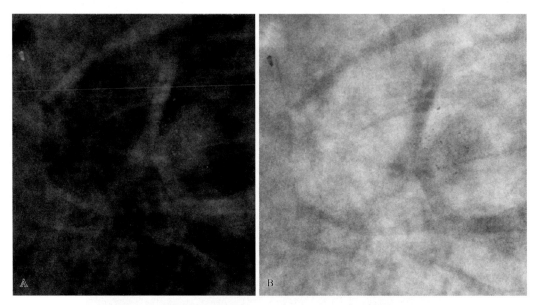

图4-2-17A、B　右乳MLO位FFDM局部物理放大图及反片

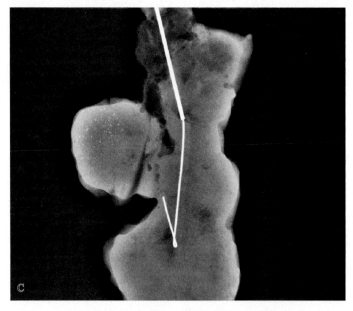

图4-2-17C　右乳钙化穿刺活检标本摄影图

【征象解读】

FFDM示右乳多发细小多形性钙化，范围约0.8cm×0.6cm，成簇分布，局部实质密度增高，但未形成明确肿块（图4-2-17A～C）。

【结论】

青年女性，X线表现为成簇分布钙化灶，形态多为细小多形性，实质密度稍增高，但未见明确肿块，具备一定的恶性风险，判读为BI-RADS 4A类。

## 【病理】

乳腺腺病伴钙化并纤维腺瘤形成（图4-2-17D、E）。

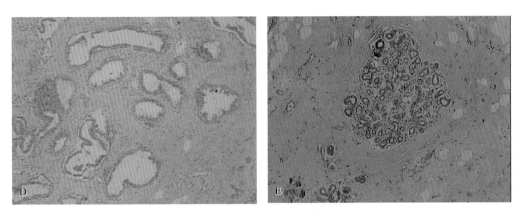

图4-2-17D、E 右乳钙化病灶病理图

## 病例18

## 【临床资料】

女，44岁。右乳发现小结节1个月余。既往乳腺筛查未见明显异常。触诊无明显异常。

## 【乳腺X线摄影】

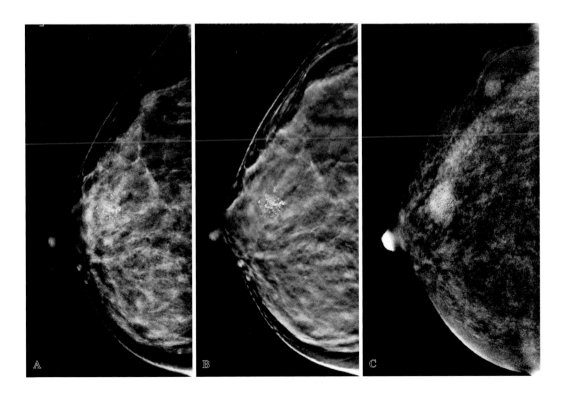

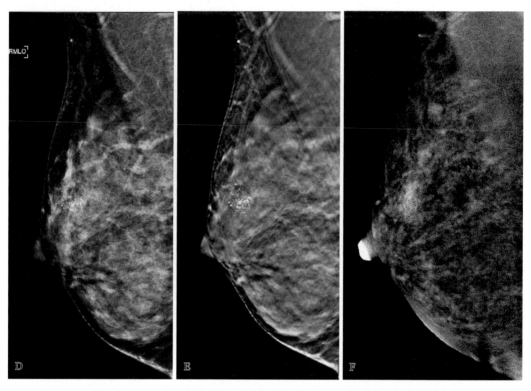

图4-2-18A～F　右乳CC位和MLO位FFDM、DBT和CEM减影图

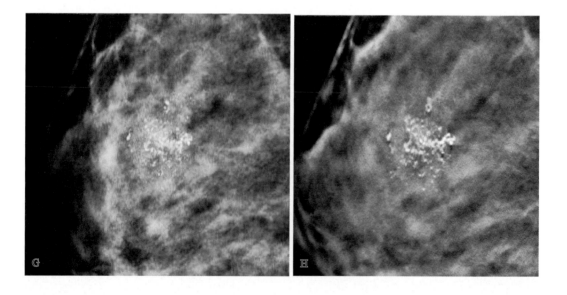

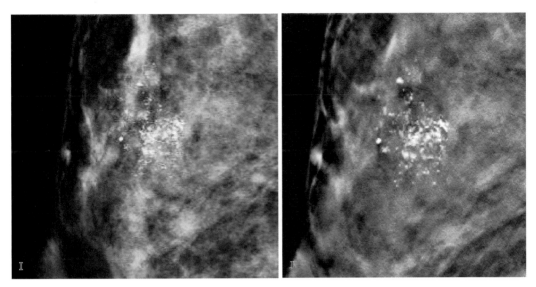

图4-2-18G～J　右乳CC位和MLO位FFDM、DBT局部物理放大图

【超声】

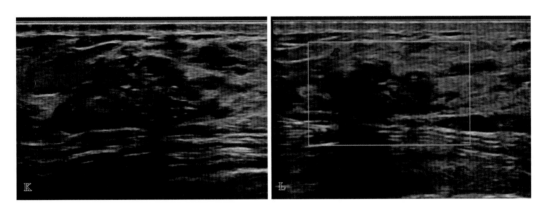

图4-2-18K、L　右乳钙化病灶超声图

【征象解读】

FFDM示右乳外上象限前1/3多发微钙化，形态不规则，直径＜0.5mm，为细小多形性微钙化，范围1～2cm，成簇分布；局部物理放大图显示其内夹杂少许细线样钙化，DBT示实质密度增高，CEM示病灶呈非肿块样明显强化。超声显示钙化分布区域见实性低回声团，形态不规则、边缘不清，内可探及条状彩色血流信号（图4-2-18A～L）。

【结论】

患者既往乳腺筛查无明显异常，此次检查右乳新发可疑恶性微钙化，结合细小多形性、细线样钙化及成簇分布，可判读为BI-RADS 5类，细线样钙化可推测病灶含有导管内癌成分。

**【病理】**

高级别导管内癌并累及小叶（图4-2-18M、N）。

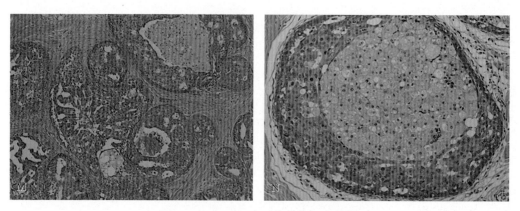

图4-2-18M、N　右乳钙化病灶病理图

## 病例19

**【临床资料】**

女，59岁。已绝经。右乳外上象限触及质韧肿块，边界不清，局部皮肤可见"酒窝征"。

**【乳腺X线摄影】**

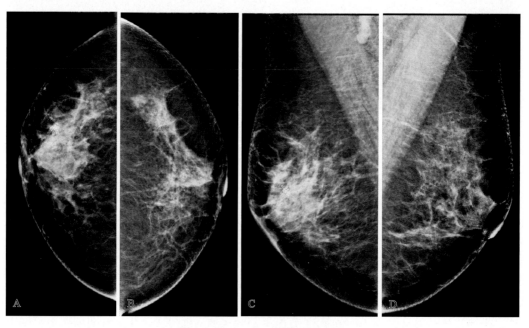

图4-2-19A～D　双乳FFDM图

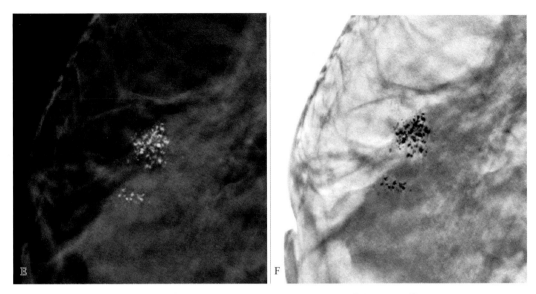

图4-2-19E、F　右乳MLO位病灶DBT物理放大图及反片

【超声】

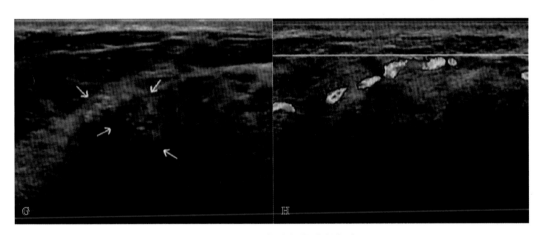

图4-2-19G、H　右乳钙化病灶超声图

【征象解读】

FFDM示右乳外上象限多发细小多形性钙化，成簇分布，伴局灶不对称和周围小梁结构增宽，DBT清晰显示邻近皮下脂肪层浑浊、悬韧带增厚，局限性皮肤增厚和凹陷。超声见不均质低回声团，边界不清，且可见多发细点状强回声，局部成簇，后方回声衰减，周边见粗大不规则条状彩色血流信号（图4-2-9A ～ H）。

【结论】

本例FFDM和DBT均清晰显示钙化形态、分布以及所累及的大致范围，结合邻近皮下脂肪层浑浊、悬韧带增厚、皮肤增厚及凹陷等典型相关征象，综合考虑可判读为BI-RADS 5类。

## 【病理】

浸润性导管癌3级伴脉管内癌栓（图4-2-19I、J）。

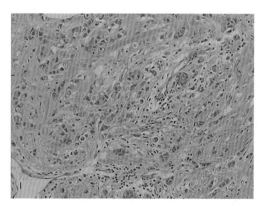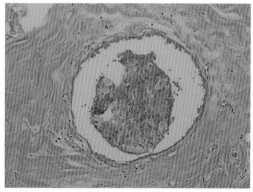

图4-2-19I、J　右乳钙化病灶病理图

## 病例20

## 【临床资料】

女，36岁。常规筛查，触诊未发现异常。

## 【乳腺X线摄影】

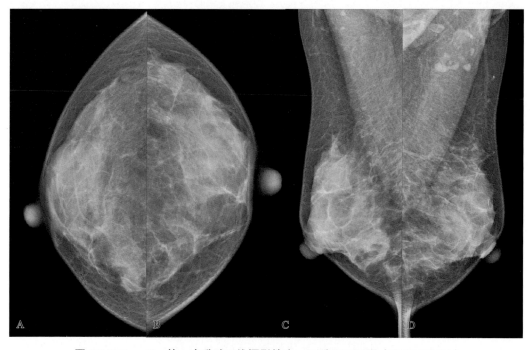

图4-2-20A～D　第一次乳腺X线摄影检查：双乳FFDM图（2009-03-24）

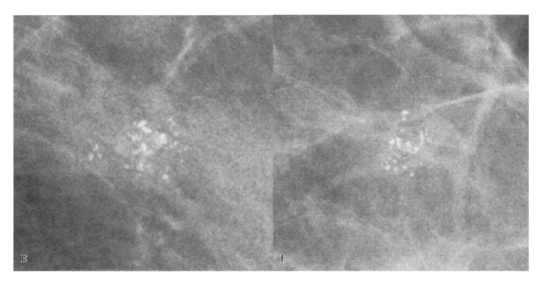

图4-2-20E、F　左乳病灶CC位和MLO位FFDM物理放大图

【超声】

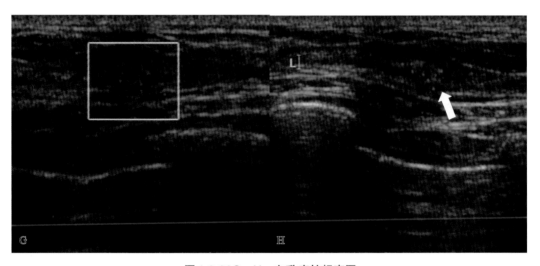

图4-2-20G、H　左乳病灶超声图

【征象解读】

FFDM示左乳外上象限多发细小多形性钙化，成簇分布，未见明确肿块。超声示不均质回声团，其内见成簇密集点状强回声，未探及异常彩色血流信号（图4-2-20A～H）。

【结论】

青年女性，常规筛查。FFDM发现左乳微钙化，清晰显示钙化形态及分布，判读为BI-RADS 4B类，建议临床干预，早期诊断，避免漏诊。

【病理】

中级别导管内癌（图4-2-20I、J）。

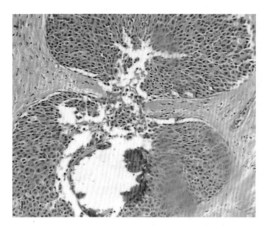
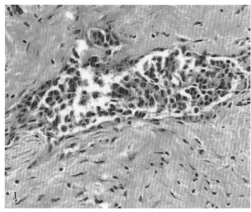

图4-2-20I、J　左乳钙化病灶病理图

【随诊复查】

青年女性，常规筛查。本例患者进行左侧保乳手术，并于术后进行了每年一次的规律随诊复查（共计12次），目前情况稳定，长期预后情况良好。

2021-03-05最近一次乳腺Ｘ线摄影检查：FFDM示左乳外上象限结构紊乱，小梁结构稍增宽，邻近皮肤增厚、凹陷，但未见明确肿块及异常微钙化，呈保乳术后改变（图4-2-20K～N）。

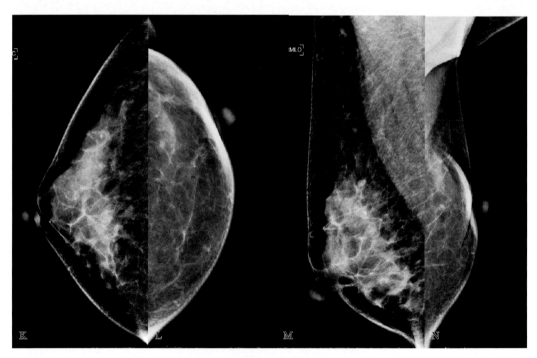

图4-2-20K～N　术后第十二次复查：双乳FFDM图

【注释】

乳腺 X 线检查对钙化具有较高的敏感度，被认为是乳腺微钙化诊断的金标准。FFDM 是临床常用的乳腺筛查手段，通过分析 X 线片中乳腺钙化的形态及分布情况可以准确鉴别良恶性疾病，相对于超声、MRI 等检查方法具有较为显著的应用优势，如本病例和本节病例 15 就是典型的通过 FFDM 筛查发现微钙化的早期诊断早期治疗的范例。局部点压放大摄影作为 FFDM 的补充检查，通过压迫排开部分周围组织使病灶充分显示，提高对比度，对微钙化的显示较常规平片敏感，可以进一步增加对乳腺钙化的检出率，提高诊断准确率，在钙化的良恶性鉴别中起重要作用，可参见本节病例 4。

## 病例 21

【临床资料】

女，51 岁。常规筛查。触诊无异常。

【乳腺 X 线摄影】

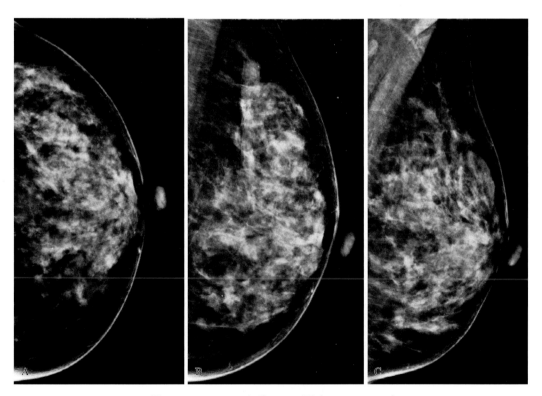

图 4-2-21A ～ C 左乳 FFDM 图（2014-12-30）

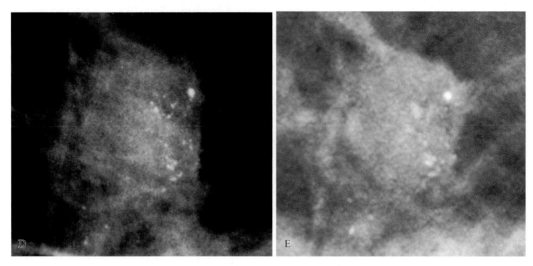

图4-2-21D、E  左乳MLO位病灶FFDM及DBT物理放大图

【征象解读】

FFDM示左乳外上象限后1/3处多发微钙化，形态多为细小多形性，部分为无定形钙化，成簇分布，伴有实质密度增高，DBT更清晰地显示微钙化区域的肿块轮廓，边缘模糊（图4-2-21A～E）。

【结论】

中年女性，触诊阴性，常规进行乳腺筛查。FFDM发现左乳多发微钙化，形态及分布均提示具备一定的恶性风险，DBT则更清晰伴有边缘模糊的肿块，综合考虑可判读为BI-RADS 4B类。

【病理】

浸润性导管癌2级伴中级别导管内癌（图4-2-21F、G）。

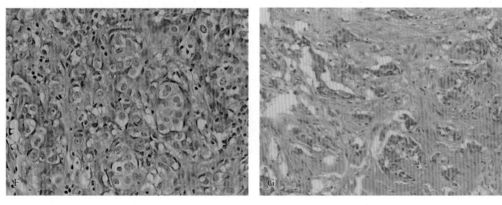

图4-2-21F、G  左乳钙化病灶病理图

【随诊复查】

本例患者行左侧保乳手术，并于术后常规进行每年1次的乳腺X线摄影复查，情况稳定。

2021年3月25日最近一次乳腺X线摄影检查：FFDM示左乳外上象限后1/3处结构紊乱，未见明确肿块及异常微钙化，呈保乳术后改变（图4-2-21H～K）。

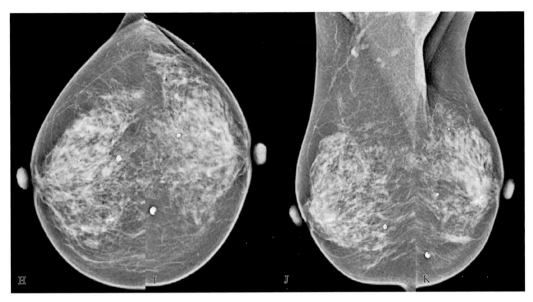

图4-2-21H～K 术后最近一次乳腺X线摄影：双乳FFDM图

## 病例22

【临床资料】

女，54岁。绝经4年，无家族史。右乳触诊稍质硬。

【乳腺X线摄影】

图4-2-22A、B 右乳CC
位及MLO位FFDM图

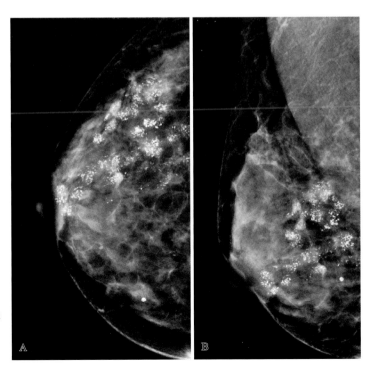

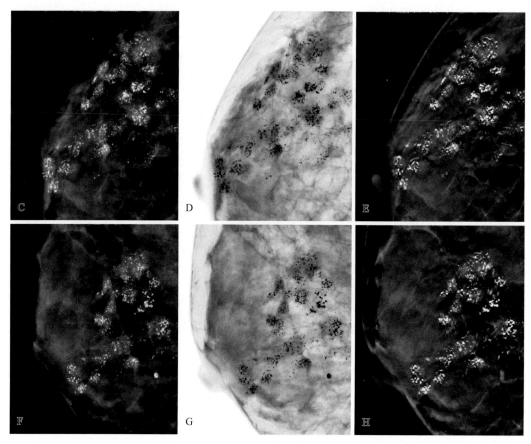

图4-2-22C～H　右乳CC位及MLO位FFDM、DBT局部物理放大图及反片

**【征象解读】**

　　FFDM显示右乳外侧（9点钟方向）及外上象限大量微钙化，形态多为细小多形性，夹杂细线样，呈多发成簇分布，整体呈段样分布，DBT表现为钙化区域内多发大小不一的等密度肿块影（图4-2-22A～H）。

**【结论】**

　　绝经后女性，右乳多发微钙化，细小多形性及细线样钙化，局部多发成簇、整体段样分布，恶性风险高，判读为BI-RADS 5类。

**【病理】**

　　浸润性导管癌2级（图4-2-22I、J）。

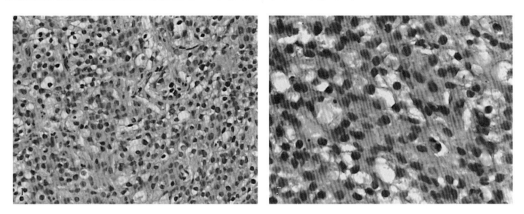

图4-2-22I、J 右乳钙化病灶病理图

## 病例23

【临床资料】

女，58岁。绝经8年。患者自述发现左乳肿块4年余，进行性增大。触诊：左乳内下象限扪及质硬肿块，基底固定；皮肤有"酒窝征"。

【乳腺X线摄影】

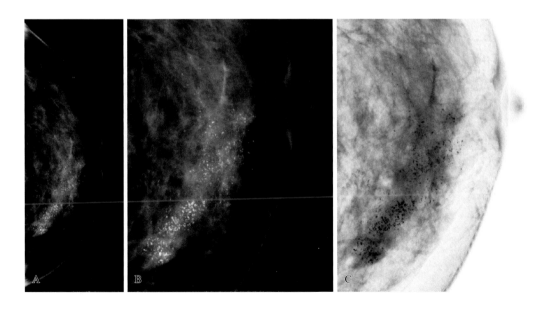

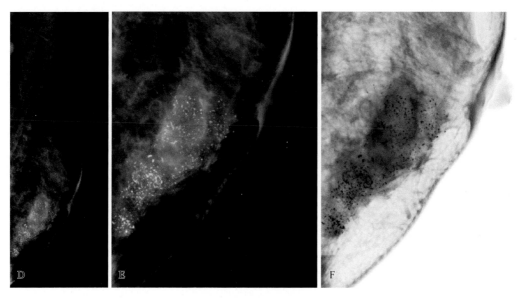

图4-2-23A～F　左乳CC位和MLO位FFDM图、局部放大图及反片

【超声】

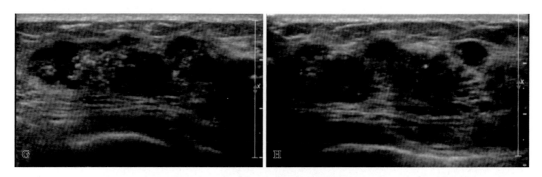

图4-2-23G、H　左乳钙化病灶超声图

【征象解读】

　　FFDM示左乳内下象限中、后1/3多发微钙化，中1/3处钙化直径＜0.5mm，呈细小多形性、夹杂少许细线样，后1/3钙化直径＞0.5mm，为粗糙不均质样钙化，钙化沿导管走行，呈段样分布，钙化区域实质密度增高，邻近皮下脂肪层浑浊，乳晕区皮肤稍增厚、回缩。超声可见钙化分布区域多发实性低回声团，互相融合，边缘不清、形态不规则（图4-2-23A～H）。

【结论】

　　患者于绝经后出现乳腺肿块，结合细小多形性、粗糙不均质及细线样的钙化形态，段样分布，并且已出现"酒窝征"，可判读为BI-RADS 5类，考虑为浸润性乳腺癌。

【病理】

　　浸润性导管癌2级伴中级别导管内癌及粉刺样坏死（图4-2-23I、J）。

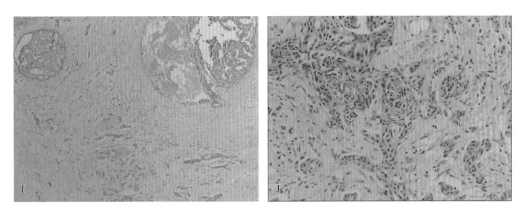

图4-2-23I、J 左乳钙化病灶病理图

## 病例24

【临床资料】

女，55岁，已绝经。左乳上方触诊偏硬。

【乳腺X线摄影】

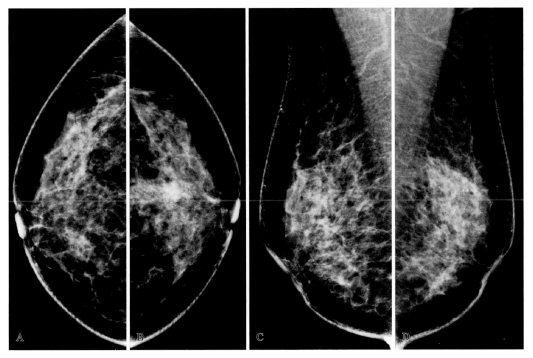

图4-2-24A～D 双乳FFDM图

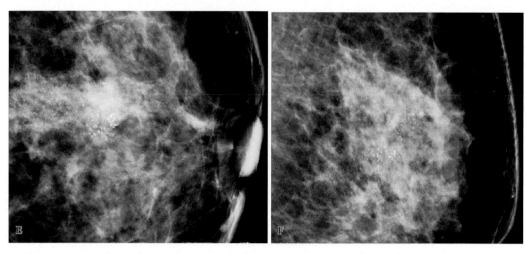

图4-2-24E、F　左乳钙化病灶FFDM物理放大图

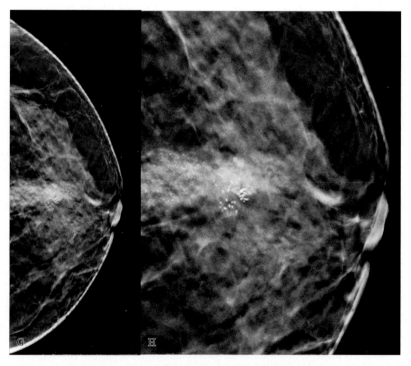

图4-2-24G、H　左乳CC位病灶DBT及物理放大图

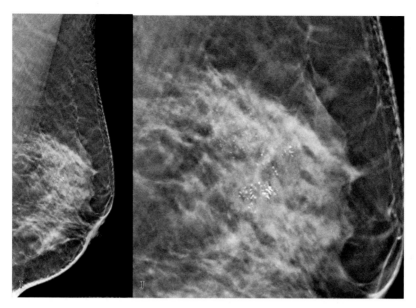

图4-2-24I、J 左乳MLO位病灶DBT及物理放大图

【超声】

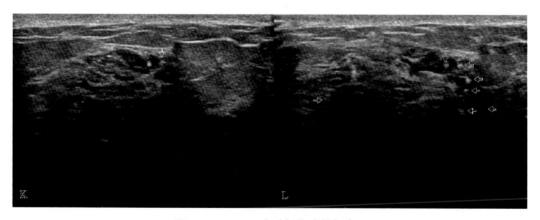

图4-2-24K、L 左乳钙化病灶超声图

【征象解读】

FFDM示左乳上方中、后1/3多发微钙化，形态多为细线或细线分枝状及细小多形性，呈段样分布；DBT显示相应区域实质密度明显增高、小梁结构增宽。超声见不均质回声团，其内见多发点状强回声（图4-2-24A～L）。

【结论】

中年女性，X线发现左乳上方多发可疑恶性微钙化，呈段样分布，其内的细线或细线分枝状钙化提示病灶沿导管及其分支导管生长，含有导管内癌成分，综合考虑可判读为BI-RADS 5类。

【病理】

浸润性导管癌2级伴高级别导管内癌（图4-2-24M、N）。

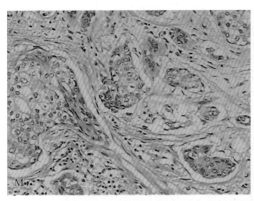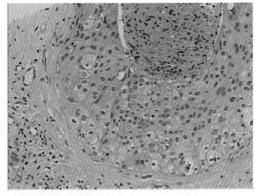

图4-2-24M、N　左乳钙化病灶病理图

## 病例 25

【临床资料】

女，43岁。左侧乳头血性溢液数年。触诊：左侧乳头后方扪及质地稍硬、不活动肿块，基底固定。

【乳腺X线摄影】

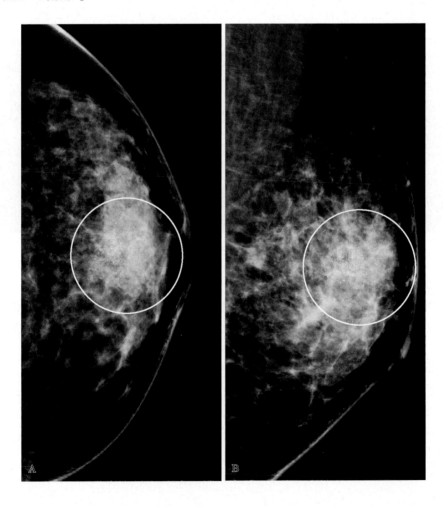

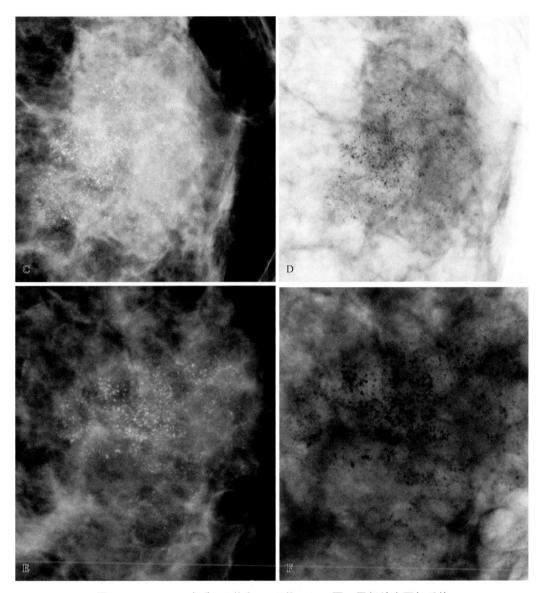

图4-2-25A～F 左乳CC位和MLO位FFDM图、局部放大图与反片

【征象解读】

FFDM示左乳上方（12点钟方向）前1/3多发微钙化，钙化直径多＜0.5mm，为典型的细小多形性样钙化，其内夹杂少许细线样微钙化，呈段样分布，钙化区域实质密度增高，皮下脂肪层浑浊（图4-2-25A～F）。

【结论】

左乳多发微钙化，其形态及分布均提示病灶恶性风险高，判读为BI-RADS 5类。

【病理】

高级别导管内癌并局部可疑微小浸润（图4-2-25G、H）。

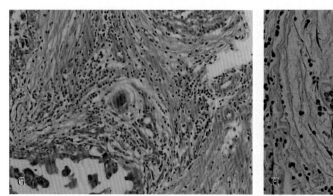
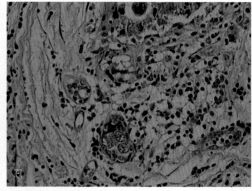

图4-2-25G、H　左乳钙化病灶病理图

## 病例26

【临床资料】

女，54岁。右侧乳头咖啡色溢液2月余。触诊：右乳内下象限扪及质硬肿块，边界模糊，活动度差。

【乳腺X线摄影】

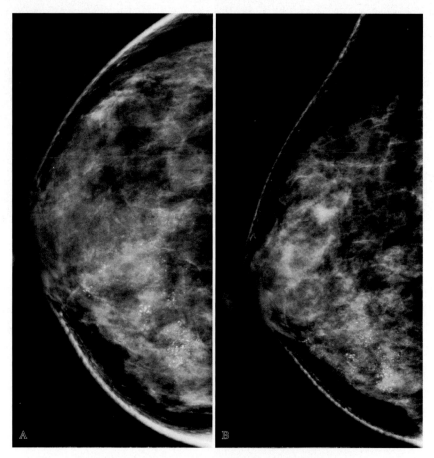

图4-2-26A、B　右乳CC位和MLO位FFDM图

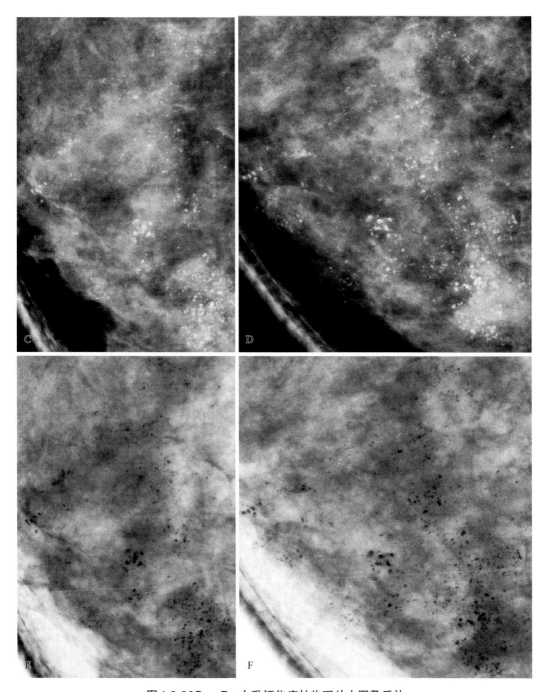

图4-2-26C ～ F　右乳钙化病灶物理放大图及反片

【征象解读】

　　FFDM示右侧乳腺内下象限多发微钙化，大部分为细小多形性钙化，夹杂数枚线样钙化，沿导管走行，整体呈段样分布，钙化区域实质密度增高（图4-2-26A ～ F）。

【结论】

　　中年女性，右乳多发细小多形性微钙化，段样分布，其形态及分布的恶性风险均较高，相应区域乳腺实质密度增高，综合考虑可判读为BI-RADS 5类。

【病理】

高级别导管内癌伴局部微浸润（图4-2-26G、H）。

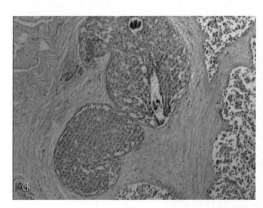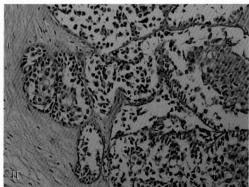

图4-2-26G、H　右乳钙化病灶病理图

## 病例27

【临床资料】

女，50岁。于16个月前发现左乳肿块，诊断为乳腺癌，行左乳改良根治术，病理为浸润性导管癌3级。目前左侧乳腺癌乳房切除术后10个月，返院复查。触诊：右侧乳房未触及异常。

【乳腺X线摄影】

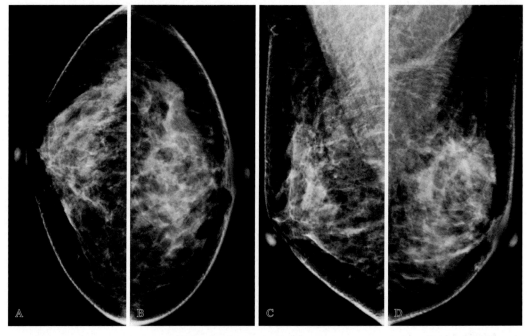

图4-2-27A～D　双乳CC位和MLO位FFDM图（2014-07-15）：左乳外上象限毛刺肿块，右乳未见微钙化

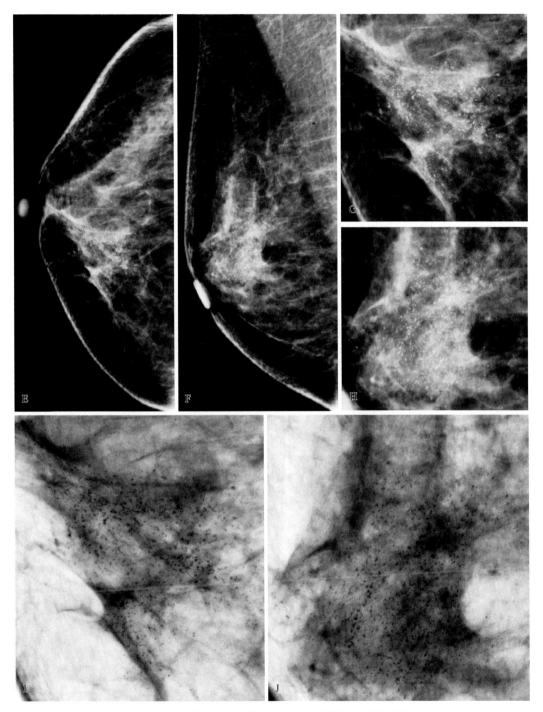

图4-2-27E～J 右乳CC位和MLO位FFDM图、局部放大图及反片（2015-11-19）

【征象解读】

FFDM示右乳内上象限前、中1/3多量微钙化，钙化直径约＜0.5mm，形态多为细小多形性，见少许细线样微钙化，钙化明显沿导管走行区域分布，呈典型段样分布，钙化区域实质密度增高（图4-2-27E～J）。

【结论】

右乳新增段样分布细小多形性及细线样微钙化，其形态及分布的恶性风险均较高，并且患者为左侧乳腺癌术后，右侧患乳腺癌风险更为增大，判读为BI-RADS 5类。

【病理】

患者于本院行右侧腋淋巴结穿刺活检，考虑乳腺浸润性导管癌转移，至外院进一步行右乳改良根治术，病理结果为右乳浸润性乳腺癌。

## 病例28

【临床资料】

女，46岁。既往无明显异常。触诊：右乳上方扪及质硬、膨胀性肿块。

【乳腺X线摄影】

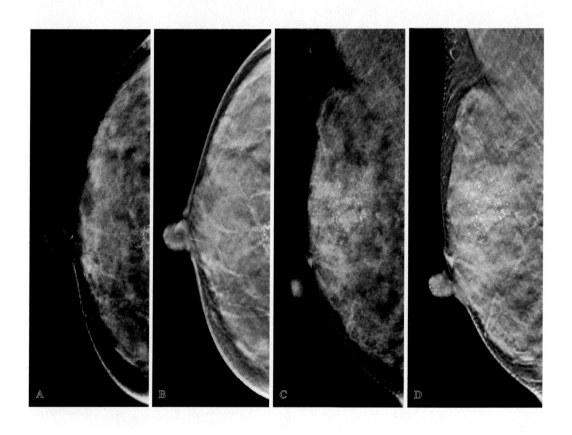

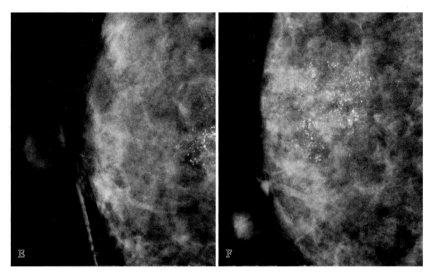

图4-2-28A～F 右乳CC位及MLO位FFDM、DBT图及局部物理放大图

【超声】

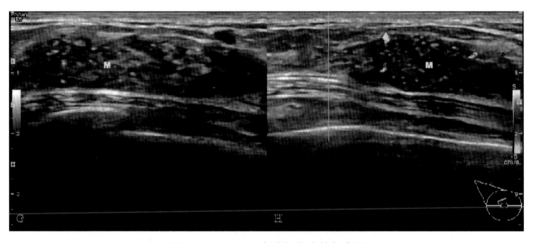

图4-2-28G、H 右乳钙化病灶超声图

【征象解读】

FFDM示右乳上方多发微钙化，直径均＜0.5mm，形态不规则，多为细小多形性、细线样及细线分枝状钙化，呈段样分布；DBT显示部分钙化累及乳头，呈线样分布；局部物理放大图清楚显示钙化病灶的累及范围。超声显示右乳11～12点钟不均质低回声区，边缘不清，内见散在点状强回声，周边及内部探及彩色血流信号（图4-2-28A～H）。

【结论】

右乳多发可疑恶性钙化，乳腺癌风险高，细线样及细线分枝状钙化提示导管内癌成分，可判读为BI-RADS 5类。

## 【病理】

高级别导管内癌并累及小叶（图4-2-28I、J）。

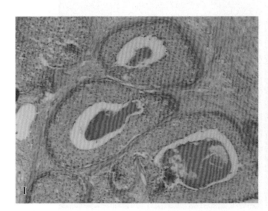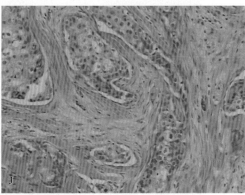

图4-2-28I、J　右乳钙化病灶病理图

## 病例29

## 【临床资料】

女，56岁。绝经1年。既往未行乳腺筛查。左乳上方触及质硬、不活动肿块；左乳挤压可见少量血性溢液。

## 【乳腺X线摄影】

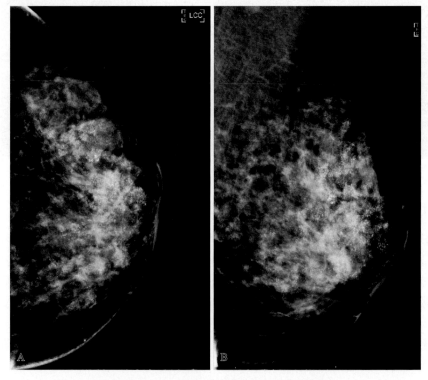

图4-2-29A、B　左乳CC位和MLO位FFDM图

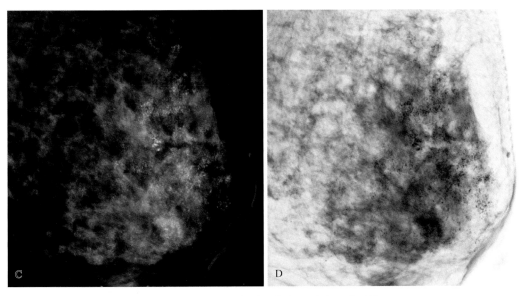

图4-2-29C、D　左乳局部物理放大图及反片

【征象解读】

FFDM示左乳大量微钙化，几乎分布于整个乳腺，但钙化仍按导管及导管分支分布，呈多发段样分布，局部物理放大图清楚显示钙化形态呈细小多形性、细线及细线分枝状，延伸至乳头区域，钙化分布区域实质密度明显增高（图4-2-29A～D）。

【结论】

本例X线所示病灶远比触诊范围大，钙化形态及分布的恶性风险均很高，此外挤压可见血性溢液，综合判断浸润性癌伴DCIS可能性大，判读为BI-RADS 5类。

【病理】

高级别导管内癌伴浸润性导管癌2级（图4-2-29E、F）。

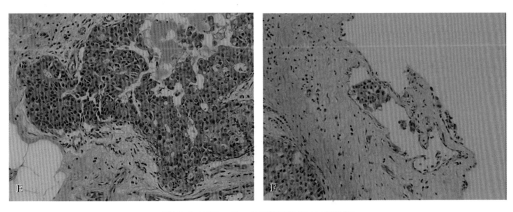

图4-2-29E、F　左乳钙化病灶病理图

## 病例 30

【临床资料】

女，50岁。发现右乳肿块1年，缓慢增长。触诊：右乳外上象限扪及质硬肿块，膨

胀性生长，基底固定。

【乳腺X线摄影】

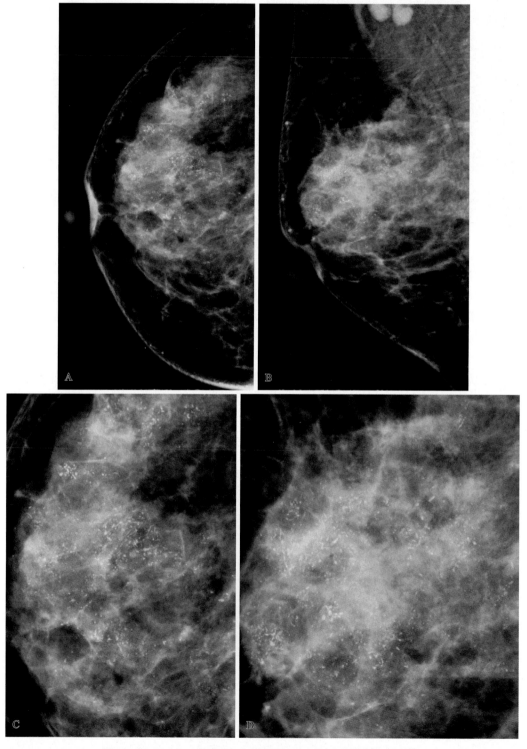

图4-2-30A～D　右乳CC位和MLO位FFDM图和物理放大图

【超声】

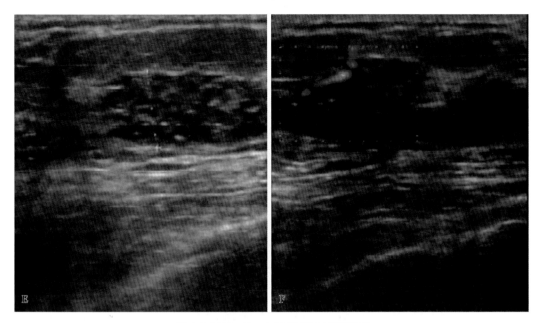

图4-2-30E、F　右乳钙化区域超声图

【征象解读】

　　FFDM示右乳外上象限多发微钙化，钙化直径＜0.5mm，形态多为细线样，部分为细小多形性微钙化，沿乳腺导管走行区域呈段样分布，钙化区域实质密度增高，右侧腋前份淋巴结形态饱满、密度增高。超声显示X线所示钙化区域内见形态不规则的实性低回声团，边界尚清，见彩色血流信号（图4-2-30A ～ F）。

【结论】

　　中年女性，右乳外上象限段样分布细线样及细小多形性钙化，钙化分布及形态的风险均很高，判读为BI-RADS 5类。

【病理】

　　浸润性导管癌2级，伴高级别导管内癌（图4-2-30G、H）。

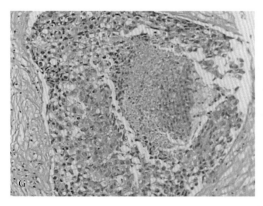
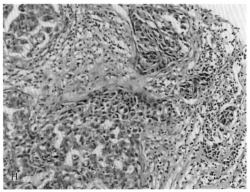

图4-2-30G、H　右乳钙化病灶病理图

## 病例 31

【临床资料】

女，22岁。发现右乳肿块。触诊：右乳外上象限扪及质硬不活动肿块，乳头受牵拉。

【乳腺X线摄影】

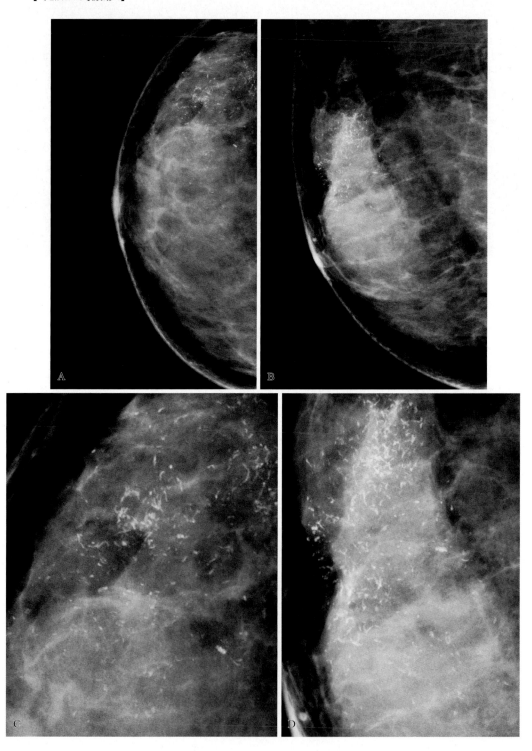

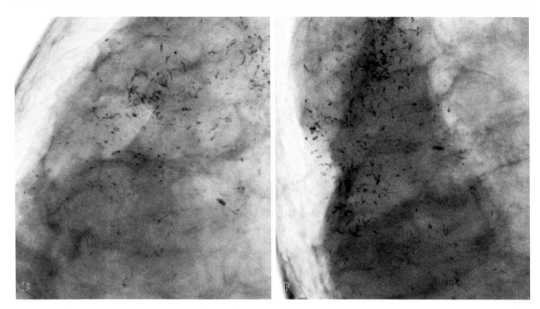

图4-2-31A～F 右乳CC位和MLO位FFDM图、局部放大图及反片

【征象解读】

FFDM示右乳外上象限前、中1/3多发微钙化，多数钙化呈细线样，直径＜0.5mm，部分呈树枝状结构，为典型的细线样及线样分枝状微钙化，其分布沿导管走行，延伸至乳头后方，呈典型的段样分布，钙化区域实质密度明显增高。皮下脂肪层浑浊、皮肤增厚（图4-2-31A～F）。

【结论】

右乳外上象限段样分布多发细线样微钙化，其分布和形态均为可疑钙化中恶性风险最高的一类钙化，虽患者属于年轻女性，仍可判读为BI-RADS 5类。

【病理】

浸润性导管癌（图4-2-31G、H）。

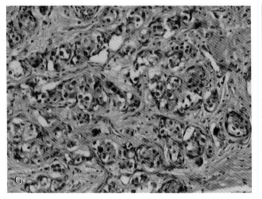
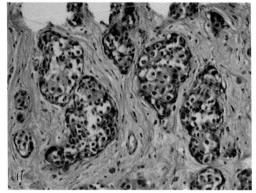

图4-2-31G、H 右乳钙化病灶病理图

（曾 辉 曾凤霞 周 云 郁 成 胡碧莹 彭吉东 陈卫国）

# 第 5 章

# 结 构 扭 曲

结构扭曲定义为乳腺局部正常结构的变形失常，但无明确肿块影显示。包括从一点发出的放射状线条或毛刺影（需与实性肿块的毛刺状边缘区别），或是乳腺实质边缘的局灶收缩、扭曲变形或曲度消失。其可独立存在，也可与其他征象伴随，占乳腺X线检查异常征象的6%。如果患者没有手术或外伤史，结构扭曲应可疑恶性或放射状瘢痕，应建议进一步活检。此外，影像学评价结构扭曲往往需要召回进行诊断性X线摄影，例如局部点压或放大摄影；如果结构扭曲在常规摄影中显示不清，可采用改变摄影角度的方法帮助明确病灶的位置及性质。本章按主要表现为单纯结构扭曲（黑星）、结构扭曲伴中央致密核心或肿块（白星）和结构扭曲伴钙化的影像征象顺序编排。

## 病例 1

【临床资料】

女，50岁。曾在外院行右乳保乳术。触诊：未触及异常包块。

【乳腺X线摄影】

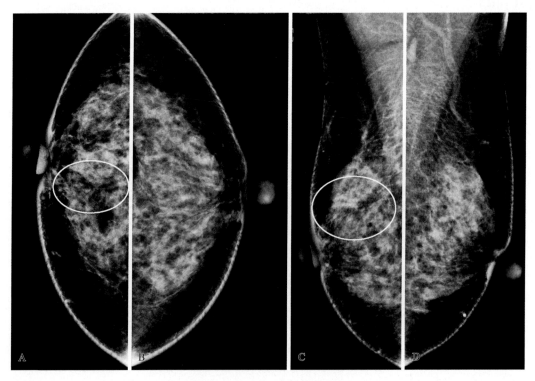

图 5-0-1A ～ D　双乳 FFDM 图

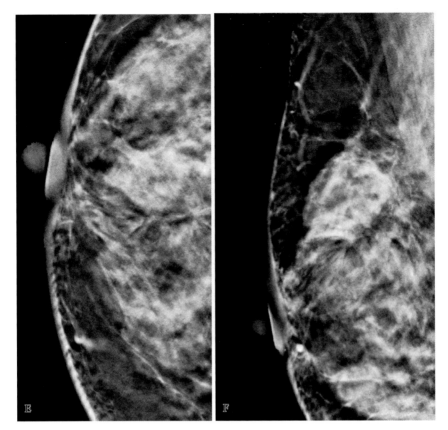

图5-0-1E、F　右乳病灶CC位及MLO位DBT物理放大图

【征象解读】

FFDM示右乳上方与手术区域对应的腺体结构变形失常，但无明确肿块影，且在两个位置上形态有所变化。DBT表现为乳腺实质边缘的局灶收缩、扭曲变形，收缩方向杂乱，无明确向心性纠集（图5-0-1A～F）。

【结论】

结合患者右乳上方保乳手术的病史，位置与结构扭曲具有一致性，且无致密核心及钙化，考虑为术后改变，BI-RADS可归类为2类，建议随访。

【随诊复查】

随诊复查2年，病灶范围较前缩小，密度变淡（图5-0-1G、H）。

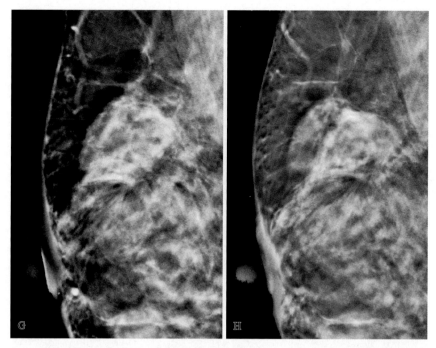

图5-0-1G、H    2019年及2021年右乳病灶MLO位DBT物理放大图

## 病例2

【临床资料】

女，50岁。本院行右乳外上象限乳腺癌保乳术后2年余。触诊：未触及异常包块。

【乳腺X线摄影】

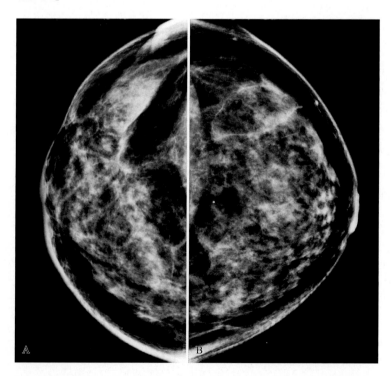

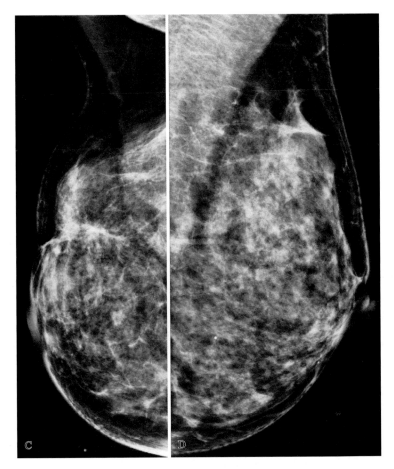

图 5-0-2A ～ D　双乳 FFDM 图

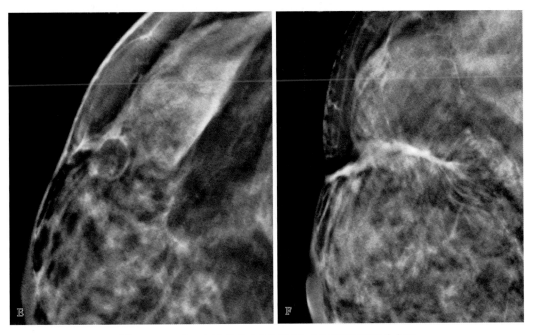

图 5-0-2E、F　右乳病灶 CC 位及 MLO 位 DBT 物理放大图

**【征象解读】**

FFDM示右乳外上象限与手术区域对应的实质边缘收缩、变形，病灶形态随投照体位的改变而变化。CC位DBT示病灶内可见脂肪密度肿块，MLO位DBT可见结构扭曲收缩方向杂乱，无明确向心性纠集，邻近皮肤增厚、牵拉内陷（图5-0-2A～F）。

**【结论】**

结合患者右乳保乳术的病史，且在相应位置发现病灶，考虑为术后结构扭曲合并脂肪坏死，BI-RADS可归类为2类，建议随访。

**【随诊复查】**

随访1年病灶范围缩小、密度较前变淡（图5-0-2G、H）。

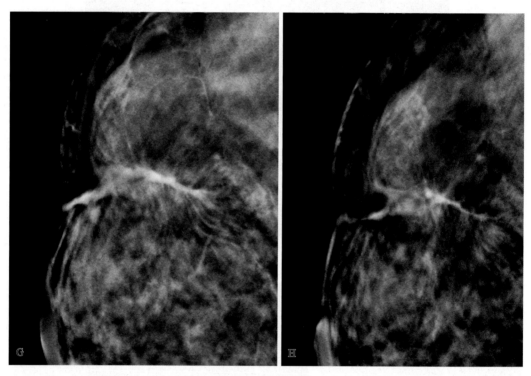

图5-0-2G、H  2019年及2020年右乳病灶MLO位DBT物理放大图

**【注释】**

手术后瘢痕是结构扭曲的一个常见原因。在病灶局部切除术后，手术部位通常会发生血肿或积液。在血肿或积液吸收之后，局部开始形成瘢痕。这种瘢痕在影像上有可能很难被发现，也可能表现为明显的毛刺样肿块或区域内的结构扭曲。在常规摄影中，病灶仅仅只能在一个体位上被发现，或是病变能在两个体位上显示，但它的形态会伴随体位改变，是术后瘢痕形成的特征性改变。具体表现为在某一体位时，瘢痕可能表现为致密影或毛刺状；但在另一个体位中，可能观察不到抑或可能变成长条形，且病灶中心透亮缺乏致密核心。在手术瘢痕处皮肤表面放置标志物有助于判断结构扭曲与既往手术的关系。

此外，通过与既往影像对比，也有助于证实结构扭曲与术后瘢痕之间的关系。一般来说，与术后相关的影像学改变，如结构扭曲、不对称、肿块、钙化等，通常在术后1年内出现，半年时达到高峰，在之后的随访中，结构扭曲的程度应随时间的推移而逐渐减轻、稳定甚至消失。若在随访中出现结构扭曲的范围增大、密度增高等征象时，则要考虑恶性可能。

## 病例3

【临床资料】

女，43岁。无外伤史及手术史。触诊：无异常。

【乳腺X线摄影】

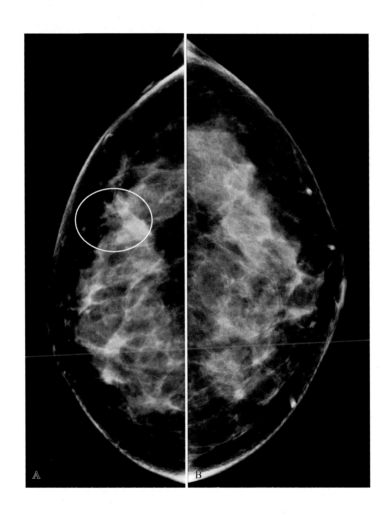

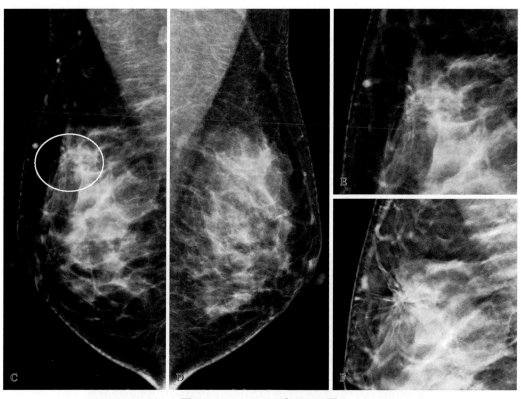

图5-0-3A～D　双乳FFDM图

图5-0-3E、F　右乳病灶MLO位FFDM及DBT物理放大图

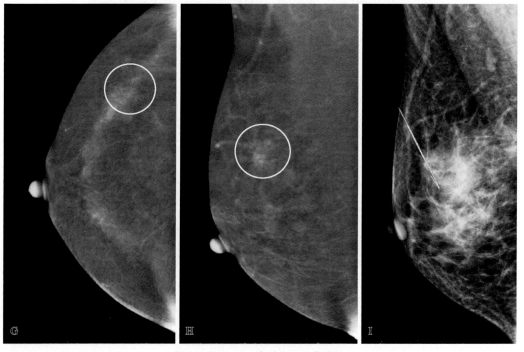

图5-0-3G、H　右乳CEM减影图

图5-0-3I　X线引导下病灶定位穿刺图

【征象解读】

FFDM示右乳外上象限局部正常结构变形失常，两个体位均可见，中央致密，但无明确肿块，其内不伴钙化，DBT表现为结构扭曲（以一点为中心呈星芒状），CEM示病灶局部呈非肿块样中度强化（图5-0-3A～I）。

【结论】

患者无外伤史及手术史，单纯结构扭曲病灶，CEM呈中度强化，BI-RADS可归为4A类，应建议临床干预（图5-0-3J）。

【病理】

右乳纤维囊性乳腺病（图5-0-3J、K）。

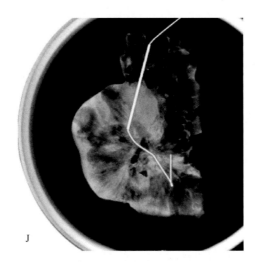

图5-0-3J 手术标本X线摄影图

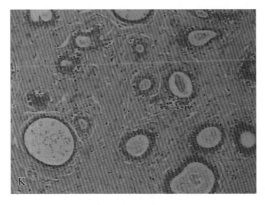

图5-0-3K 纤维囊性乳腺病

## 病例4

【临床资料】

女，56岁。无外伤史及手术史。触诊：无异常。

【乳腺X线摄影】

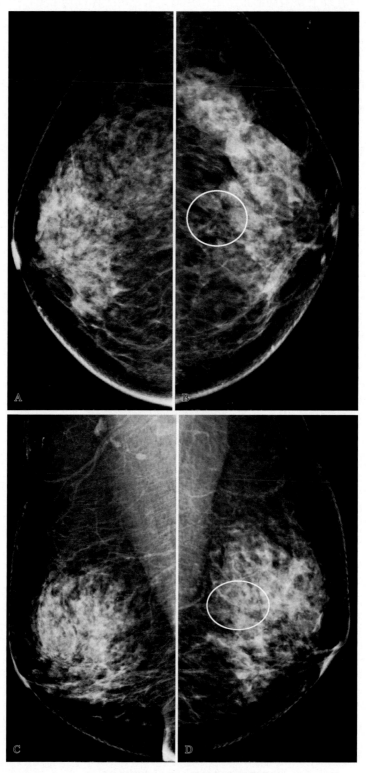

图5-0-4A～D　双乳FFDM图

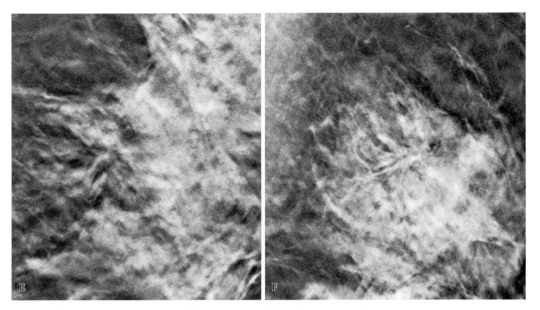

图5-0-4E、F 左乳病灶CC位及MLO位DBT物理放大图

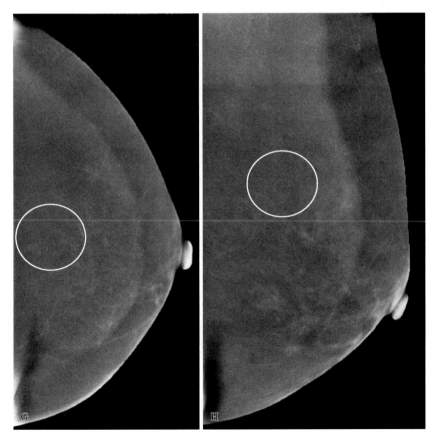

图5-0-4G、H 左乳CEM图

【征象解读】

FFDM示左乳上方结构扭曲但无明确致密核心或肿块，不伴钙化，DBT示中央未见肿块，CEM示病灶局部未见明确强化（图5-0-4A～H）。

【结论】

单纯结构扭曲病灶，未见强化，BI-RADS可归类为3类，建议随访。

【随诊复查】

随诊复查2年病灶形态及密度未见明显变化（图5-0-4I、J）。

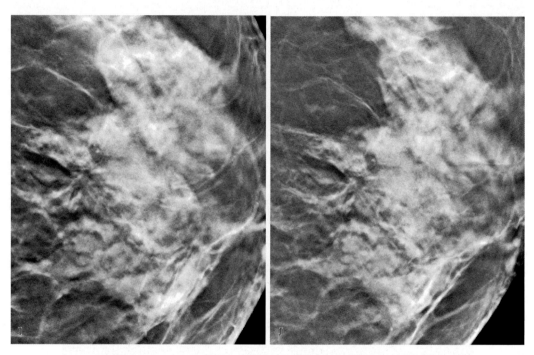

图5-0-4I、J　2019年及2021年左乳病灶CC位DBT物理放大图

【注释】

结构扭曲是乳腺癌的一个重要征象，无论它是作为主要征象还是伴随征象出现时。但因为腺体的遮掩，结构扭曲又是常规FFDM最容易漏诊及误诊的一个征象。我们通过大样本的研究发现，在致密型乳腺中，DBT可以减少甚至消除组织重叠所带来的影响。因此，对结构扭曲检出的敏感性以及诊断的特异性方面，DBT要显著高于常规的FFDM，减少了漏诊的风险。对于在FFDM或DBT检出的具有可疑恶性风险的结构扭曲，由于CEM技术具有与MRI相当的敏感性及阴性预测值，因此，CEM对于没有强化的病变能做出几乎肯定良性的诊断，从而减少了假阳性率及活检率。目前CEM已经成为临床诊断一个重要的补充手段。

**病例5**

【临床资料】

女，50岁。无外伤史及手术史。触诊：无异常。

【乳腺X线摄影】

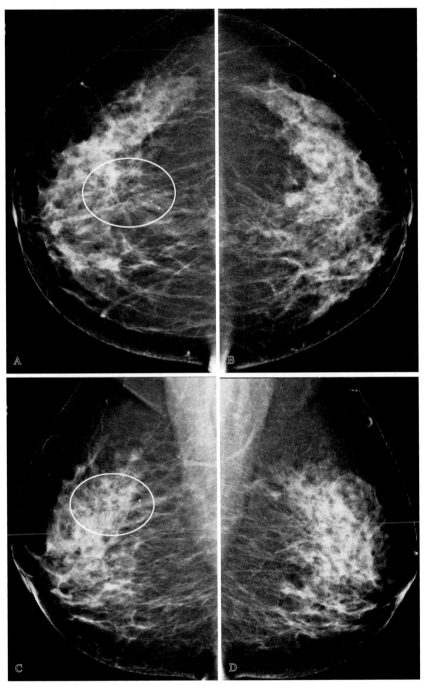

图 5-0-5A ～ D　双乳 FFDM 图

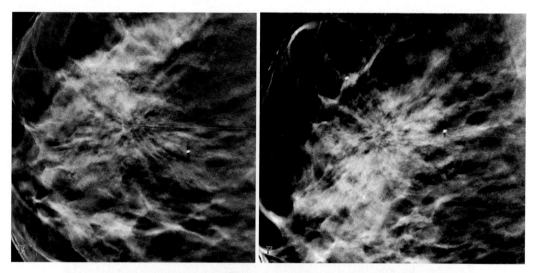

图5-0-5E、F    右乳病灶CC位及MLO位DBT物理放大图

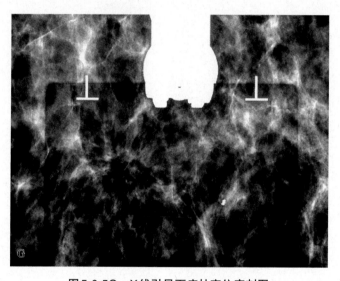

图5-0-5G    X线引导下病灶定位穿刺图

【征象解读】

FFDM示右乳上方局部乳腺结构紊乱但无明确致密核心或肿块，DBT可见结构扭曲，以一点为中心呈星芒状，中央呈低密度，谓之"黑星"（图5-0-5A～F）。

【结论】

单纯结构扭曲病灶，BI-RADS可归类为3类，建议短期随访（图5-0-5H）。

**【病理】**

右侧乳腺腺病（图5-0-5G～I）。

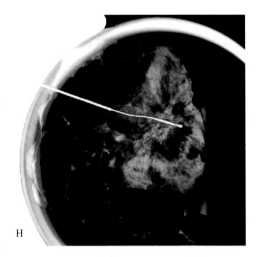

图5-0-5H　手术标本X线摄影图

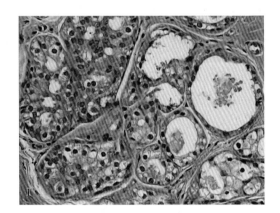

图5-0-5I　乳腺腺病

## 病例6

**【临床资料】**

女，43岁。无外伤史及手术史。触诊：无异常。

【乳腺X线摄影】

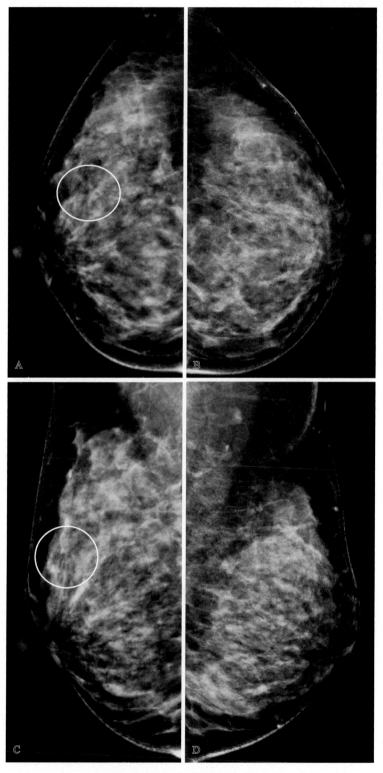

图5-0-6A～D　双乳FFDM图

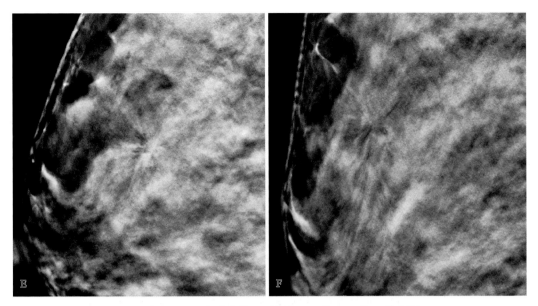

图5-0-6E、F　右乳病灶CC位及MLO位DBT物理放大图

【征象解读】

乳腺显影为极度致密类，FFDM对病灶检出的敏感性有限。DBT示右乳外上象限前1/3处可见结构扭曲（以一点为中心呈星芒状），中央无肿块，不伴钙化（图5-0-6A～F）。

【结论】

单纯结构扭曲病灶，BI-RADS可归类为3类，建议随访。

【随诊复查】

定期复查4年病灶形态及密度未见明显变化（图5-0-6G、H）。

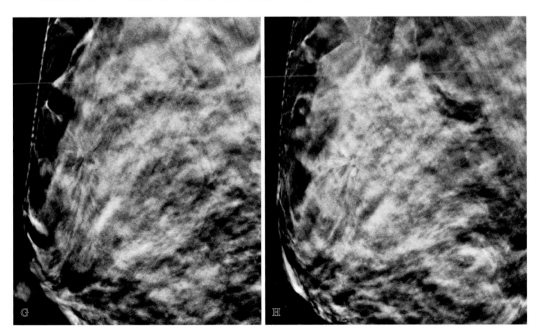

图5-0-6G、H　2016年及2020年右乳病灶MLO位DBT物理放大图

## 病例7

【临床资料】

女，33岁。无外伤史及手术史。触诊：左乳上方可疑肿块，边界不清。

【乳腺X线摄影】

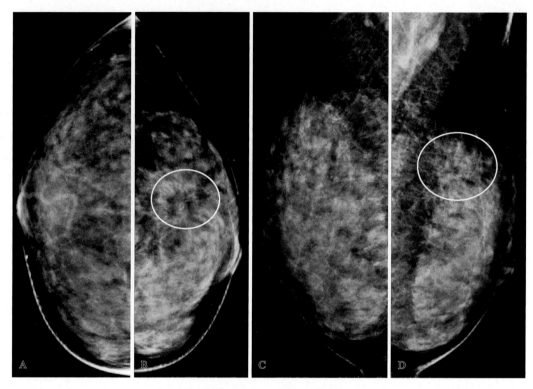

图5-0-7A ～ D　双乳FFDM图

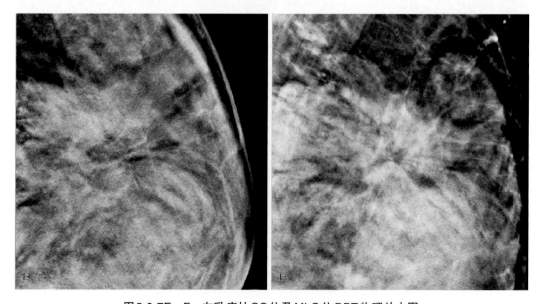

图5-0-7E、F　左乳病灶CC位及MLO位DBT物理放大图

【征象解读】

FFDM 示左乳外上象限局部结构紊乱但无明确肿块，DBT 进一步明确结构扭曲病灶，中央呈低密度，谓之"黑星"（图 5-0-7A ～ F）。

【结论】

单纯结构扭曲病灶，BI-RADS 可归类为 3 类，建议短期随访。

【病理】

左乳纤维囊性乳腺病（图 5-0-7G、H）。

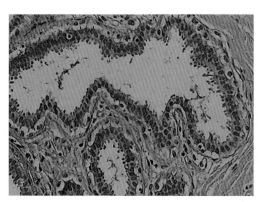
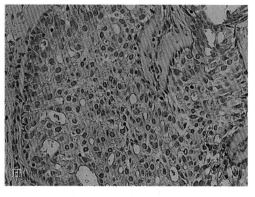

图 5-0-7G、H 纤维囊性乳腺病

## 病例 8

【临床资料】

女，43 岁。无外伤史及手术史。触诊：无异常。

【乳腺 X 线摄影】

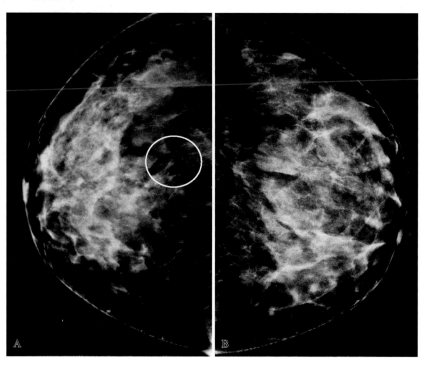

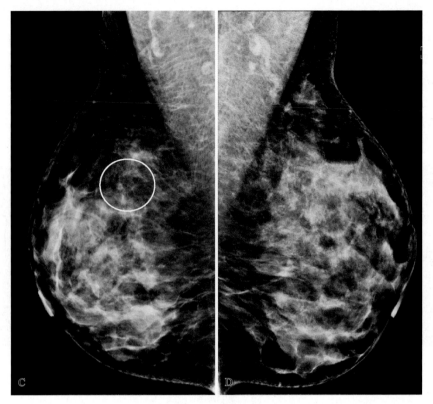

图5-0-8A～D 双乳FFDM图

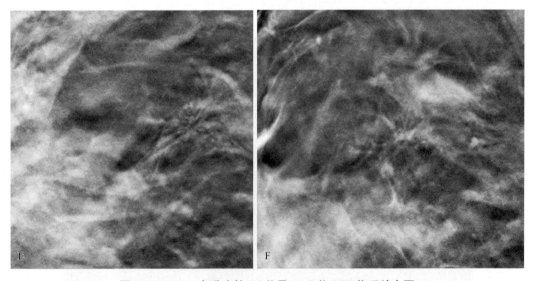

图5-0-8E、F 右乳病灶CC位及MLO位DBT物理放大图

【征象解读】

病灶密度较浅淡，FFDM显示有限，DBT进一步观察到右乳外上象限结构扭曲，以一点为中心呈星芒状，中央呈脂肪密度（图5-0-8A～F）。

【结论】

典型单纯结构扭曲（黑星），BI-RADS可归类为2类，建议定期复查。

【随诊复查】

1年后复查病灶无明显变化（图5-0-8G、H）。

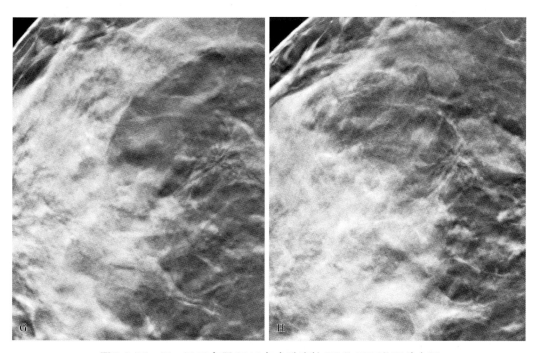

图5-0-8G、H  2018年及2019年右乳病灶CC位DBT物理放大图

## 病例9

【临床资料】

女，39岁。无外伤及手术史。触诊：左乳10点钟方向条索状病灶，质韧、活动可。

【乳腺X线摄影】

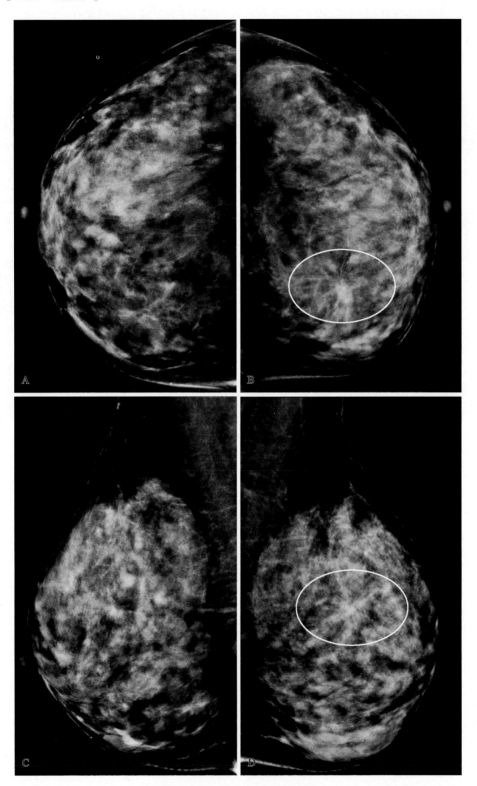

图5-0-9A ～ D　双乳FFDM图

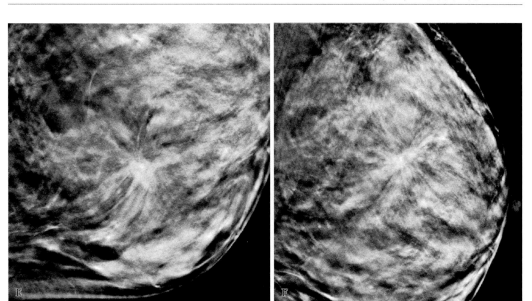

图5-0-9E、F 左乳病灶CC位及MLO位DBT物理放大图

【征象解读】

FFDM示左乳内上象限结构扭曲，病灶中央呈高密度，DBT显示病灶呈星芒状，中央见一枚不规则高密度肿块影，未见钙化（图5-0-9A～F）。

【结论】

结构扭曲中央伴不规则肿块，BI-RADS可归类为4C，建议活检。

【病理】

左乳浸润性小叶癌（图5-0-9G、H）。

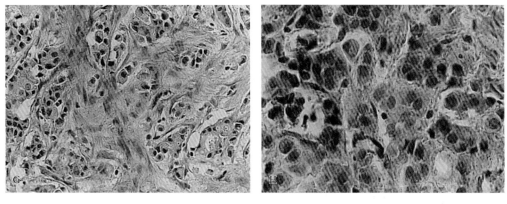

图5-0-9G、H 浸润性小叶癌

## 病例 10

【临床资料】

女，76岁。左侧乳腺切取活检术后多年。

【乳腺X线摄影】

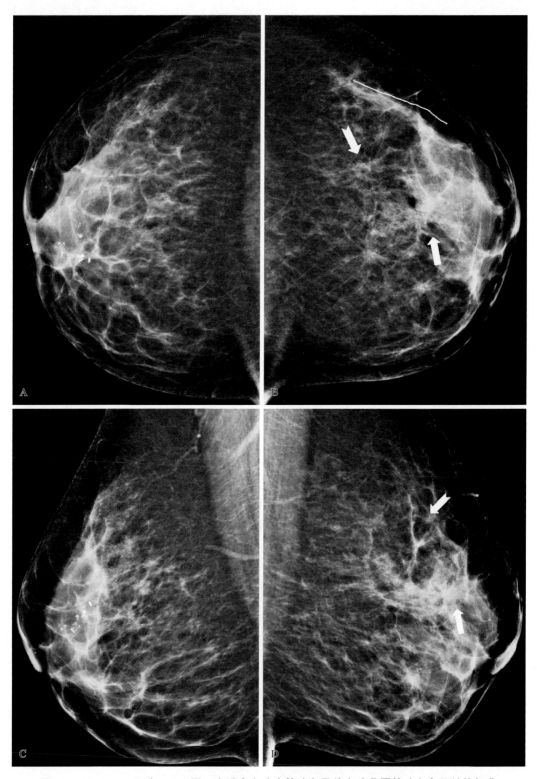

图5-0-10A～D　双乳FFDM图，左乳内上（直箭头）及外上（燕尾箭头）象限结构扭曲

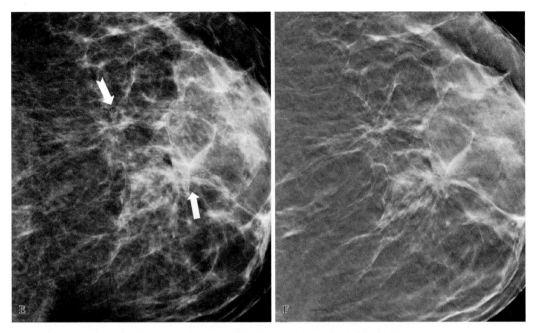

图5-0-10E、F 左乳病灶CC位FFDM及DBT物理放大图

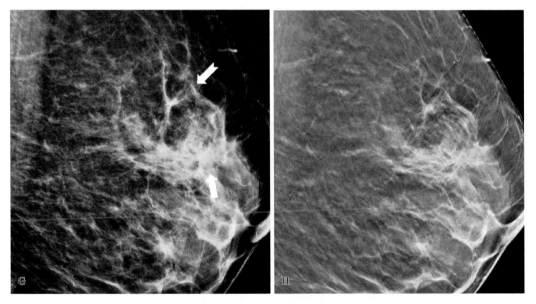

图5-0-10G、H 左乳病灶MLO位FFDM及DBT物理放大图

【征象解读】

FFDM示左乳内上象限（直箭头）见结构扭曲，DBT示中央高密度，见不规则肿块，边缘模糊，局部见毛刺状改变，周围小梁结构增宽，实质结构收缩、变形。左乳外上象限（燕尾箭头）另见一结构扭曲，形态及密度随投照体位变化而改变，DBT示中央透亮，收缩方向杂乱，无明确向心性纠集，位于体表手术瘢痕下方（体表标志物处），提示与术后相关（图5-0-10A～H）。

【结论】

多发结构扭曲，结构扭曲伴中央不规则肿块＋中央透亮结构扭曲，前者恶性风险高，需提高警惕，后者结合病灶形态及手术病史，提示与术后相关，综上BI-RADS可归类为4C，建议活检。

【病理】

左乳大汗腺型浸润性癌2级（图5-0-10I、J）。

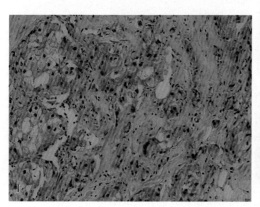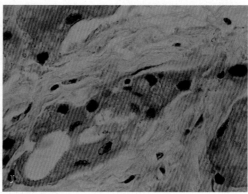

图5-0-10I、J 大汗腺型浸润性癌

## 病例11

【临床资料】

女，38岁。无外伤史及手术史。触诊：左乳内上象限质硬、不活动肿块。

【乳腺X线摄影】

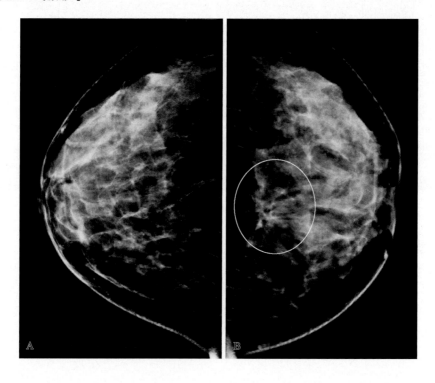

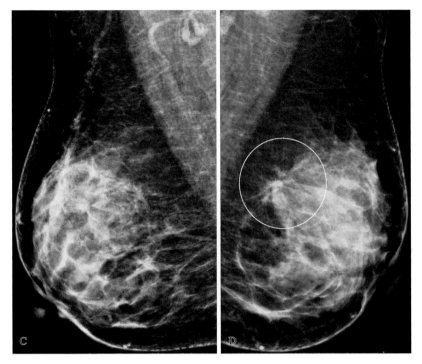

图5-0-11A ～ D　双乳FFDM图

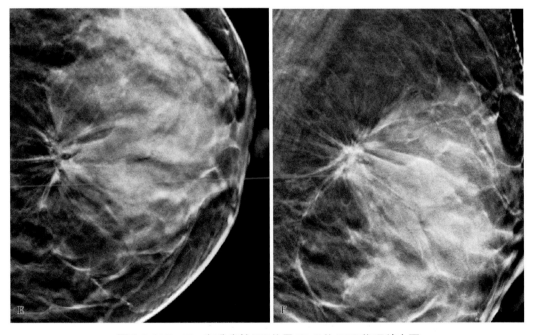

图5-0-11E、F　左乳病灶CC位及MLO位DBT物理放大图

【征象解读】

FFDM示左乳结构扭曲病灶,DBT可见病灶边缘呈细长毛刺,中央见高密度肿块影,周缘实质密度增高（图5-0-11A ～ F）。

【结论】

无手术及外伤史，结构扭曲中央伴肿块、周缘实质密度增高，BI-RADS可归类为4C类，建议临床干预。

【病理】

左乳浸润性导管癌1级（图5-0-11G、H）。

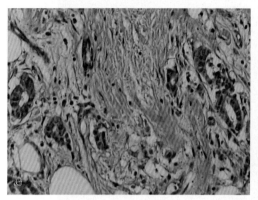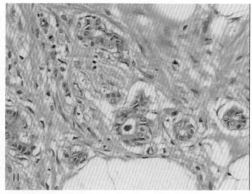

图5-0-11G、H　浸润性导管癌

## 病例12

【临床资料】

女，46岁。无外伤史及手术史。触诊：无异常。

【乳腺X线摄影】

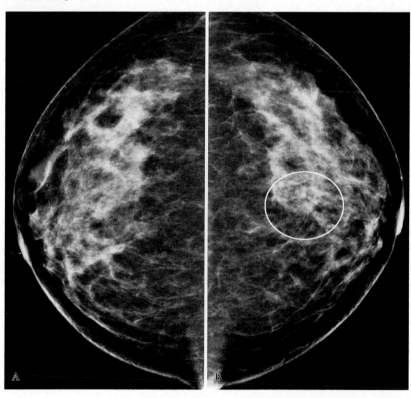

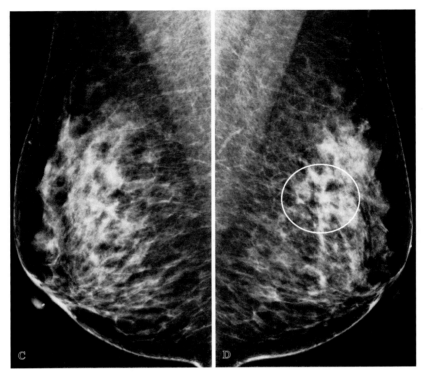

图 5-0-12A ～ D 双乳 FFDM 图

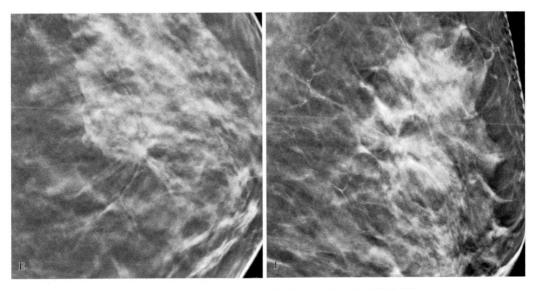

图 5-0-12E、F 左乳病灶 CC 位及 MLO 位 DBT 物理放大图

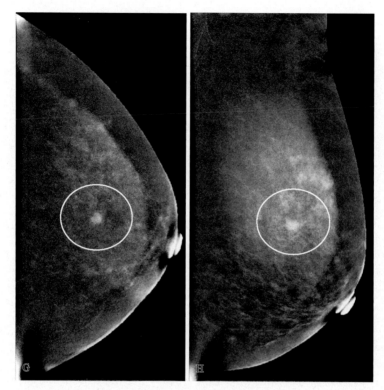

图5-0-12G、H 左乳病灶CEM减影图

【征象解读】

FFDM示左乳上方结构紊乱，DBT可见结构扭曲（以一点为中心呈星芒状），中央致密，可见高密度肿块；CEM示病灶中央呈肿块样中度强化，边缘模糊（图5-0-12A～H）。

【结论】

结构扭曲中央伴肿块（典型白星），并肿块样中度强化，BI-RADS可归类为4C类，建议活检。

【病理】

左乳浸润性导管癌2级（图5-0-12I、J）。

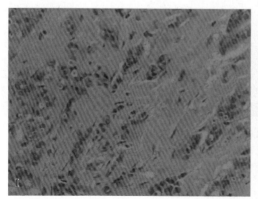
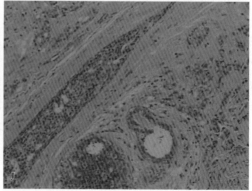

图5-0-12I、J 浸润性导管癌

## 病例 13

【临床资料】

女，56岁。无外伤史及手术史。触诊：无异常。

【乳腺X线摄影】

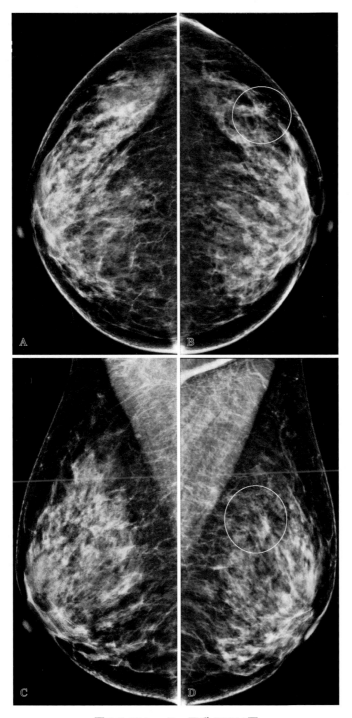

图 5-0-13A ～ D　双乳 FFDM 图

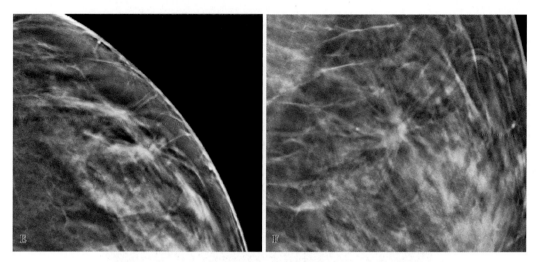

图5-0-13E、F　左乳病灶CC位及MLO位DBT物理放大图

【征象解读】

FFDM示左乳外上象限结构紊乱但无明确肿块，DBT表现为结构扭曲（以一点为中心呈星芒状），中央可见等密度肿块，伴数枚细点状钙化（图5-0-13A～F）。

【结论】

结构扭曲中央伴肿块，BI-RADS可归类为4B类，建议活检。

【病理】

左乳浸润性导管癌（图5-0-13G、H）。

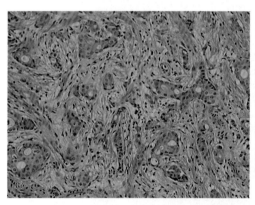
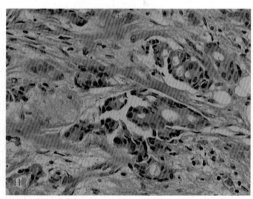

图5-0-13G、H　浸润性导管癌

## 病例14

【临床资料】

女，40岁。无外伤及手术史。发现右乳肿物10年，间歇性疼痛1年。触诊：右乳10点钟方向黄豆粒大小肿物，质韧、不活动。

【乳腺X线摄影】

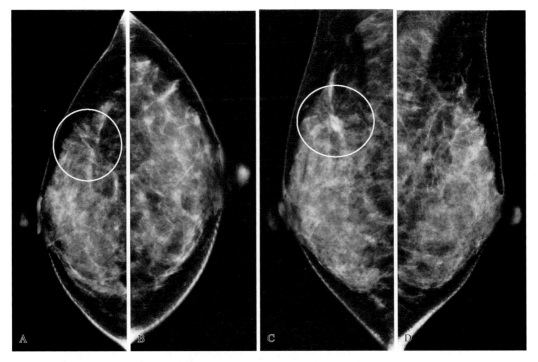

图5-0-14A～D 双乳FFDM图

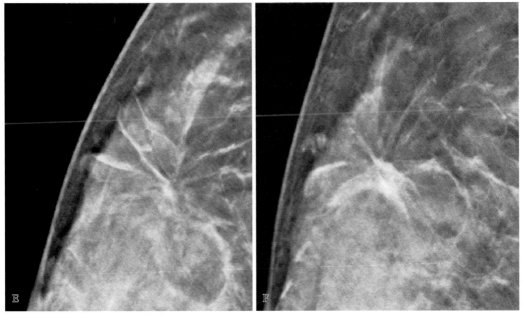

图5-0-14E、F 右乳病灶CC位及MLO位DBT物理放大图

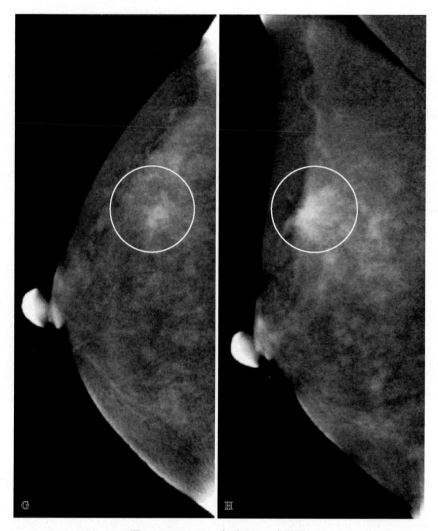

图 5-0-14G、H　右乳 CEM 减影图

【征象解读】

FFDM 示右乳外上象限结构紊乱但无明确肿块，密度及范围随体位略有改变；DBT 表现为结构扭曲病灶，呈星芒状，MLO 位示结构扭曲中央呈高密度，CEM 呈非肿块样明显强化（图 5-0-14A～H）。

【结论】

结构扭曲，病灶中央高密度，CEM 呈非肿块样中度强化，BI-RADS 可归类为 4B 类，建议活检。

【病理】

右侧乳腺腺病，局部导管上皮乳头状瘤样增生（图5-0-14I、J）。

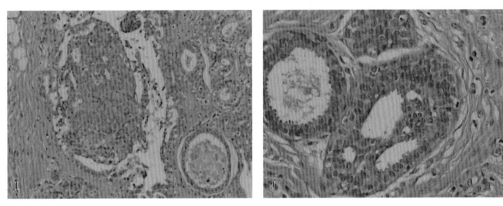

图5-0-14I、J 乳腺腺病，局部导管上皮乳头状瘤样增生

## 病例15

【临床资料】

女，46岁。无外伤及手术史。触诊：无异常。

【乳腺X线摄影】

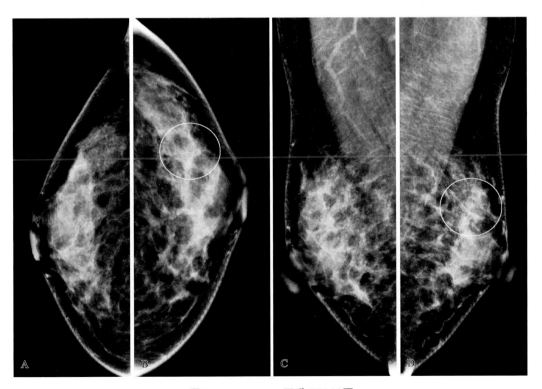

图5-0-15A ～ D 双乳FFDM图

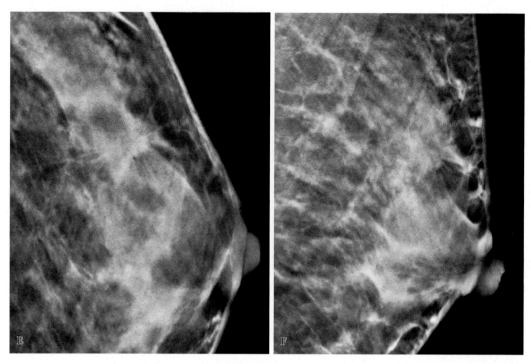

图5-0-15E、F　左乳病灶CC位及MLO位DBT物理放大图

【征象解读】

乳腺腺体为不均匀致密类，FFDM示左乳外上象限局部实质向内收缩，结构扭曲，DBT提高了病灶与正常腺体的对比度，能更好地显示病灶并观察其细节，可见为中央伴致密核心的结构扭曲病灶（呈星芒状）（图5-0-15A～F）。

【结论】

无外伤及手术史，结构扭曲中央伴致密核心，BI-RADS可归类为4B类，建议活检。

【病理】

左侧乳腺腺病伴导管上皮旺炽性增生（图5-0-15G、H）。

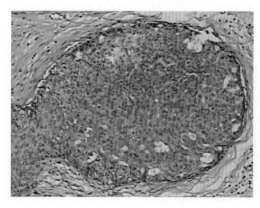
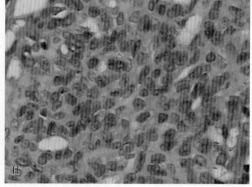

图5-0-15G、H　乳腺腺病伴导管上皮旺炽性增生

病例16

【临床资料】

女，48岁。无外伤及手术史。触诊：无异常。

【乳腺X线摄影】

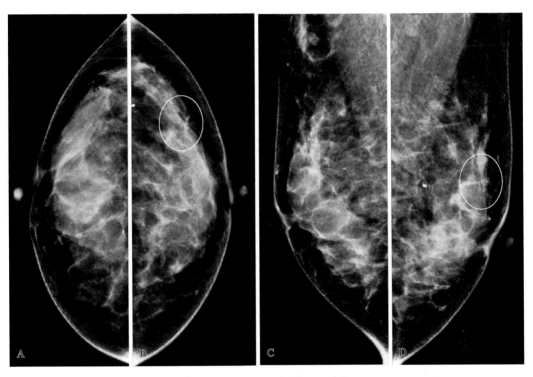

图5-0-16A～D 双乳FFDM图

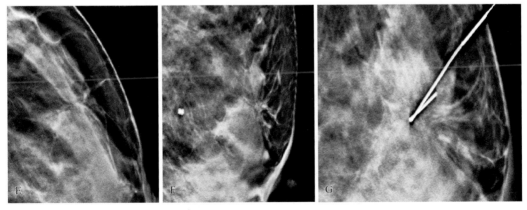

图5-0-16E、F 左乳病灶CC位及MLO位病灶DBT物理放大图

图5-0-16G X线引导下病灶定位穿刺DBT图

【征象解读】

FFDM示左乳外上象限局部实质边缘收缩，DBT可见放射状病变即结构扭曲，中央呈等密度（图5-0-16A～G）。

【结论】

单纯结构扭曲病灶，BI-RADS可归类为4A类，建议临床干预。

【病理】

左乳纤维囊性乳腺病伴局部导管上皮普通型增生（图5-0-16H、I）。

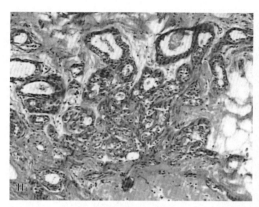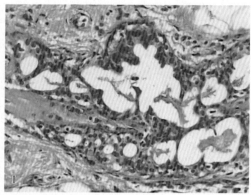

图5-0-16H、I　纤维囊性乳腺病伴局部导管上皮普通型增生

## 病例 17

【临床资料】

女，46岁。无外伤史及手术史。触诊：无异常。

【乳腺X线摄影】

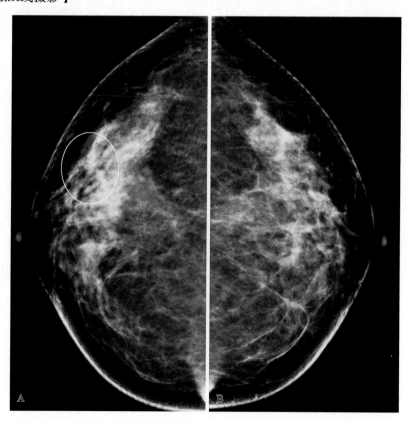

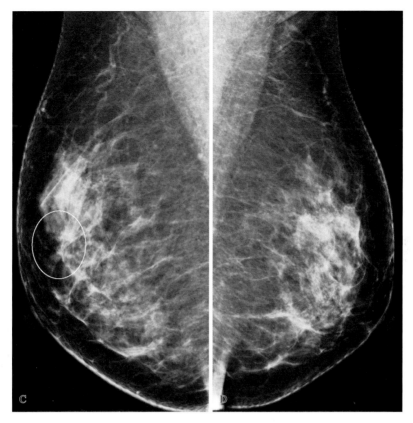

图5-0-17A～D 双乳FFDM图

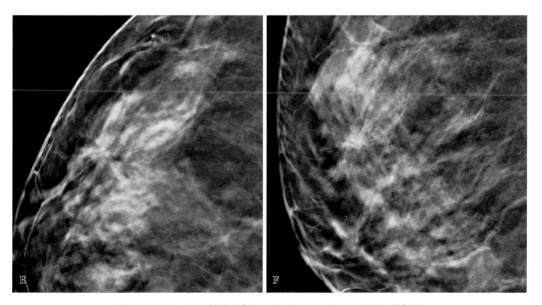

图5-0-17E、F 右乳病灶CC位及MLO位DBT物理放大图

【征象解读】

　　FFDM示右乳外上象限结构紊乱但无明确肿块，致密的乳腺腺体组织掩盖了病变的中心，DBT可见结构扭曲（以一点为中心呈星芒状），并进一步观察到结构扭曲的中央呈高密度（图5-0-17A～F）。

【结论】

　　结构扭曲，病灶中央高密度，BI-RADS可归类为4A或4B类，建议活检。

【病理】

　　右侧乳腺腺病（图5-0-17G、H）。

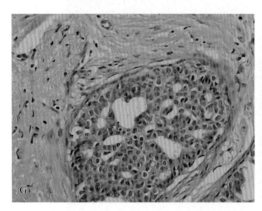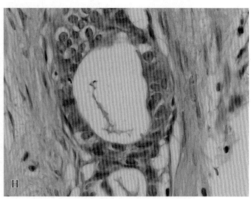

图5-0-17G、H　乳腺腺病

【注释】

　　乳腺结构扭曲原因复杂，乳腺腺病、脂肪坏死、纤维囊性乳腺病、浸润性导管癌、小叶癌等均可导致，故而诊断困难。有文献指出结构扭曲的中央密度与病变恶性程度有关，认为良性病变由于中央可为脂肪或纤维成分，故通常表现为低或等密度（如病例3～8）。而恶性病变，因癌细胞排列紧密，矿物质含量高，故病变中央相对表现为高密度，即"白星"（如病例9～13）。但临床上，良性病变在FFDM/DBT中也可表现为白星（如病例14～17），结合文献考虑良性病变由于细胞增生、生长活跃，部分也可表现为高密度，此时容易与恶性病变混淆，因此必须结合其他检查方法，如乳腺对比增强摄影（CEM）。CEM有较高的敏感性，可以减少漏诊，同时对没有强化的病变能做出准确的诊断。恶性病变在CEM上常显示强化（病例12、18、19），良性病变多表现为无强化（病例4），部分可表现为轻至中度强化（病例3、22、23），但小部分也可表现为明显强化（病例14），因此对于有强化病变的良恶性鉴别诊断还存在一定的困难，需要结合临床及其他方法（如病理学活检等）来最终确定结果。

## 病例18

【临床资料】

　　女，39岁。无症状，无外伤史及手术史。触诊：左侧乳腺内下象限结节，质韧，不活动。

【乳腺X线摄影】

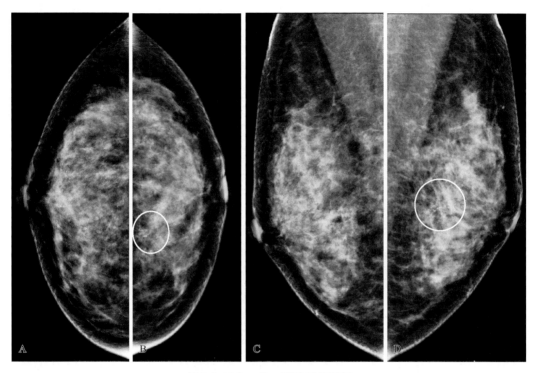

图5-0-18A～D 双乳FFDM图

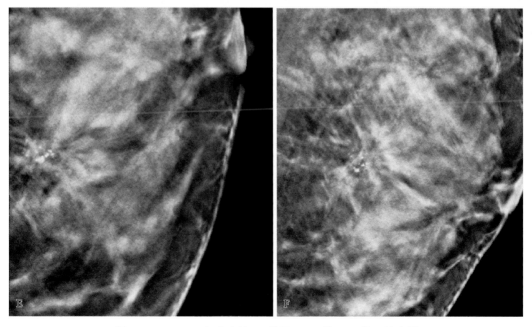

图5-0-18E、F 左乳病灶CC位及MLO位DBT物理放大图

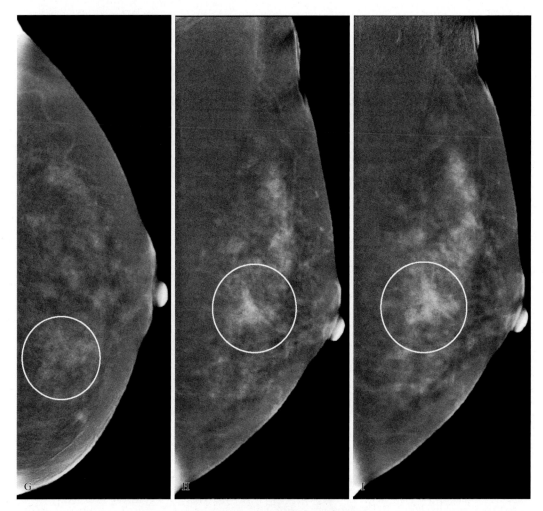

图5-0-18G～I　左乳CEM减影图

【征象解读】

FFDM主要表现为钙化伴局部实质结构紊乱，DBT表现为以一点为中心呈星芒状的结构扭曲病灶，中央呈高密度，内伴细小多形性钙化，CEM呈非肿块样中度强化，随时间延迟，强化程度较前增加，强化范围较前增大（图5-0-18A～I）。

【结论】

结构扭曲，病灶中央高密度，伴可疑恶性钙化，并呈中度强化，BI-RADS可归类为4C类，建议活检。

## 【病理】

左乳中级别导管内癌（图5-0-18J、K）。

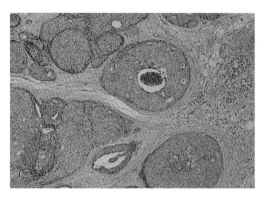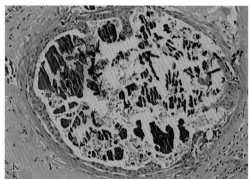

图5-0-18J、K 中级别导管内癌

## 病例19

## 【临床资料】

女，59岁。第二次乳腺筛查，无外伤史及手术史，触诊：无异常。

## 【乳腺X线摄影】

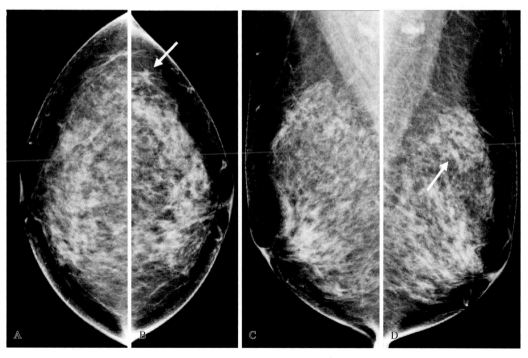

图5-0-19A～D 双乳FFDM图

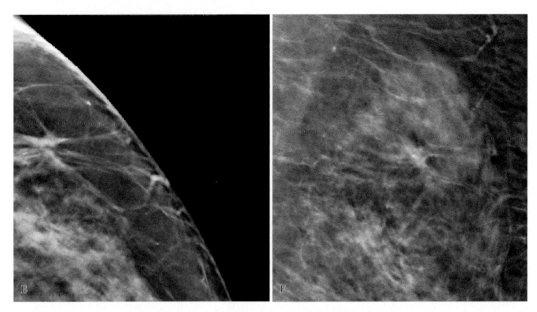

图5-0-19E、F　左乳CC位及MLO位DBT物理放大图

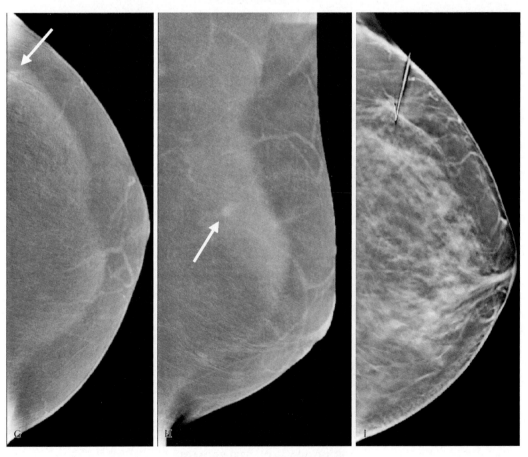

图5-0-19G、H　左乳CEM减影图

图5-0-19I　X线引导下病灶穿刺定位图

【征象解读】

结构扭曲，DBT示病灶中央呈高密度，内见数枚圆点及无定形钙化；CEM呈非肿块样轻度均匀强化（图5-0-19A～I）。

【结论】

新增结构扭曲伴钙化，中央呈高密度，CEM呈轻度强化，BI-RADS可归类为4B类，建议活检（图5-0-19J）。

【病理】

左乳浸润性导管癌（图5-0-19K）。

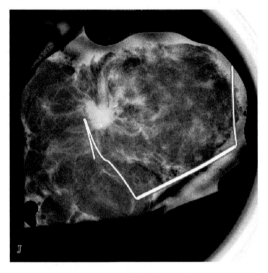

图5-0-19J 手术标本X线摄影图

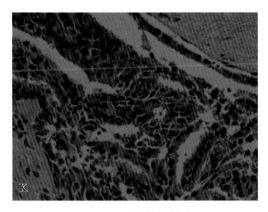

图5-0-19K 浸润性导管癌1级

## 病例20

【临床资料】

女，33岁。无手术史，触诊：无异常。

【乳腺X线摄影】

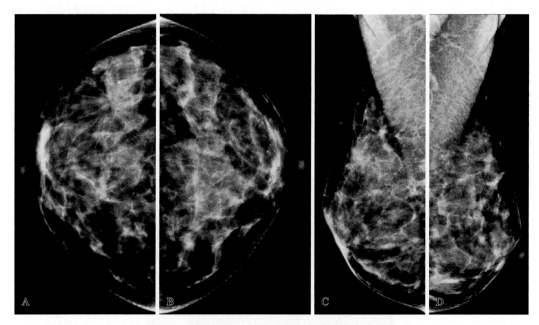

图 5-0-20A ～ D　双乳 FFDM 图

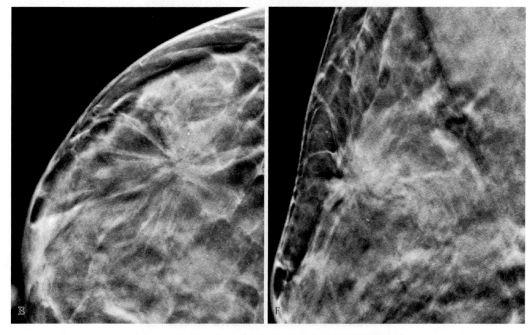

图 5-0-20E、F　右乳 CC 位及 MLO 位 DBT 物理放大图

【征象解读】

右乳外上象限结构扭曲伴少量细点状钙化，密度及范围随体位有所改变，DBT 呈星芒状结构扭曲，CC 位病灶中央可见脂肪密度，MLO 位 DBT 示病灶中央呈高密度（图 5-0-20A ～ F）。

【结论】

结构扭曲伴少量良性钙化，BI-RADS可归类为4A类。

【病理】

右侧乳腺腺病（图5-0-20G、H）。

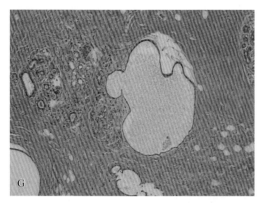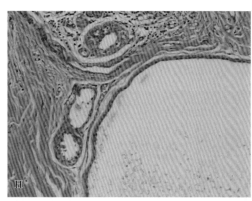

图5-0-20G、H　乳腺腺病

## 病例21

【临床资料】

女，44岁。无外伤史及手术史，查体发现肿物1年，触诊：右乳外上象限肿块，质韧，不活动。

【乳腺X线摄影】

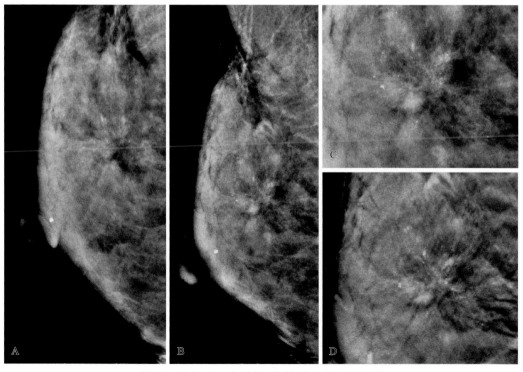

图5-0-21A、B　右乳ML位及MLO位FFDM图

图5-0-21C、D　右乳病灶MLO位FFDM和DBT物理放大图

【征象解读】

FFDM示右乳外上象限结构扭曲伴多量无定形微钙化，DBT呈星芒状结构扭曲，局部实质密度增高（图5-0-21A～D）。

【结论】

结构扭曲伴多量可疑钙化，局部实质密度增高，不能除外恶性，BI-RADS可归类为4B类。

【病理】

右乳纤维囊性乳腺病并血栓形成并机化，局部伴平坦上皮非典型性（F）（图5-0-21E、F）。

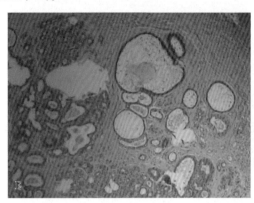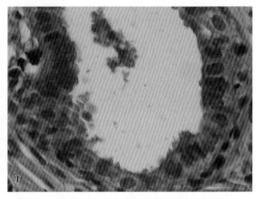

图5-0-21E、F　纤维囊性乳腺病并血栓形成并机化，局部伴平坦上皮非典型性（F）

## 病例22

【临床资料】

女，43岁，无外伤史及手术史，触诊：无异常。

【乳腺X线摄影】

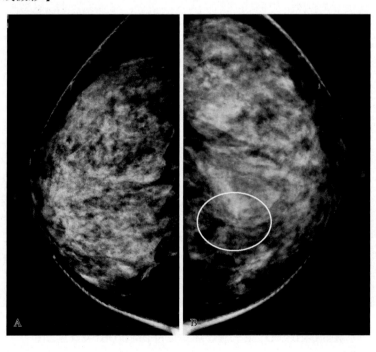

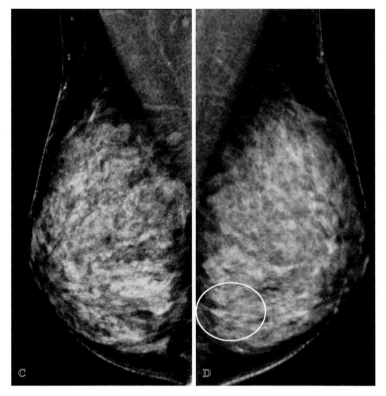

图 5-0-22A ～ D 双乳 FFDM 图

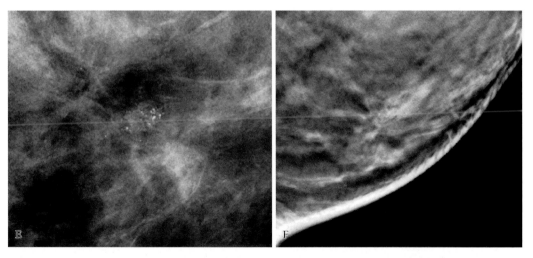

图 5-0-22E、F 左乳病灶局部点压放大摄影及 MLO 位 DBT 物理放大图

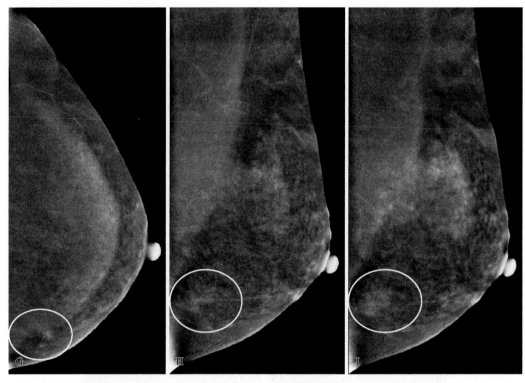

图5-0-22G～I 左乳CEM减影图

**【征象解读】**

FFDM及DBT示左乳内下象限可见明确结构扭曲病灶，点压放大摄影示结构扭曲病灶中心可见微钙化，钙化形态为细小多形性，实质密度增高，CEM呈非肿块样轻中度强化，延迟摄影强化范围增大（图5-0-22A～I）。

**【结论】**

结构扭曲伴中央可疑钙化，并延迟强化，BI-RADS可归类为4A类，建议活检（图5-0-22J）。

**【病理】**

左侧乳腺腺病并导管内乳头状瘤伴导管上皮旺炽性增生及钙化（图5-0-22K）。

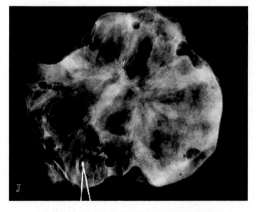

图5-0-22J 手术标本X线摄影图

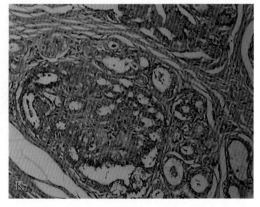

图5-0-22K 乳腺腺病并导管内乳头状瘤伴导管上皮旺炽性增生及钙化

【临床资料】

女，47岁。无外伤史及手术史，触诊：无异常。

【乳腺X线摄影】

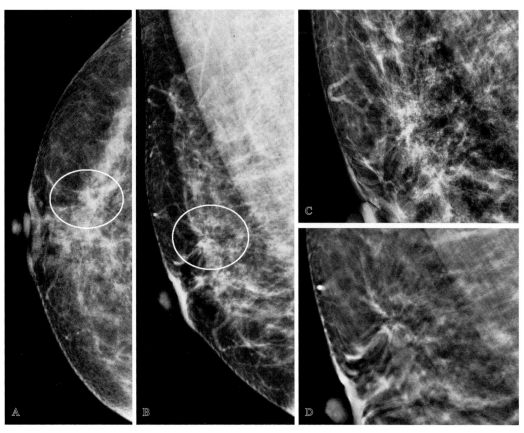

图5-0-23A、B 右乳FFDM图

图5-0-23C、D 右乳病灶点压放大摄影及MLO位DBT物理放大图

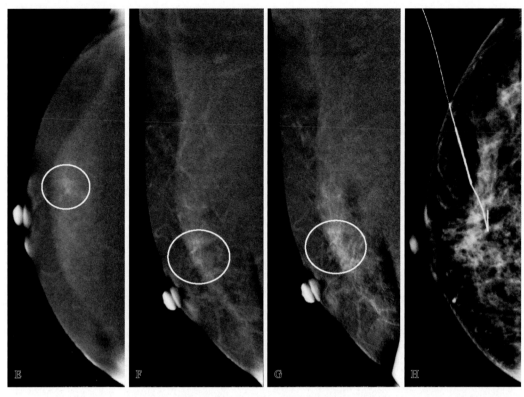

图 5-0-23E ～ G　右乳 CEM 图

图 5-0-23H　X 线引导下病灶定位穿刺图

【征象解读】

FFDM 示右乳外上象限结构扭曲伴少量细点状及无定形钙化, DBT 示中央呈低密度, CEM 呈非肿块样轻度强化 (图 5-0-23A ～ H)。

【结论】

结构扭曲 (黑星) 伴细点状及无定形钙化, 但 CEM 检查呈轻度强化, BI-RADS 可归类为 4B 类, 建议活检。

【病理】

右侧乳腺腺病伴导管内乳头状瘤及局灶导管上皮普通型旺炽性增生 (图 5-0-23I)。

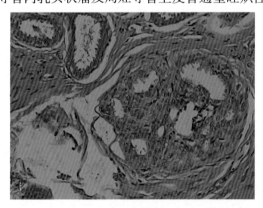

图 5-0-23I　乳腺腺病伴导管内乳头状瘤及局灶导管上皮普通型旺炽性增生

**【注释】**

结构扭曲病灶可伴随钙化征象，较单纯结构扭曲相比，合并钙化的结构扭曲除了关注结构扭曲的形态特点之外还需注意伴随钙化的形态及分布。对于结构扭曲合并钙化，结构扭曲中心密度增高或伴随可疑钙化，需要进一步检查或临床干预。

（徐泽园 潘德润 冯晨雅 林振东 陈路嘉 滕璐心 单洪涛 陈卫国）

# 第6章

# 不 对 称

　　"不对称"定义为仅表现为单侧的纤维组织密度增高，而不足以诊断为"肿块"。"结构不对称"仅为在单个投照体位可见的异常乳腺X线表现。另外3种不对称，包括"局灶不对称""宽域性不对称"和"进展性不对称"，虽然在1个以上的投照体位上可见，但是具有凹面向外的边缘，并且其内散在脂肪密度影，而高密度肿块具有全部或部分凸面向外的边缘，且中心密度高于外周。乳腺不对称征象可出现在乳腺组织重叠，也可出现在良恶性病变中。不同的病变需采取不同的临床策略（定期密切随访、进一步检查或穿刺活检），因此，准确判断乳腺"不对称"征象具有重要的临床意义。本章按主要表现为结构不对称、局灶不对称、宽域性不对称和进展性不对称的影像征象顺序编排。

## 第一节　结构不对称

### 病例1

【临床资料】
　　女，44岁。触诊无异常。
【乳腺X线摄影】

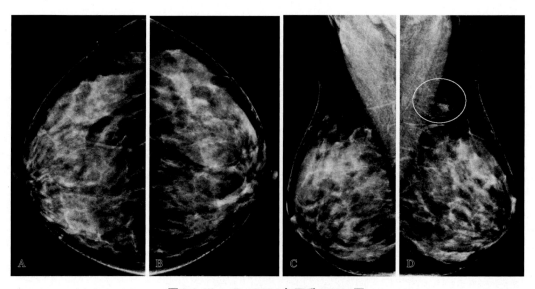

图6-1-1A～D　2014年双乳FFDM图

【乳腺超声】

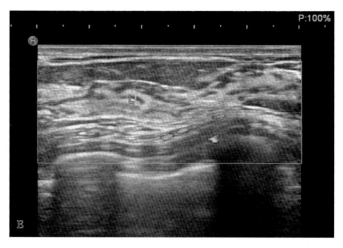

图6-1-1E　2014年左乳超声图

【征象解读】

仅在一个投照体位（MLO位）可见左乳腋尾区离散但不对称的1个乳腺纤维腺体组织区域，不伴随其他征象。超声显示左乳未见异常（图6-1-1A～E）。

【结论】

结构不对称，不伴随其他征象，超声阴性，BI-RADS归为2类，建议12个月复查（图6-1-1F、G）。

【随诊复查】

随访6年病灶范围较前缩小，密度较前减淡。

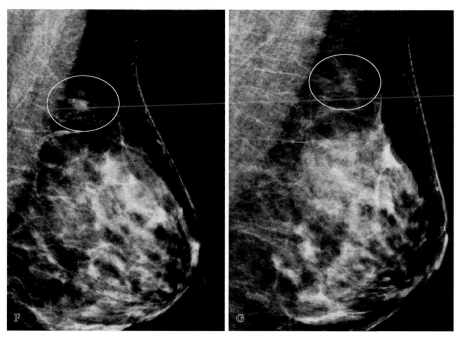

图6-1-1F、G　2014年及2020年左乳MLO位FFDM图

## 病例2

【临床资料】

女，45岁。触诊无异常。

【乳腺X线摄影】

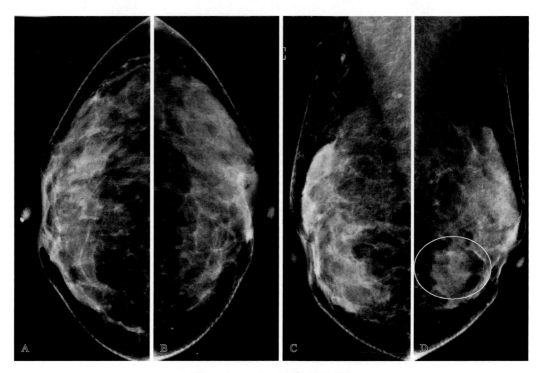

图6-1-2A～D　双乳FFDM图

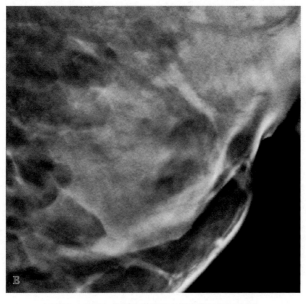

图6-1-2E　左乳不对称DBT物理放大图

【乳腺超声】

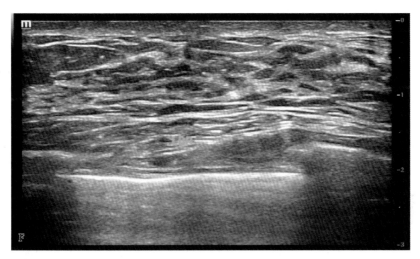

图6-1-2F 左乳超声图

【征象解读】

仅在MLO位可见左乳下方不对称，DBT呈絮片状，无明确肿块及结构扭曲。超声显示左乳未见异常（图6-1-2A～F）。

【结论】

结构不对称，不伴随其他征象，超声阴性，BI-RADS归为2类，建议12个月复查。

【注释】

超过80%的结构不对称为乳腺正常组织的重叠伪影，通过随访或进一步检查可明确局部是否有病变。

（徐泽园 潘德润 冯晨雅 梁家宁 孟 强 陈卫国）

# 第二节 局灶不对称

## 病例1

【临床资料】

女，51岁。自述发现肿物1周余。触诊：左乳下方质硬，不活动包块。

【乳腺X线摄影】

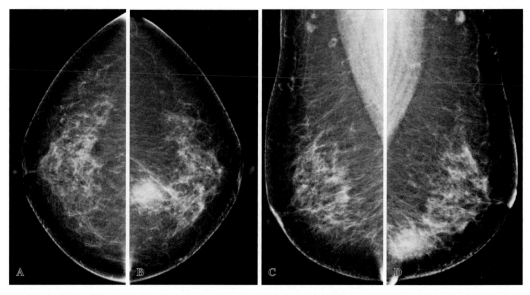

图6-2-1A～D   双乳FFDM图

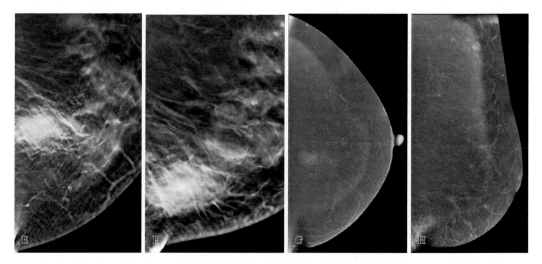

图6-2-1E、F   左乳病灶CC位及MLO位DBT物理放大图

图6-2-1G、H   左乳CEM减影图

【乳腺超声】

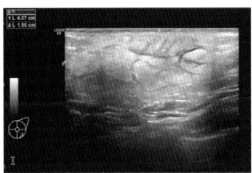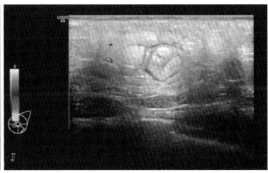

图6-2-1I、J　左乳5点钟病灶超声及血流图

【征象解读】

FFDM示左乳内下象限局灶不对称病灶（小于一个象限），见于两个投照体位，边缘模糊，DBT示周围小梁结构增宽、扭曲、紊乱，CEM呈非肿块样轻度不均匀强化；超声亦未见明确肿块影，表现为皮下脂肪组织增厚，回声增强，内见多发条索状无回声，探及少许血流信号（图6-2-1A～J）。

【结论】

乳腺X线图像上的局灶不对称最常见的原因是重叠的正常乳腺实质，但该患者X线所见局灶不对称局部较正常实质密度高，且小梁结构发生改变，并伴轻度强化；超声提示为皮下脂肪组织改变，BI-RADS归类为4A类，建议活检（图6-2-1K）。

【病理】

左乳淋巴组织增生性疾病，结合免疫组化表型以T细胞增生为主（图6-2-1L）。

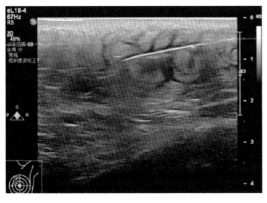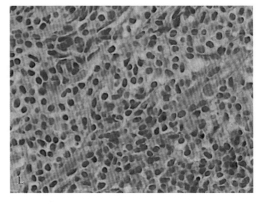

图6-2-1K　超声引导下定位穿刺图　　　　图6-2-1L　淋巴组织增生性疾病

## 病例2

【临床资料】

女，40岁。触诊：左乳内下象限稍硬，疼痛。

【乳腺X线摄影】

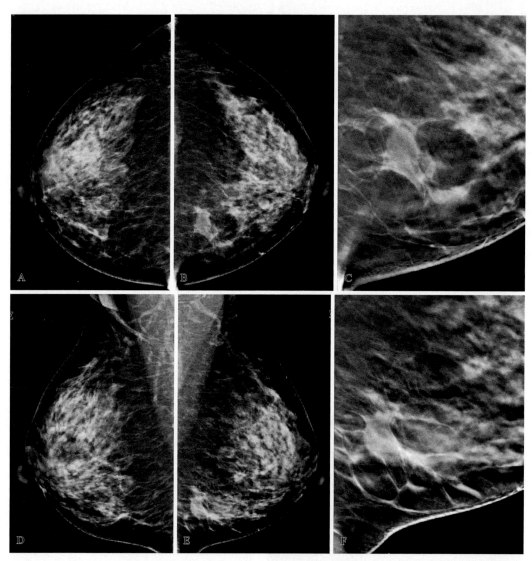

图6-2-2A、B、D、E 双乳FFDM图

图6-2-2C、F 左乳病灶CC位及MLO位DBT物理放大图

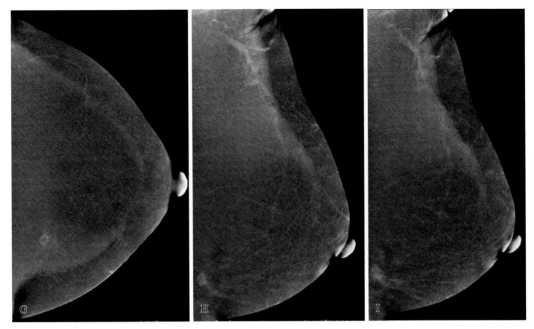

图6-2-2G～I 左乳CEM减影图

【乳腺超声】

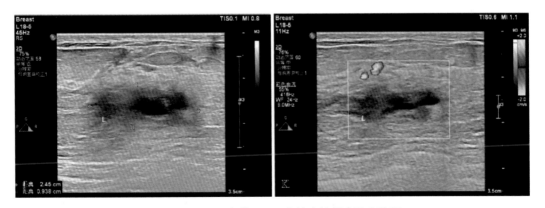

图6-2-2J、K 左乳7～8点钟病灶超声及血流图

【征象解读】

FFDM示左乳内下象限局灶不对称病灶，边缘模糊，DBT显示其内未见明确肿块，周围小梁结构增宽、紊乱，CEM呈环形中度强化，延迟摄影病灶强化程度增高、范围增大；超声表现为斑片状混合回声区，内部未见明显彩色血流信号（图6-2-2A～K）。

【结论】

局灶不对称伴小梁结构改变，呈中度延迟强化，BI-RADS归类为4A，建议活检。

## 【病理】

左乳纤维囊性乳腺病（图6-2-2L、M）。

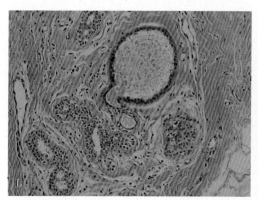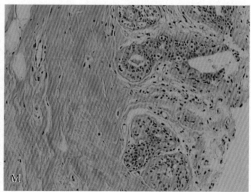

图6-2-2L、M 纤维囊性乳腺病

## 病例3

## 【临床资料】

女，65岁。已绝经，无手术史。触诊：左乳上方模糊结节感。

## 【乳腺X线摄影】

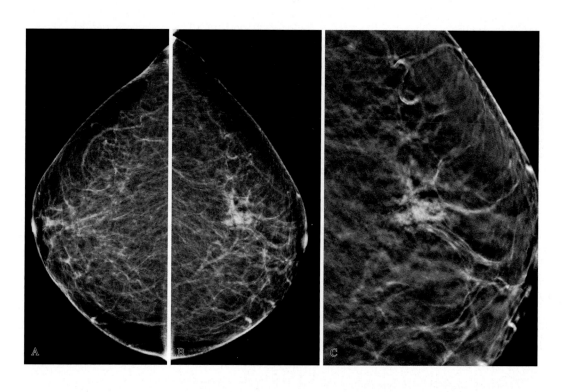

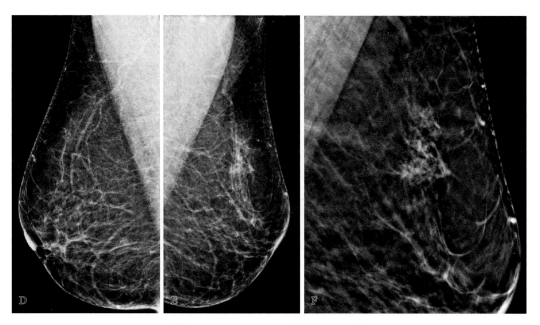

图6-2-3A、B、D、E 双乳FFDM图

图6-2-3C、F 左乳病灶CC位及MLO位DBT物理放大图

## 【乳腺MRI】

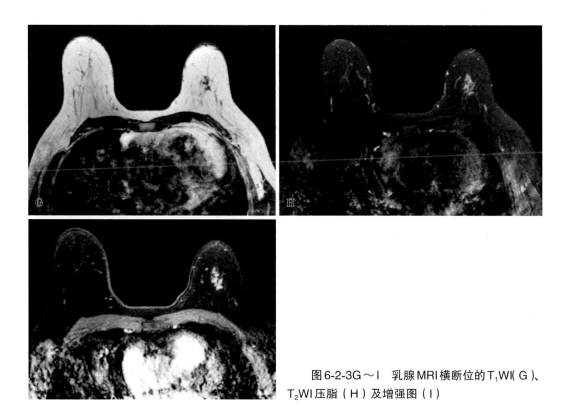

图6-2-3G～I 乳腺MRI横断位的T₁WI( G )、
T₂WI压脂（H）及增强图（I）

【乳腺超声】

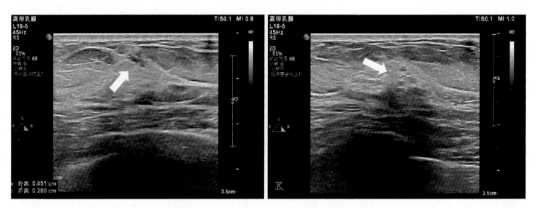

图6-2-3J、K　左乳12～1点钟病灶超声图

【征象解读】

FFDM示左乳外上象限局灶不对称病灶，边缘模糊，DBT显示其内见串珠状模糊小肿块影，周围小梁结构稍增宽；MRI示病灶$T_1WI$及$T_2WI$呈等信号，增强显示为集簇状、局灶分布的非肿块样强化；超声显示多处簇状无回声区，壁薄，内透声可（图6-2-3A～K）。

【结论】

局灶不对称伴多发小肿块，呈集簇状强化，BI-RADS归类为4B类，建议活检。

【病理】

左乳浸润性筛状癌（图6-2-3L、M）。

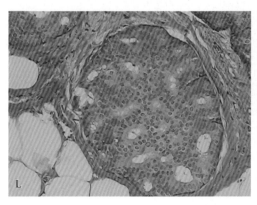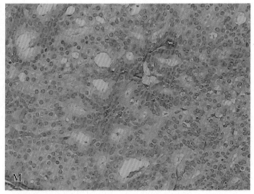

图6-2-3L、M　浸润性筛状癌

## 病例4

【临床资料】

女，57岁。触诊：右乳下方触及质韧、边界不清、不活动包块。

【乳腺X线摄影】

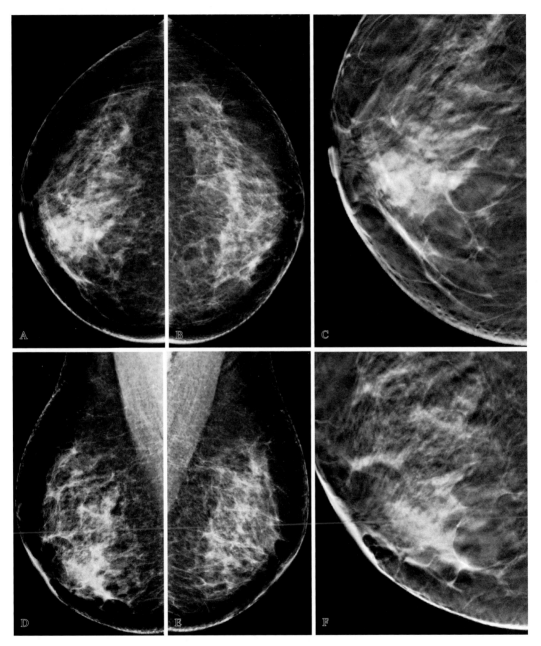

图6-2-4A、B、D、E　双乳FFDM图

图6-2-4C、F　右乳病灶CC位及MLO位DBT物理放大图

【乳腺超声】

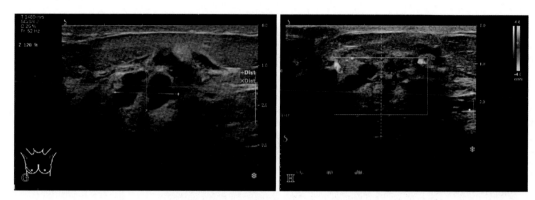

图6-2-4G、H 右乳7点钟超声及血流图

【征象解读】

FFDM示右乳内下象限局灶不对称病灶，DBT显示其内见多发大小不等肿块影，相互融合，周围实质密度增高，小梁结构增宽、紊乱；乳晕下区可见多发纡曲扩张导管影，邻近皮下脂肪层密度增高，乳晕区皮肤增厚。超声表现为实性低回声团，边界清，形态不规则，呈蟹足样改变，内回声欠均；团块周边及内部见条状彩色血流信号（图6-2-4A～H）。

【结论】

局灶不对称伴多发肿块、导管扩张，BI-RADS可归类为4A类或4B类，建议活检。

【病理】

右乳肉芽肿性乳腺炎（图6-2-4I、J）。

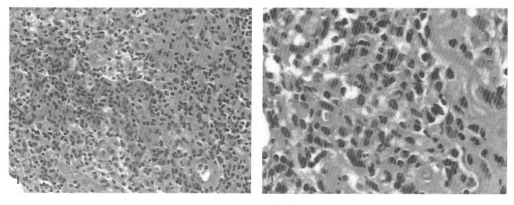

图6-2-4I、J 肉芽肿性乳腺炎

## 病例5

【临床资料】

女，40岁。触诊：左乳上方触及质韧、边界不清、不活动包块。

【乳腺X线摄影】

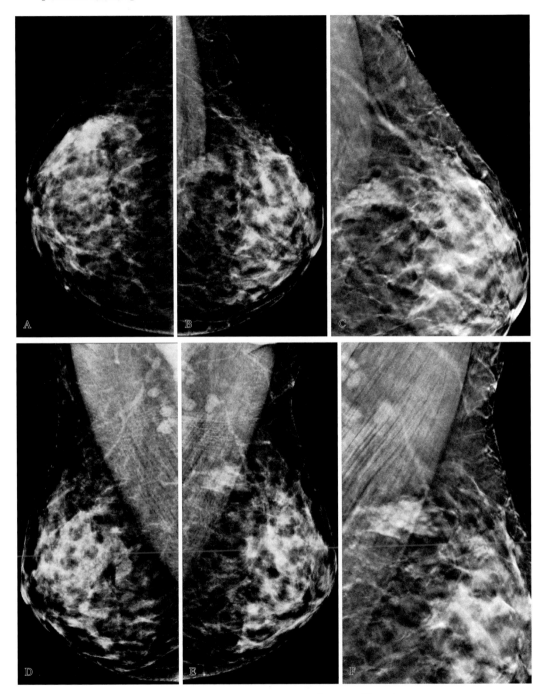

图6-2-5A、B、D、E 双乳FFDM图
图6-2-5C、F 左乳病灶CC位及MLO位DBT物理放大图

【征象解读】
　　FFDM示左乳外上象限局灶不对称病灶，边缘模糊，DBT示其内见数枚等密度、边缘模糊小肿块影，互相融合，CEM示病灶局部未见明确强化（图6-2-5A～H）。

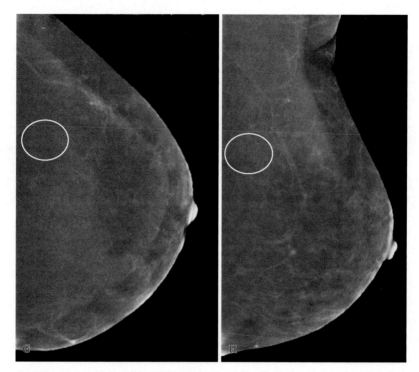

图6-2-5G、H　左乳CEM减影图

【结论】

局灶不对称伴多发小肿块，未见强化，BI-RADS归类为3类，建议短期复查。

【随诊复查】

定期复查2年病灶无明显变化（图6-2-5I、J）。

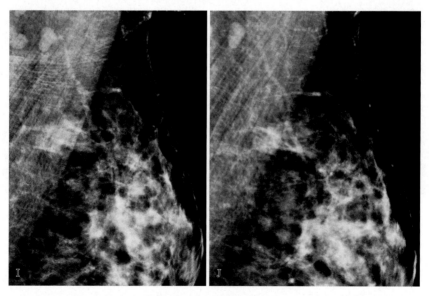

图6-2-5I、J　2019年及2021年左乳病灶MLO位FFDM物理放大图

病例6

【临床资料】

女，52岁。触诊：左乳外侧触及质硬，不活动包块。

【乳腺X线摄影】

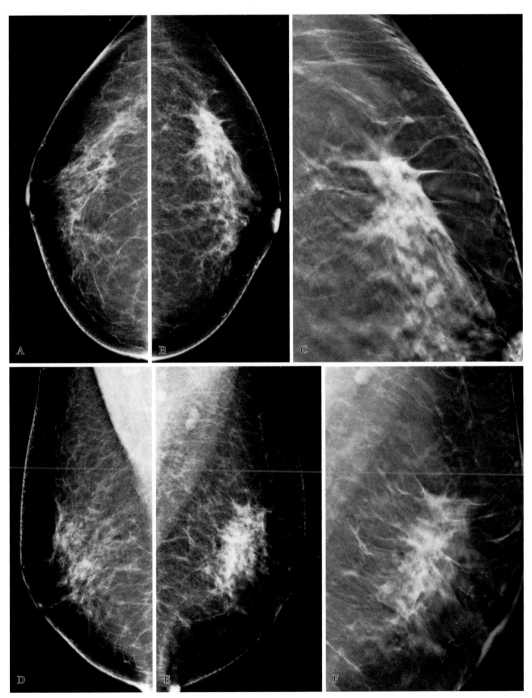

图6-2-6A、B、D、E　双乳CC位及MLO位FFDM图

图6-2-6C、F　左乳病灶CC位及MLO位DBT物理放大图

【乳腺超声】

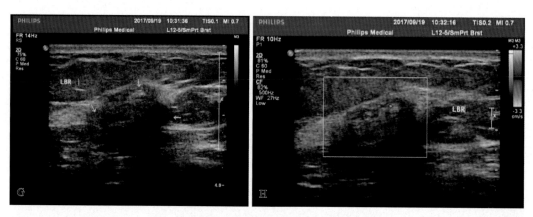

图6-2-6G、H 左乳2～3点钟超声及血流图

【征象解读】

FFDM示左乳外上象限局灶不对称病灶，呈段样分布，DBT显示其内见结构扭曲。超声表现为实性低回声团，边界不清，形态不规则，内回声不均匀；团块周边及内部可探及少许彩色血流信号（图6-2-6A～H）。

【结论】

局灶不对称伴结构扭曲，BI-RADS归类为4B类，建议活检。

【病理】

左乳浸润性导管癌2级（图6-2-6I、J）。

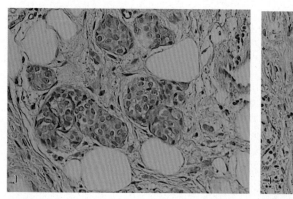 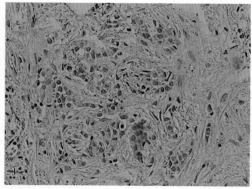

图6-2-6I、J 浸润性导管癌

## 病例7

【临床资料】

女，50岁。触诊：无异常。

【乳腺X线摄影】

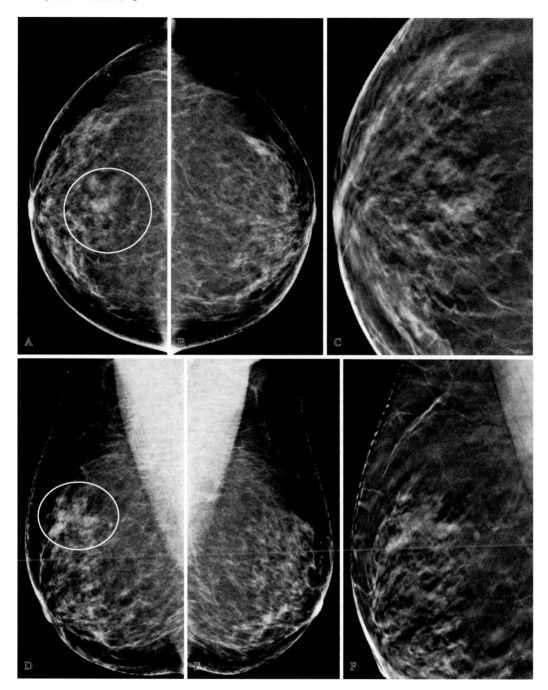

图6-2-7A、B、D、E 2014年双乳CC位及MLO位FFDM图

图6-2-7C、F 2014年右乳病灶CC位及MLO位DBT物理放大图

【征象解读】

FFDM示右乳上方局灶不对称病灶，边缘遮蔽，DBT显示其内未见明确肿块及结构扭曲（图6-2-7A ～ F）。

**【结论】**

局灶不对称，不伴随其他征象，触诊阴性，考虑为正常乳腺组织的重叠可能性大，BI-RADS归类为2类，建议随访。

**【随诊复查】**

定期复查5年病灶密度较前减淡（图6-2-7G、H）。

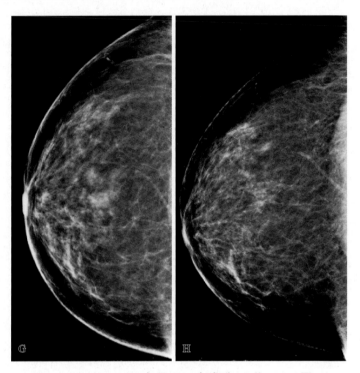

图6-2-7G、H　2014年及2019年右乳CC位FFDM图

**【注释】**

"局灶不对称"多用于描述在两个投照体位上均出现的、小于1个象限的、但缺乏确切的完整边界和一个真性肿块的病变征象。如无前片对比，"局灶不对称"有时需要进一步影像检查。在诊断性乳腺X线摄影中，部分局灶不对称被诊断为正常乳腺组织的重叠（如病例7），部分经DBT检查可进一步证实局灶不对称病灶是否为肿块或是合并肿块（如病例3～5）。不合并肿块、钙化或结构扭曲，触诊阴性的局灶不对称，通常认为是良性，临床多建议随诊复查。合并其他征象的局灶不对称往往需要更多的影像诊断信息，诊断困难时需要引起警惕，必要时需采取临床干预，依靠组织病理证实。

（徐泽园　潘德润　冯晨雅　梁家宁　董建宇　孟　强　陈卫国）

## 第三节　宽域性不对称

### 病例1

**【临床资料】**

女，53岁。无手术史，触诊：无异常。

【乳腺X线摄影】

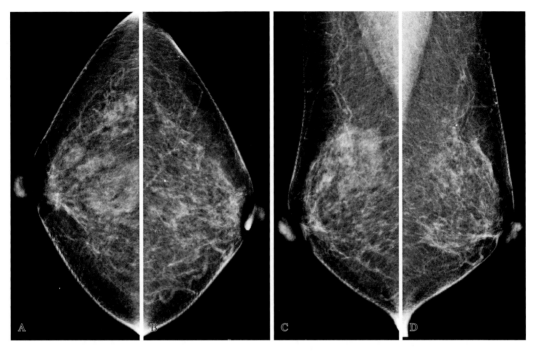

图6-3-1A～D 双乳FFDM图

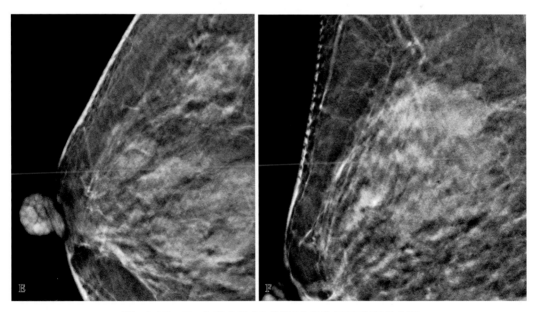

图6-3-1E、F 右乳病灶CC位及MLO位DBT物理放大图

【征象解读】

右乳外上象限及上方的大片纤维腺体致密影（至少1个象限），DBT示其内未见肿块及钙化。此例患者超声阴性（图6-3-1A～F）。

## 【结论】

宽域性不对称，其内不含肿块、可疑钙化和结构扭曲时常认为是良性病灶，如乳腺组织的正常变异。BI-RADS归类为2类，建议定期复查。

病例2

## 【临床资料】

女，37岁。自述发现右乳肿块1周，有触痛。触诊：右乳后方质韧，不活动肿块。

## 【乳腺X线摄影】

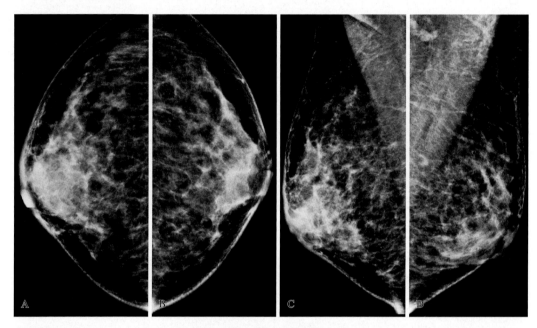

图6-3-2A～D　双乳FFDM图

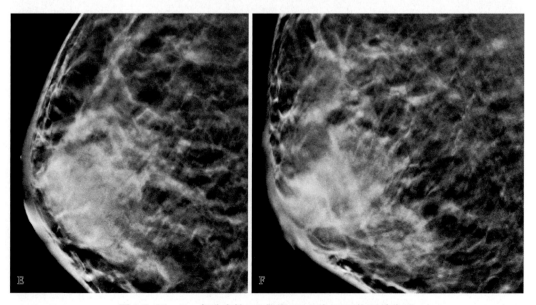

图6-3-2E、F　右乳病灶CC位及MLO位DBT物理放大图

【乳腺超声】

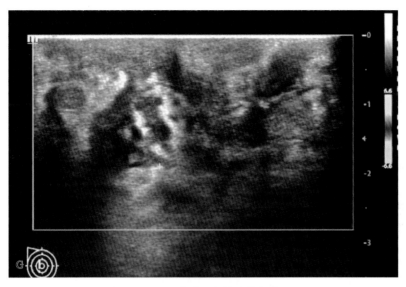

图6-3-2G　右乳9点钟病灶超声图

【征象解读】

右乳头后方宽域性不对称病灶，DBT示内见多枚高密度肿块，边缘模糊，周围小梁结构增宽，邻近皮肤增厚，皮下脂肪层浑浊；超声亦见形态不规则的不均质回声团，边界不清，周边及内部未见明显彩色血流信号（图6-3-2A～G）。

【结论】

宽域性不对称伴肿块及周围结构改变，且合并相应位置的触诊异常，超声表现为边缘不清不均质回声团，BI-RADS归类为4B类，建议活检。

【病理】

右乳导管及腺泡上皮普通型增生伴小叶周围慢性炎并急性活动（图6-3-2H、I）。

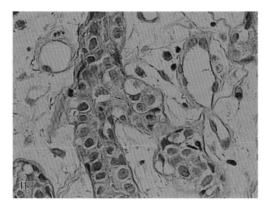
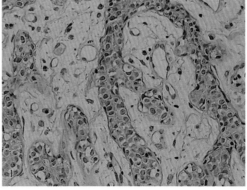

图6-3-2H、I　导管及腺泡上皮普通型增生伴小叶周围慢性炎并急性活动

## 病例3

【临床资料】

女，44岁。发现右乳肿物6个月，触诊：右乳上方触诊稍硬。

【乳腺X线摄影】

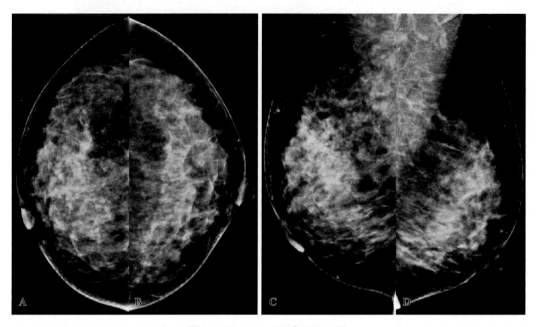

图6-3-3A～D 双乳FFDM图

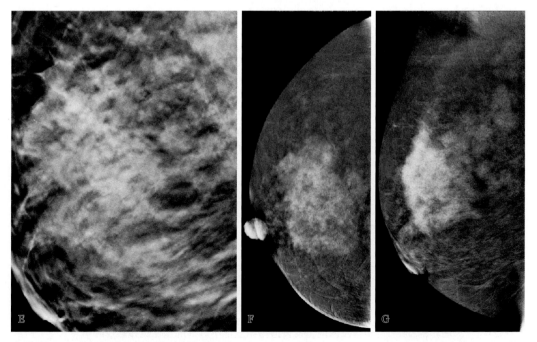

图6-3-3E 右乳病灶MLO位DBT物理放大图　　图6-3-3F、G 右乳CEM减影图

【乳腺超声】

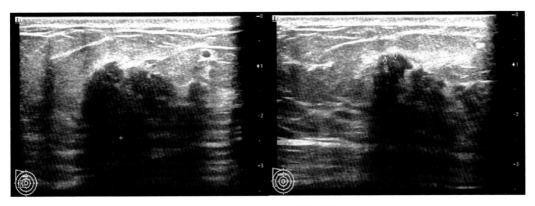

图6-3-3H、I 右乳12点钟病灶超声图

【征象解读】

右侧乳腺见宽域性不对称病灶，累及乳腺外上象限及内上象限，DBT内见多发等、高密度影，边缘模糊，部分融合，内见细点状钙化，病灶周围小梁结构增宽；所见右侧腋前份部分淋巴结形态不良；CEM检查显示病灶呈不规则形非肿块样明显强化。超声检查探及多个实性低回声团，边界不清，形态不规则，内见点状强回声（图6-3-3A～I）。

【结论】

宽域性不对称并实质改变及钙化，病灶整体强化明显，BI-RADS归类为4C类，建议临床干预。

【病理】

右乳浸润性导管癌2级，伴广泛高级别导管内癌（图6-3-3J、K）。

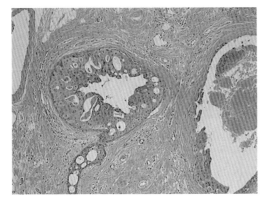
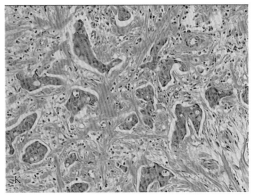

图6-3-3J、K 浸润性导管癌

## 病例4

【临床资料】

女，51岁。触诊：右乳外上象限质韧、不活动肿块。

【乳腺X线摄影】

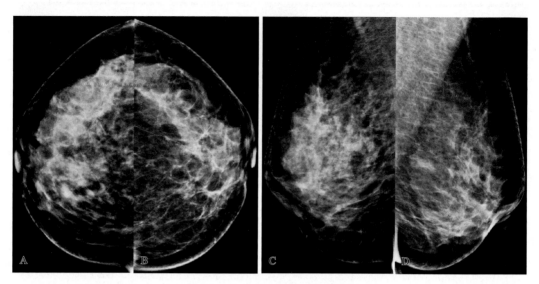

图6-3-4A～D 双乳FFDM图

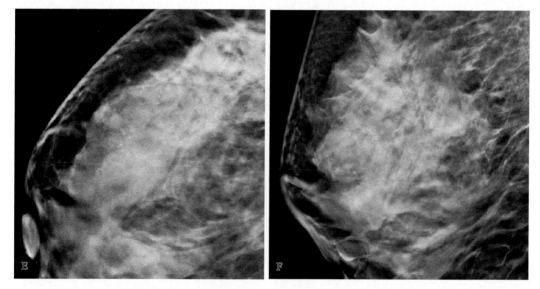

图6-3-4E、F 右乳病灶CC位及MLO位DBT物理放大图

【征象解读】

右乳外上象限宽域性不对称，边缘模糊，内见多量细线样及细小多形性钙化，整体呈段样分布；DBT另见多枚高密度肿块影，部分互相融合；病灶局部实质密度增高，小梁结构增宽、紊乱，血供增加，乳晕区皮肤增厚（图6-3-4A～F）。

【结论】

宽域性不对称伴多发肿块及微钙化，且微钙化形态及分布均提示可疑恶性，BI-RADS归类为4C类，建议取得病理学证据。

【病理】

右乳浸润性导管癌2级（图6-3-4G、H）。

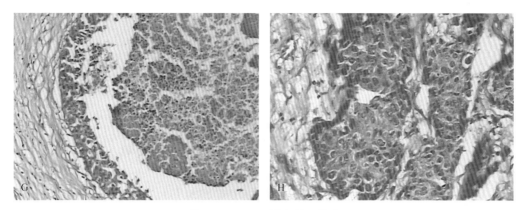

图6-3-4G、H　浸润性导管癌

## 病例5

【临床资料】

女，54岁。自述发现右乳肿块2个月余，有触痛。触诊：质硬、不活动肿块，皮温升高。

【乳腺X线摄影】

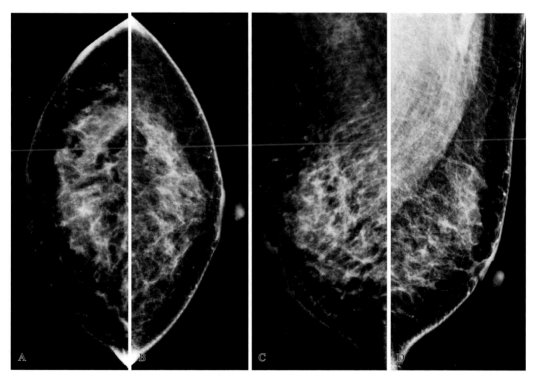

图6-3-5A ～ D　双乳FFDM图

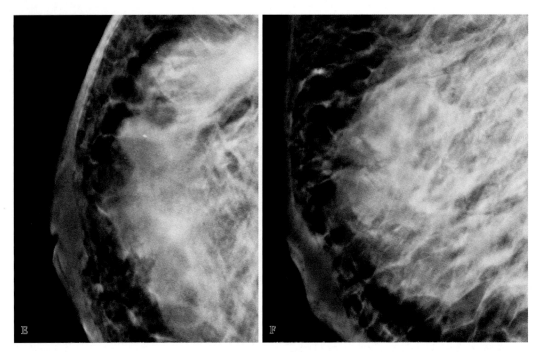

图6-3-5E、F　右乳病灶CC位及MLO位DBT物理放大图

【乳腺超声】

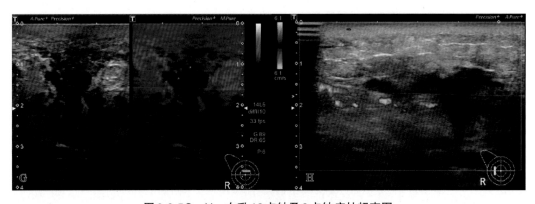

图6-3-5G、H　右乳12点钟及9点钟病灶超声图

【征象解读】

右乳宽域性不对称，范围超过一个象限，其内见多枚细点状钙化及边缘模糊的肿块影，小梁结构增宽、紊乱，邻近皮肤增厚、皮下脂肪层模糊，右侧乳头稍内陷。超声提示右侧乳腺见多个实性低回声团，边界不清，形态不规则，内回声不均，可见多个钙化灶，CDFI显示团块周边探及彩色血流信号（图6-3-5A～H）。

**【结论】**

宽域性不对称伴微钙化及多发肿块，BI-RADS归类为4C类，建议活检。

**【病理】**

右乳浸润性导管癌3级（图6-3-5I、J）。

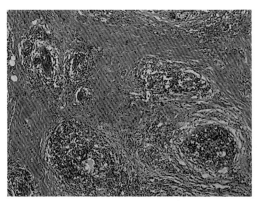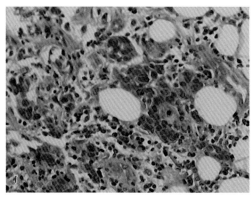

图6-3-5I、J 浸润性导管癌

**【注释】**

宽域性不对称，如果缺乏与触诊的一致性，常是乳腺正常变异，亦可由于对侧乳腺切除一大片致密纤维腺体组织而导致，通常被认为是良性病变，需定期复查（如病例1）。当宽域性不对称出现相应的触诊异常，或经进一步检查证实（如DBT、CEM或MRI）合并肿块、结构扭曲和可疑恶性钙化时，需要穿刺活检以明确病变的性质。乳腺炎性病变也可表现为宽域性不对称（如病例2），结合临床病史、患者年龄及超声检查有助于诊断。宽域性不对称合并肿块，超声检查表现为实性低回声时，应高度警惕恶性可能（如病例3、5）。

（徐泽园 潘德润 冯晨雅 谢媛琳 黎 喜 陈卫国）

# 第四节 进展性不对称

## 病例

**【临床资料】**

女，38岁。无手术史。自述红、肿、热、痛10余天。触诊：左乳乳晕下区及内上象限质硬、边界欠清、不活动包块。

## 【乳腺X线摄影】

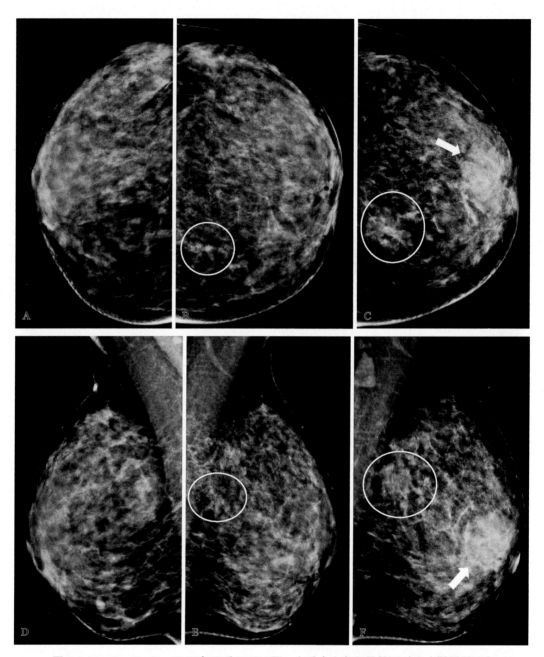

图6-4-1A、B、D、E　2015年双乳FFDM图，左乳内上象限局灶不对称（圆圈所示）

图6-4-1C、F　2019年左乳FFDM图

## 【征象解读】

局灶不对称，边缘模糊，对比4年前FFDM显示病灶范围较前增大，密度较前增高，DBT示内见多枚高密度结节，周围小梁结构增宽、紊乱。乳晕下区新增不规则边缘模糊高密度肿块（箭头所示）。左侧腋前份淋巴结密度较高，形态饱满（图6-4-1A ～ H）。

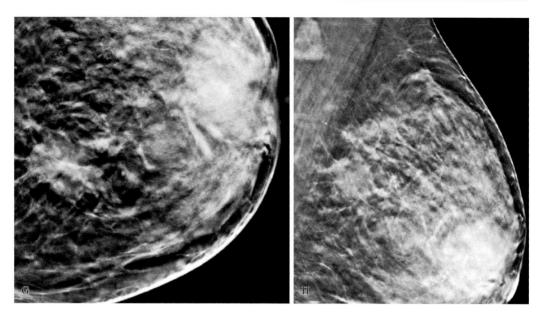

图6-4-1G、H 2019年左乳病灶CC位及MLO位DBT物理放大图

【结论】

进展性不对称，临床表现为炎性症状，BI-RADS归类为4A类或4B类，建议活检。

【病理】

左乳特发性肉芽肿性乳腺炎（图6-4-1I、J）。

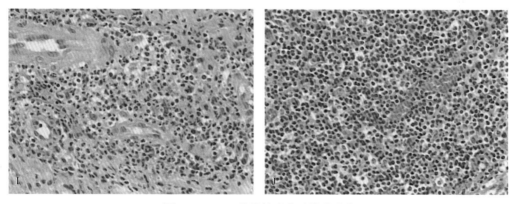

图6-4-1I、J 特发性肉芽肿性乳腺炎

【注释】

进展性不对称是指基于之前的影像学检查，有新发的、变大的或更明显的局灶不对称。有报道认为进展性不对称的恶性概率为15.4%，因此，此类病变需进一步影像学检查甚至活检以明确其良恶性。

（徐泽园 潘德润 冯晨雅 温 晶 谢媛琳 黎 喜 陈卫国）

**第 7 章**

# 其他征象

本章主要阐述根据第5版BI-RADS中相关征象的诊断依据，介绍日常工作中涉及相关征象的病例，其定义为一般与肿块、不对称、钙化或结构扭曲等主要征象一起使用，当没有其他征象时，也可单独使用。

## 第一节　皮肤病变

本节主要围绕皮肤的改变进行介绍。①皮肤增厚（skin thickening）：定义为皮肤厚度＞2mm，该征象可为局限性或弥漫性分布。当同之前的乳腺X线摄影对比有明显变化时，此种征象有临床意义，注意：放疗可能造成单侧的皮肤增厚，具体情况可结合具体临床病史进行分析。②皮肤回缩（skin retraction）：皮肤被异常地牵拉。

### 病例1

【临床资料】

女，42岁。主诉双侧乳腺胀满不适数日。既往双侧乳腺囊肿切除术后；2008年行右侧乳腺钙化切除术，病理提示良性钙化。无外伤史、无心力衰竭、肾衰竭病史。视、触诊：双侧乳腺及胸壁多发瘢痕，局部增厚，质地硬，未见明确水肿、橘皮样改变、毛孔未见增大。

【乳腺X线摄影】

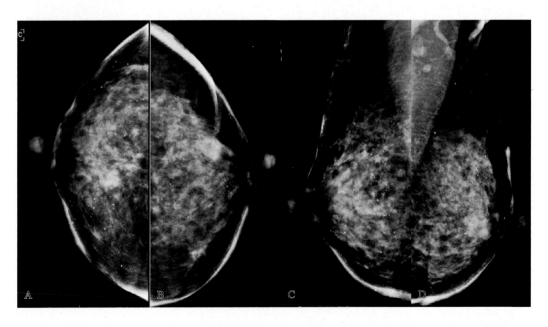

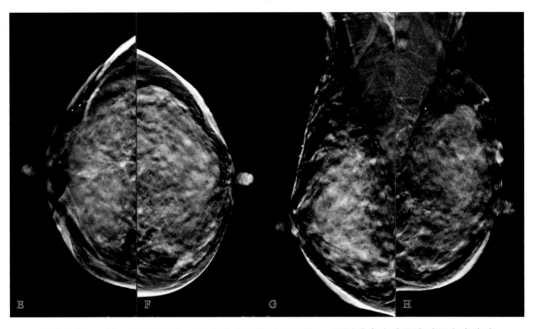

图7-1-1A～H 双侧CC位、MLO位FFDM及DBT图：双侧乳房皮肤及胸壁见多发瘢痕

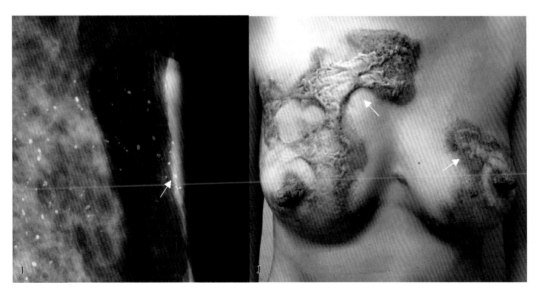

图7-1-1I 多发皮肤钙化，呈圆形中空（白色直箭头）

图7-1-1J 双侧乳房皮肤多发瘢痕（白色直箭头）

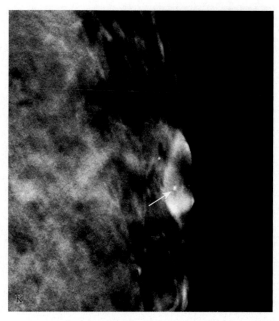

图7-1-1K　LMLO-DBT放大图（23/59）示钙
化位于皮肤层（白色直箭头）

【征象解读】

双侧乳腺内见大量圆形、中空及粗颗粒状钙化，弥漫散在分布；乳腺皮肤增
厚＞2mm，弥漫性分布，局限性凹陷并见大量钙化，DBT示其位于皮肤层；双侧乳头
无回缩，未见腋窝淋巴结增大改变（图7-1-1A～K）。

【结论】

此患者皮肤增厚是皮肤瘢痕造成，大量弥漫散在分布的钙化多数位于皮肤层且呈典
型良性钙化形态，不需要组织学检查，定期复查即可。

【随诊复查】

2010-01-04首次检查后，共计复查5次（2011-06-24、2013-07-24、2014-14-23、2019-
07-01、2021-07-08），皮肤瘢痕组织无明显变化（图7-1-1L～W）。

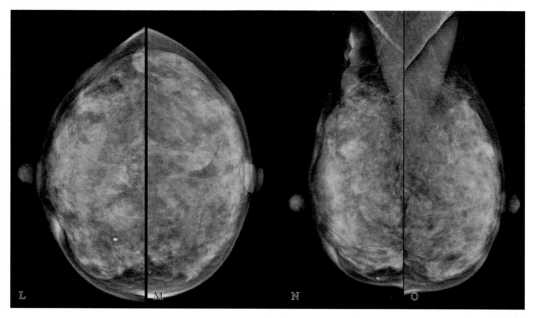

图7-1-1L ～ O　2010-01-04 FFDM

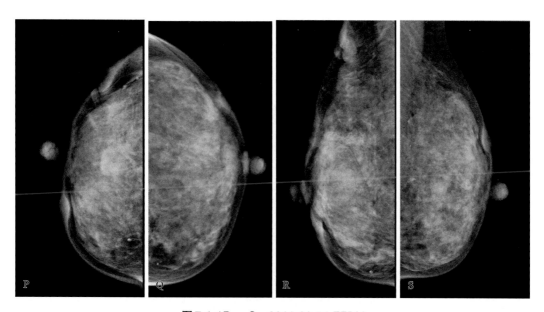

图7-1-1P ～ S　2011-06-24 FFDM

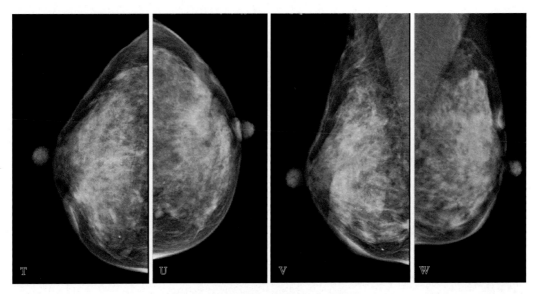

图7-1-1T～W　2021-07-08 FFDM

## 病例2

【临床资料】

女，59岁。主诉右侧乳腺触及不规则肿块，有轻微疼痛。无外伤史、无心力衰竭、肾衰竭病史。视、触诊：右侧乳房内上象限皮肤及前胸壁多发瘢痕，局部增厚，质地硬，呈紫红色，未见明确水肿、橘皮样改变、毛孔未见增大。

【乳腺X线摄影】

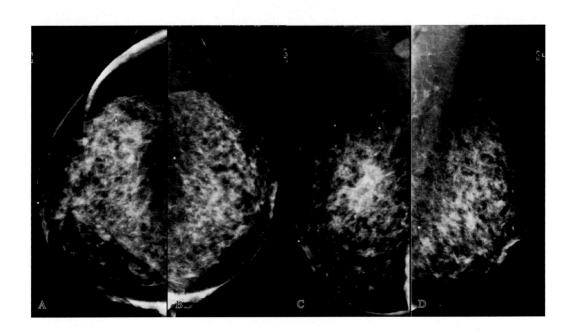

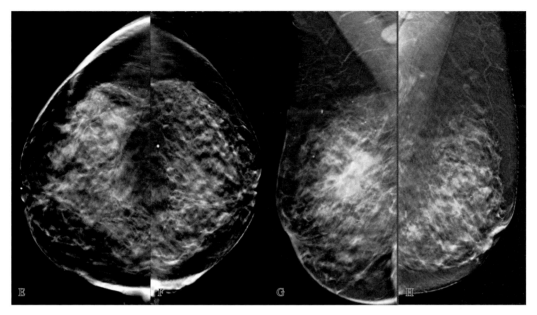

图7-1-2A ～ H 双侧FFDM&DBT图

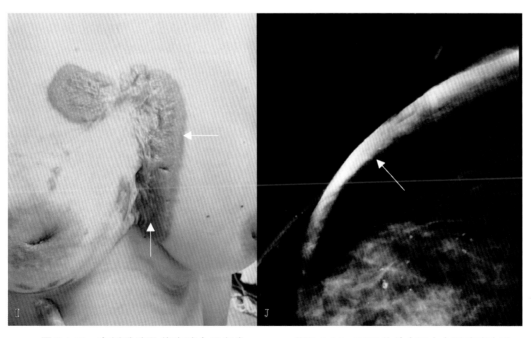

图7-1-2I 右侧乳腺及前胸壁内见多发
瘢痕（白色直箭头）

图7-1-2J RCC位放大图中右侧乳腺外侧
皮肤增厚、密度增高（白色直箭头）

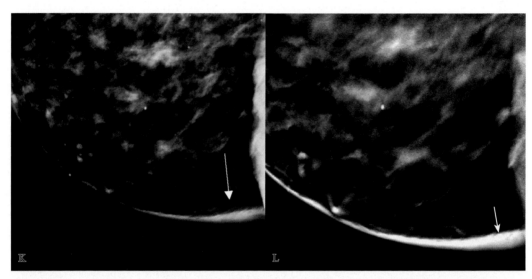

图7-1-2K、L    右乳CC位FFDM及DBT局部放大图；右乳下方皮肤不均匀增厚（白色直箭头）

【征象解读】

右侧乳腺外上象限中后1/3见局灶不对称，DBT示内见一形态不规则高密度肿块，边缘模糊，部分似见毛刺，周围实质密度增高，小梁结构增宽。右侧乳腺外侧及双侧乳腺内侧皮肤增厚＞2mm，弥漫性分布，局限性凹陷，但相邻小梁结构完整、走行正常，未见明确紊乱及增粗，双侧乳头稍内陷（图7-1-2A～L）。

【结论】

患者皮肤增厚是皮肤瘢痕造成，符合瘢痕增生。综合FFDM及DBT征象，右乳外上象限肿块可判读为BI-RADS 4类，需要临床干预。皮肤增厚与右乳内炎性肿物无明确相关。

【病理】

右乳慢性化脓性炎（图7-1-2M～P）。

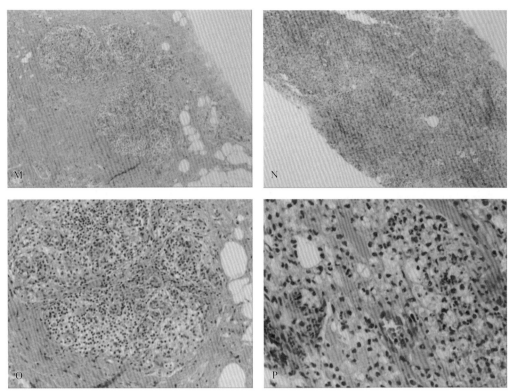

图7-1-2M～P （右乳外上象限肿块）切除组织见炎性肉芽组织增生伴大量急慢性炎症细胞、泡沫细胞浸润，未见确切肿瘤性病变

## 病例3

【临床资料】

女，61岁。右侧乳腺触及肿块，有结肠癌史，无外伤史、无心力衰竭、肾衰竭病史。触诊：右侧乳腺乳晕区皮肤增厚，质地硬。

【乳腺X线摄影】

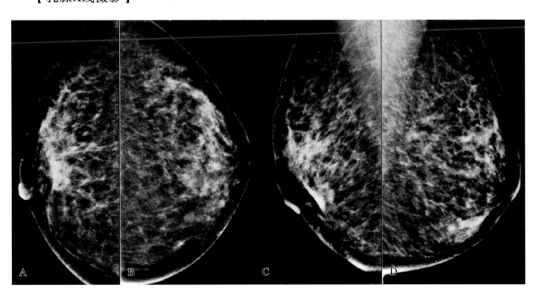

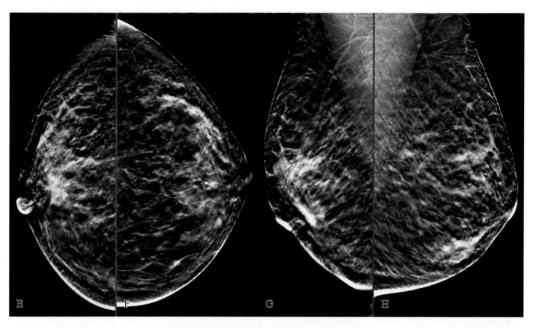

图7-1-3A～H　双侧FFDM&DBT图

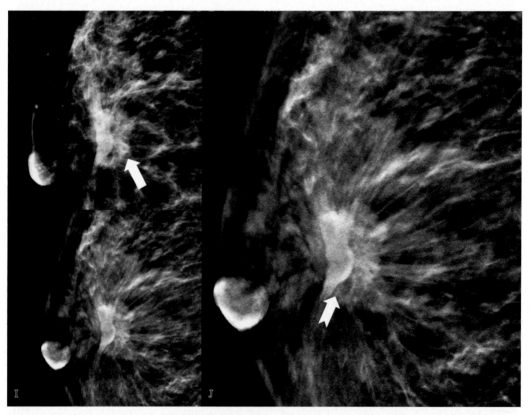

图7-1-3I　RCC位放大图，可见乳晕区皮肤增厚、密度升高，周围小梁结构增宽（白色直箭头）

图7-1-3J　DBT示右侧乳房乳晕区皮肤不均匀增厚，皮肤增厚（白色燕尾箭头）

【征象解读】

右侧乳腺中央区前1/3处见不规则等密度肿块，边缘呈毛刺状，邻近小梁结构增宽，乳晕区皮肤增厚，乳头回缩；右侧乳腺乳晕区皮肤增厚＞2mm，局限性分布，局限性凹陷，相邻小梁结构增宽（图7-1-3A～J）。

【结论】

此患者皮肤增厚，是乳腺浸润性癌造成的，组织学检查证实为浸润性导管癌2级，伴低－中级别导管内癌。

【病理】

浸润性导管癌2级，伴低－中级别导管内癌，局部侵及皮肤真皮层及神经。免疫组化：HER2（2＋）、PR（强＋，90%）、ER（强＋，90%）、Ki-67（＋，20%）（图7-1-3 K～N）。

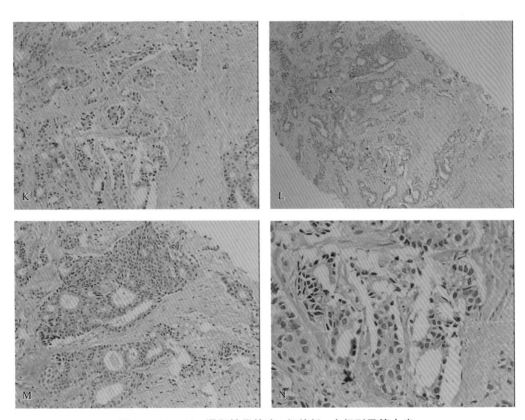

图7-1-3K～N 浸润性导管癌2级伴低－中级别导管内癌

## 病例4

【临床资料】

女，31岁。右侧乳腺可触及巨大肿块。哺乳期。视、触诊：右侧乳腺皮肤水肿，毛孔增大及纤曲静脉影，乳头稍内陷，可触及肿块，质地韧。

【乳腺X线摄影】

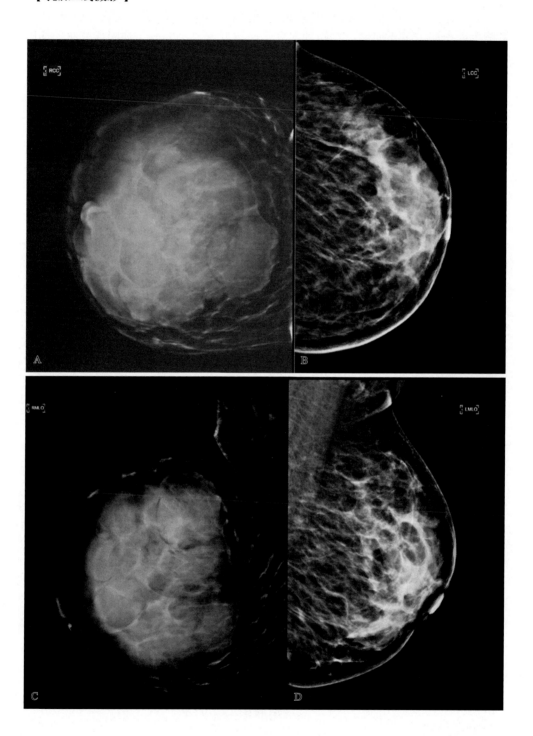

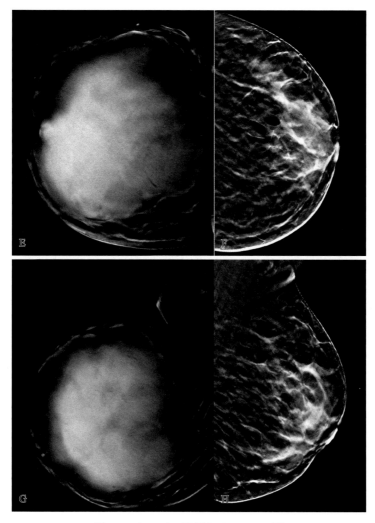

图7-1-4A ～ H 双侧FFDM&DBT图

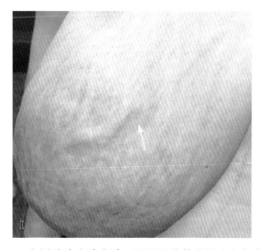

图7-1-4I 右侧乳腺皮肤水肿，可见纡曲静脉影（白色直箭头）

【征象解读】

右侧乳腺见不规则高密度肿块，似由多枚肿块融合而成，密度欠均匀，邻近乳腺皮肤增厚＞2mm，水肿，皮下脂肪层模糊（图7-1-4A～I）。

【结论】

此患者由于乳腺巨大肿块挤压导致淋巴及静脉回流受阻，皮肤水肿及增厚。

【病理】

良性叶状肿瘤伴平滑肌化生。免疫组化：CK7（上皮＋）、CK5/6（部分上皮＋）、Actin（平滑肌＋）、Desmin（平滑肌＋）、Ki-67（间质＋，1%）（图7-1-4J、K）。

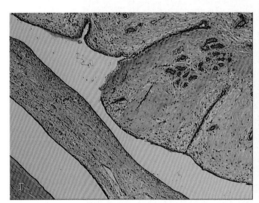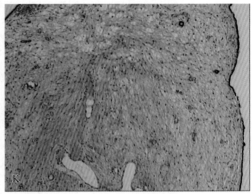

图7-1-4J、K　良性叶状肿瘤伴平滑肌化生

## 病例5

【临床资料】

女，54岁。右侧乳腺疼痛2年，近3个月加重伴红肿。无外伤史，无心力衰竭、肾衰竭病史。视、触诊：右侧乳腺内侧皮肤红肿，触及肿块。

【乳腺X线摄影】

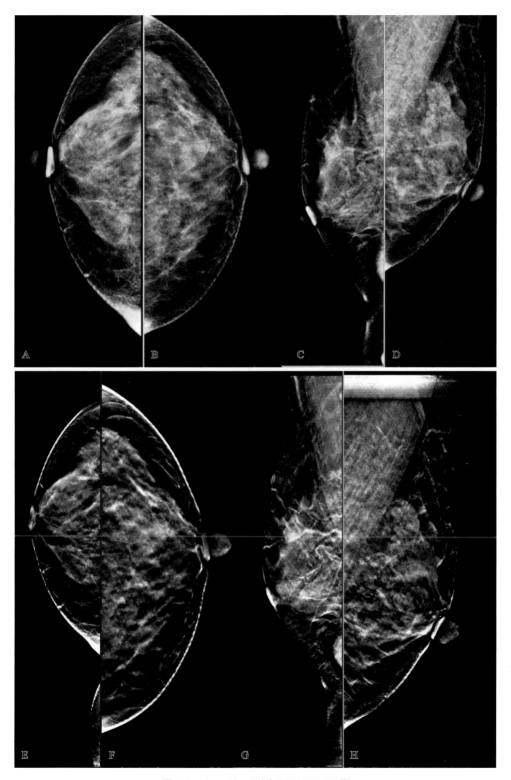

图7-1-5A ～ H 双侧FFDM&DBT图

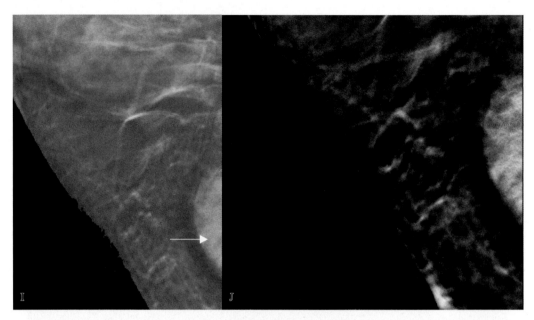

图7-1-5I、J　右乳MLO位FFDM及DBT局部放大图；右乳下方后1/3高密度影（白色直箭头）

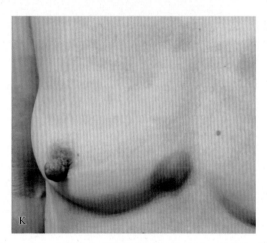

图7-1-5K　右侧乳房内侧皮肤见红肿区域，可触及肿块

【征象解读】

FFDM及DBT示右乳内下象限后1/3皮下脂肪层内高密度肿块，部分边缘模糊，邻近皮肤增厚，视诊可见右侧内侧近乳沟处皮肤红肿（图7-1-5A～K）。

【结论】

此患者由于皮脂腺囊肿合并感染出现炎症反应，导致乳腺皮肤局限性增厚，部分皮肤脂肪层出现红肿、增厚，建议治疗后复查。

## 病例6

【临床资料】

女，41岁。左侧乳腺皮肤破溃、凹陷。视、触诊：左侧乳腺外上象限近腋窝侧皮肤红肿、凹陷、增厚；可触及肿块，质地硬、活动度差。

【乳腺X线摄影】

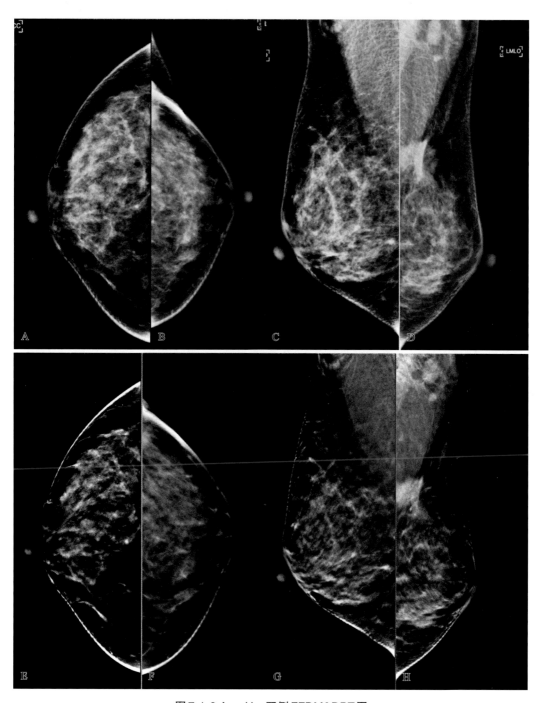

图7-1-6 A ～ H 双侧FFDM&DBT图

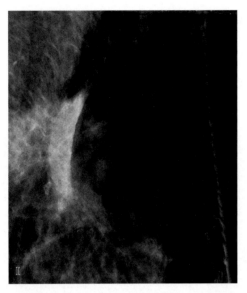

图7-1-6 I　LMLO位放大图示左侧乳腺外上象限后1/3处皮肤局部增厚，邻近不规则高密度肿块，皮下脂肪层模糊

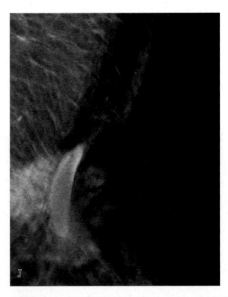

图7-1-6 J　DBT-LMLO位（28/62）皮肤局部增厚，相邻见不规则高密度肿块影，邻近皮肤脂肪层模糊，小梁增宽。LMLO位（10/58）可见皮肤凹陷、增厚

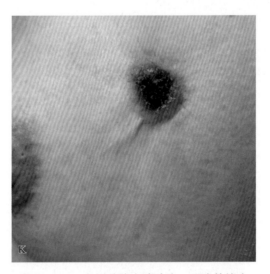

图7-1-6 K　左侧乳腺皮肤破溃、凹陷并结痂

【征象解读】

左侧乳腺外上象限后1/3见不规则高密度肿块，边缘毛刺，周围小梁结构增宽；邻近皮肤增厚、凹陷（图7-1-6A～K）。

【结论】

此患者皮肤凹陷，是相邻不规则肿块牵拉、浸润所致，皮肤局限性增厚、悬韧带牵拉，形成凹陷。

【病理】

浸润性导管癌2级，非特殊类型，局部侵犯皮肤及横纹肌组织，见神经侵犯，未见明确脉管内癌栓；免疫组化：ER（强＋，90%）、PR（中-强＋，80%）、HER2（0）、Ki-67（＋，20%）、PD-1（－）、PD-L1（22C3）（CPS＜1，阴性对照为阴）（图7-1-6L、M）。

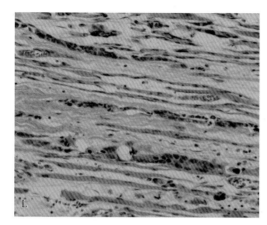 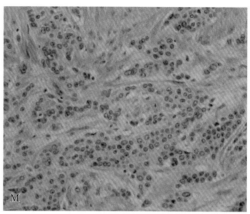

图7-1-6 L、M　左乳病灶病理图

（何子龙　梁天立　郑博文　张　妮　彭青松　张敏红　孟　强　陈卫国）

# 第二节　其他相关征象

本节主要围绕其他相关征象中乳头、小梁结构及腋窝淋巴结的改变进行介绍。①小梁结构增宽（trabecular thickening）：此征象为纤维分隔增厚所致。②乳头回缩（nipple retraction）：乳头被牵拉下陷。如果乳头回缩为新发，那么其恶性的可能性相应增加。③乳头内陷（nipple inversion）：乳头内陷常表现为双侧，不伴有任何可疑征象，若影像学表现长期稳定，一般认为良性表现。④腋淋巴结肿大（axillary adenopathy）：需要结合临床进一步评估，尤其新发或与之前相比变大、变圆更需要重视。分析病史，可以明确肿大原因，减少不必要的检查。

## 病例1

【临床资料】

女，51岁。双侧乳腺胀痛、皮肤红肿。无外伤史、无心力衰竭、肾衰竭病史。触诊：双侧乳腺皮肤红肿、增厚、质硬，呈"橘皮样"改变。

【乳腺X线摄影】

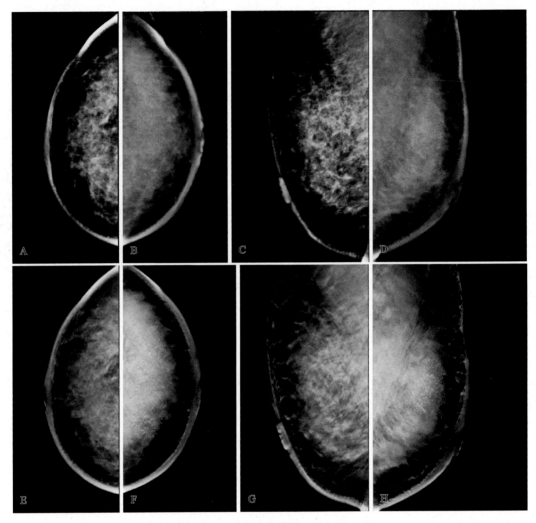

图 7-2-1 A ～ H　双侧乳腺 FFDM&DBT 图

【征象解读】

左侧乳腺见大量段样分布微钙化，形态多为细小多形性、细线样及无定形，整个乳腺实质密度弥漫增高；右侧乳腺实质密度弥漫增高，周围间质水肿，小梁结构增宽；左侧腋前份见多枚淋巴结，形态饱满。双侧乳腺皮肤弥漫性增厚，皮下脂肪层模糊，悬韧带不均匀增厚（图 7-2-1A ～ J）。

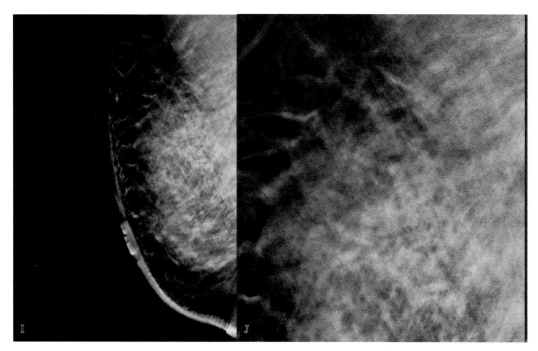

图7-2-1 I、J  右乳MLO位及DBT放大图（36/82）示外上象限小梁结构增宽

【结论】

患者双侧乳腺皮肤增厚、小梁结构弥漫增宽，考虑左侧乳腺浸润性癌伴淋巴结转移，引起淋巴回流受阻，导致双侧皮肤及间质水肿。

【病理】

左乳浸润性导管癌2级，双侧腋淋巴结见癌转移。免疫组化：ER（－）、PR（－）、HER2（3＋）、P53（＋）、Ki-67（＋，20%）。皮肤：CK（＋）（图7-2-1K、L）。

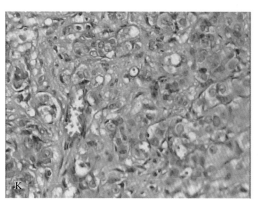
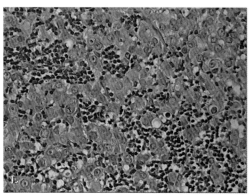

图7-2-1 K、L  左乳浸润性导管癌

病例2

【临床资料】

女，57岁。右侧乳腺癌保乳术后6个月。无外伤史，无心力衰竭、肾衰竭病史。触诊：右侧乳腺皮肤增厚。

【乳腺X线摄影】

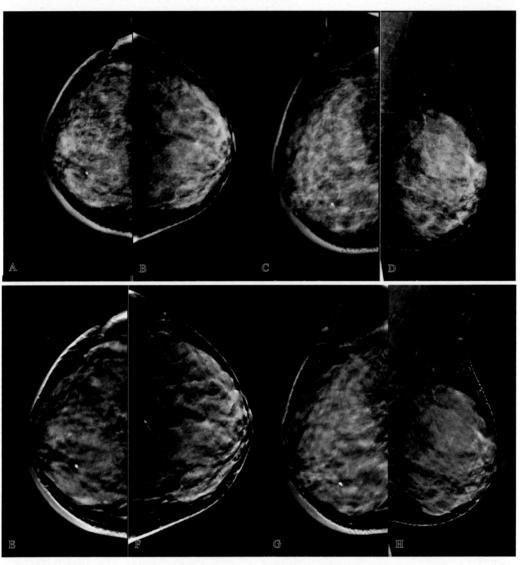

图7-2-2 A～H　双侧FFDM&DBT图

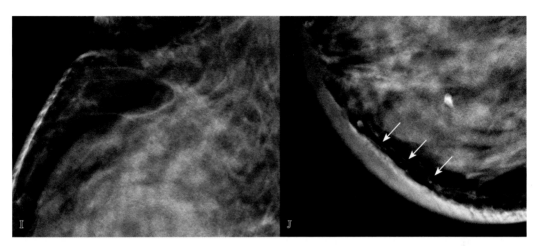

图7-2-2 I　RMLO位及DBT放大图示右侧乳腺外上象限小梁结构增宽

图7-2-2 J　右侧乳腺皮肤弥漫增厚，皮下脂肪层浑浊（51/98，白色直箭头）

【征象解读】

右侧乳腺外上象限乳腺癌保乳术后，右侧乳腺实质密度升高，以乳晕区为著；右侧乳腺小梁结构普遍性增宽，皮肤增厚、皮下脂肪层浑浊；DBT示外上象限术区实质密度增高（图7-2-2A～J）。

【结论】

此患者小梁结构增宽、皮肤增厚，考虑术后局部复发，淋巴回流受阻水肿。

【病理】

浸润性导管癌2级，右乳皮肤见癌浸润。免疫组化：ER（－）、PR（－）、HER2（0）、P53（＋）、Ki-67（＋，60%）（图7-2-2K、L）。

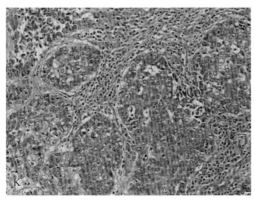
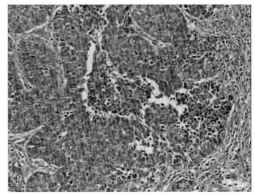

图7-2-2 K、L　浸润性导管癌

## 病例3

【临床资料】

女，39岁。无临床症状。第一次乳腺筛查。双乳未触及肿块，双侧乳头内陷。

【乳腺X线摄影】

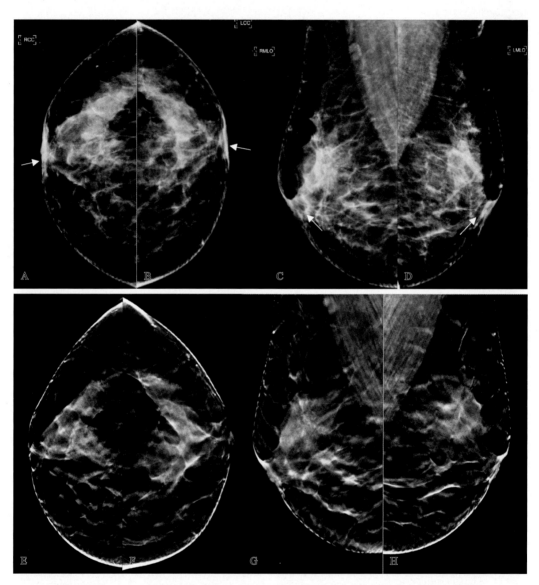

图7-2-3 A～H    双侧FFDM&DBT图；双乳CC位及MLO位示乳头内陷（白箭头）

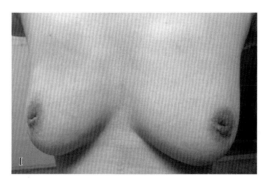

图7-2-3 I 双侧乳头内陷

【征象解读】

双侧乳头呈"鱼嘴样"改变、稍内陷，乳晕区未见异常；双侧乳腺皮肤正常，未见"厚皮征"（图7-2-3A～I）。

【结论】

患者双侧乳头内陷，考虑为先天性，无特殊临床意义，建议定期复查。

【随诊复查】

2019-02-25首次检查后，共计复查1次（2021-08-16），双侧乳头内陷无明显变化（图7-2-3J～M）。

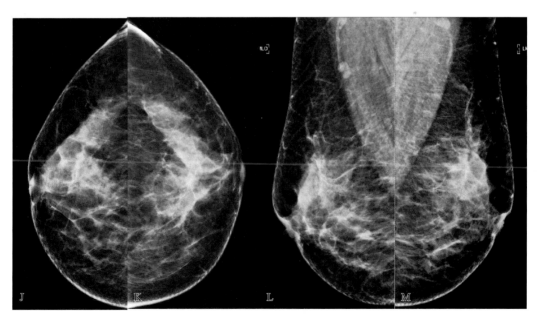

图7-2-3 J～M 双侧乳腺FFDM图

## 病例4

【临床资料】

女，43岁。无临床症状。第一次乳腺筛查。乳腺内未触及肿块，双侧乳头内陷。

【乳腺X线摄影】

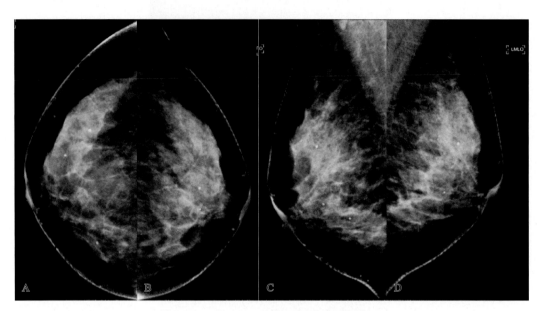

图7-2-4 A ～ D　双侧乳腺FFDM图像

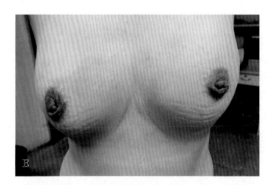

图7-2-4E　双侧乳房图像，见双侧乳头内陷

【征象解读】

双侧乳头呈"鱼嘴样"改变、稍内陷，乳晕区未见异常；双侧乳腺皮肤正常，未见"厚皮征"（图7-2-4A ～ E）。

【结论】

此患者双侧乳头内陷为先天性，无特殊临床意义。双侧乳腺内散在等密度结节，判读为BI-RADS 2类，仅需定期复查。

【随诊复查】

2018-07-16首次检查后，共计复查2次（2019-07-24、2021-08-16），2021年检查所示双侧乳头内陷，较前无明显变化（图7-2-4F ～ I）。

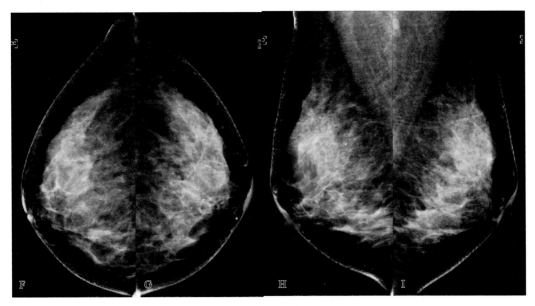

图7-2-4 F～I 双侧乳腺FFDM图

## 病例5

【临床资料】

女，41岁。双侧乳腺反复胀痛1个月余。双侧乳腺挤压时可见少量淡黄色溢液。

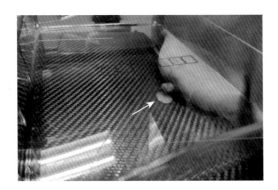

图7-2-5 A RCC位压迫时见溢液（白色直箭头）

【乳腺X线摄影】

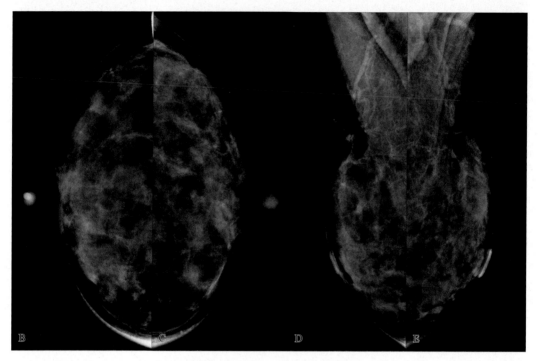

图7-2-5 B～E 双乳FFDM图

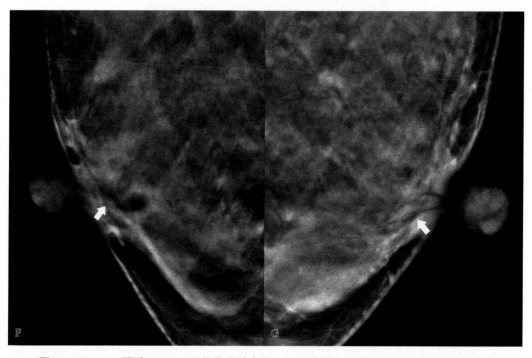

图7-2-5 F、G 双乳DBT-MLO位物理放大图，双侧乳晕区见纤曲透亮影（白色直箭头）

【征象解读】

双侧乳腺乳晕下区见数条纤曲扩张管状透亮影，内未见异常密度影，余双侧乳腺未见明显异常（图7-2-5A～G）。

【结论】

乳头溢液可分为生理性和病理性两类。在排除妊娠期、哺乳期或摄入引起高分泌性的药物等生理性泌乳后，如考虑为病理性乳头溢液，需进一步检查以确诊治疗。对于病理性溢液，应根据视诊、触诊、溢液的性状、有无伴随症状及实验室和影像学检查，重视单孔、血性、咖啡色、油脂样的溢液，综合判断，具体问题具体分析，避免漏诊或过度治疗。此患者乳腺X线提示双侧乳腺导管扩张（BI-RAD 2类），建议12个月复查。

【随诊复查】

2016年9月20日首次检查后，共计复查2次（2020-05-27、2021-08-11），双侧乳腺导管扩张无明显变化。患者乳头溢液性状无明显变化（图7-2-5H～O）。

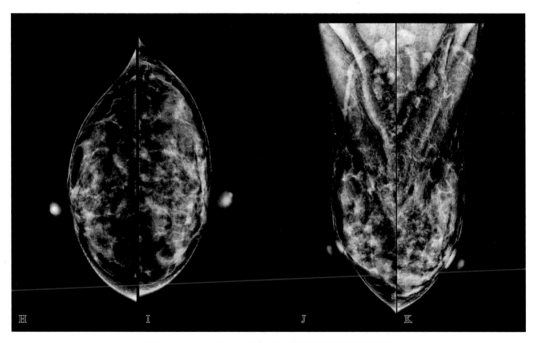

图7-2-5 H～K 2020-05-27双侧乳腺FFDM图

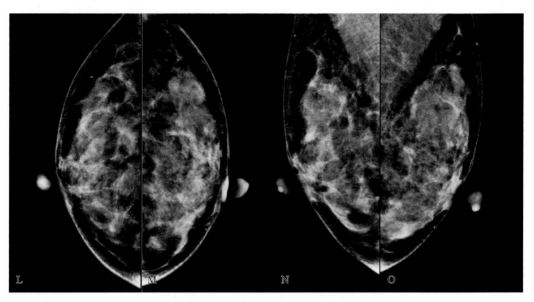

图7-2-5 L～O　2021-08-11双侧乳腺FFDM图

## 病例6

【临床资料】

女，42岁。发现右乳头区湿疹1年余。触诊：右乳头凹陷，周围皮肤红肿、湿润，挤压未见明显乳头溢液，乳腺内未触及明显肿块。

【乳腺X线摄影】

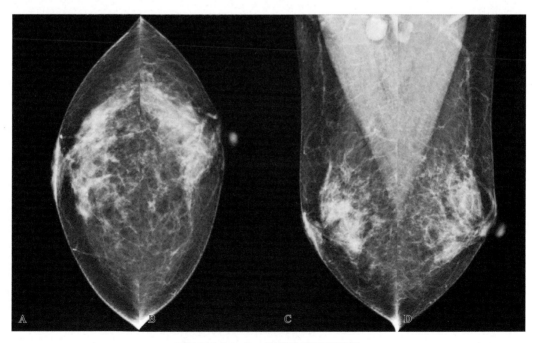

图7-2-6 A～D　双侧乳腺FFDM图

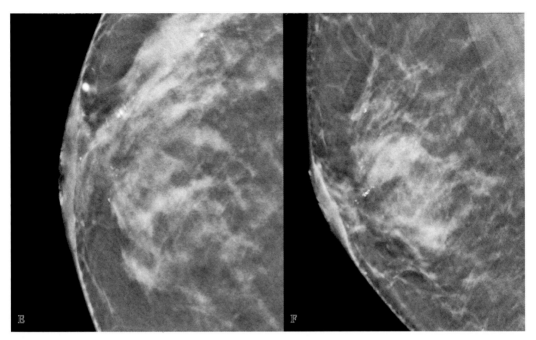

图7-2-6 E、F RCC位及RMLO位局部放大DBT图

【乳腺超声】

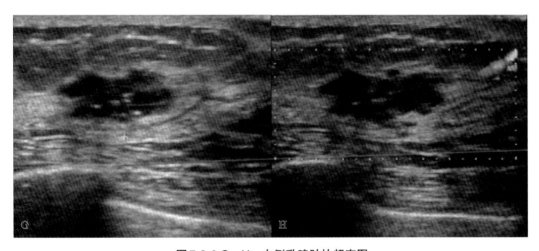

图7-2-6 G、H 右侧乳腺肿块超声图

【征象解读】

右侧乳腺实质密度增高，结构紊乱，外上象限见多发细小多形性钙化影，段样分布，部分钙化延伸至乳晕区及乳头内，右侧乳晕区皮肤增厚、密度增高，乳头回缩。右侧腋前份见一枚肿大淋巴结，形态饱满。超声见右侧乳腺外上象限实性低回声团，边界欠清，形态欠规则，内回声欠均，见多个点状强回声，CDFI团块周边及内部可见点条状彩色血流信号（图7-2-6A～H）。

【结论】

中年女性，发现右侧乳头区湿疹样改变1年余，右侧乳腺内未触及明显肿块，挤压时未见明显乳头溢液。乳腺X线摄影示右侧乳腺恶性钙化并实质密度增高、乳头改变，考虑右侧乳腺癌并乳头Paget病（BI-RAD 5类）。

【病理】

右侧浸润性导管癌伴乳头Paget病，免疫组化：ER（－），PR（－），HER2（3＋），Ki-67（＋，40%），P53（－）（图7-2-6I～L）。

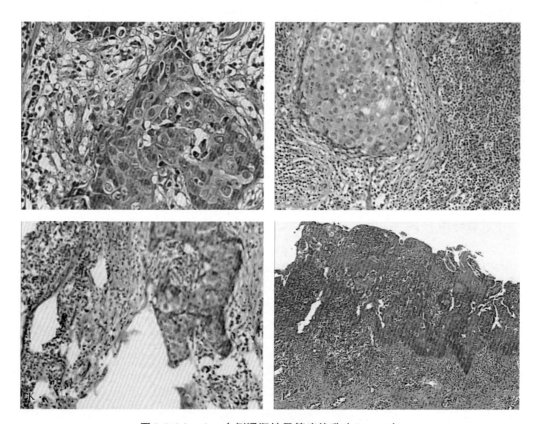

图7-2-6 I～L　右侧浸润性导管癌伴乳头Paget病

【注释】

乳腺佩吉特病（Mammary Paget's disease，MPD），又称乳头乳晕湿疹样癌，1874年由James Paget首次报道，是一种少见的特殊类型的乳腺癌。好发于绝经后女性，多为单侧，以乳头乳晕湿疹样改变为特征，常伴发导管原位癌或浸润性导管癌，其乳头下方乳房内的乳腺癌灶通常不能触及，但多数病例乳腺X线可显示病变。

## 病例7

【临床资料】

女，51岁。左乳头糜烂2个月余。挤压时可见血性溢液，乳腺内未触及明显肿块。

【乳腺X线摄影】

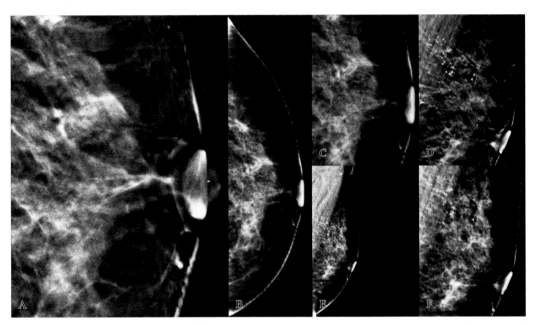

图7-2-7 A、B　左乳CC位、MLO位FFDM图

图7-2-7 C、D　左乳CC位、MLO位物理放大FFDM图

图7-2-7 E、F　左乳CC位、MLO位物理放大DBT图

【征象解读】

左侧乳腺外上象限见大量线样及线样分支状钙化，呈段样分布，并延伸至乳头，伴乳头轻度回缩（图7-2-7A～F）。

【结论】

患者左乳腺内未触及明显肿块，乳头糜烂，挤压时可见血性溢液。FFDM示左侧乳腺细线样及细线分枝状钙化，呈段样分布，提示恶性钙化沿导管及分枝沉积，多见于高级别导管内癌。钙化延伸至乳头，伴乳头回缩。综上所述，考虑高级别导管内癌合并Paget病（BI-RAD 5类）。

【病理】

（左侧乳腺）高级别导管内癌，累及小叶及输乳管，并乳头Paget病，免疫组化：P63（肌上皮＋）、Calponin（肌上皮＋）、ER（－）、PR（－）、HER2（3＋）、Ki-67（＋，30%）（图7-2-7G～J）。

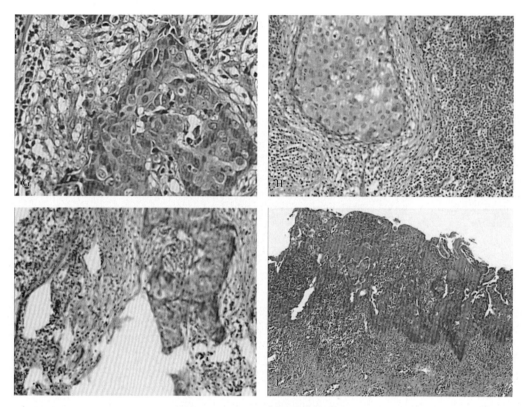

图7-2-7 G～J　高级别导管内癌

病例8

【临床资料】

女，42岁。外院超声发现左侧乳腺结节；触诊阴性。

【乳腺X线摄影】

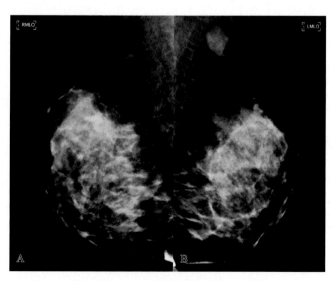

图7-2-8 A、B　双乳MLO位FFDM图

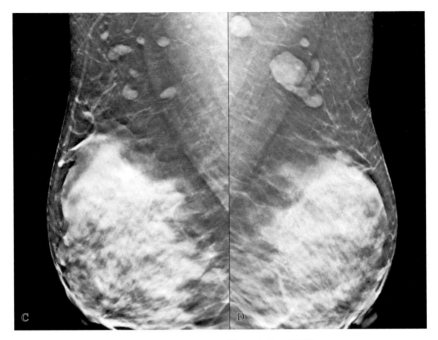

图7-2-8 C、D　双乳MLO位DBT图

## 【乳腺超声】

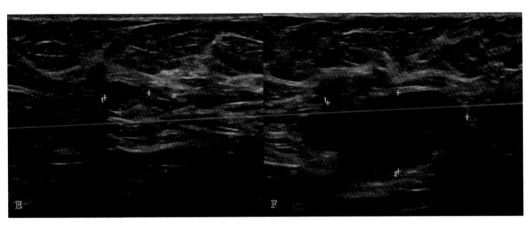

图7-2-8 E、F　右侧腋窝（E）及左侧腋窝（F）肿大淋巴结超声图

## 【征象解读】

　　乳腺X线可见双侧腋前份可见多枚淋巴结影，淋巴结密度增高，形态饱满，皮质增厚，较大者位于左侧。双侧乳腺皮肤正常，乳腺实质未见明确占位性病变。超声亦提示双侧乳腺腺体内未见明确占位性病变及异常血流信号，双侧腋窝可见异常淋巴结回声，皮质部增厚，淋巴门偏心，未见明显彩色血流信号（图7-2-8A～F）。

**【结论】**

中年女性，双侧腋窝多发增大淋巴结，乳腺X线及超声均提示双侧乳腺未见明确占位性病变，综合考虑腋窝淋巴结增大为反应性增生。

## 病例9

**【临床资料】**

女，53岁。发现左乳肿块3年余，缓慢生长。触诊：左乳外上象限可触及肿块，质韧，膨胀性生长，活动度可。

**【乳腺X线摄影】**

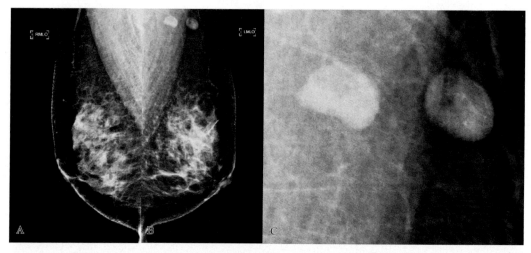

图7-2-9 A～C 双乳MLO位FFDM图、左乳MLO位腋淋巴结物理放大图

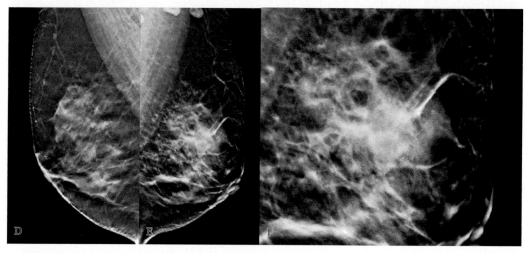

图7-2-9 D～F 右乳MLO位DBT图、左乳MLO位DBT图及左乳外上象限MLO位局部物理放大DBT图

【乳腺超声】

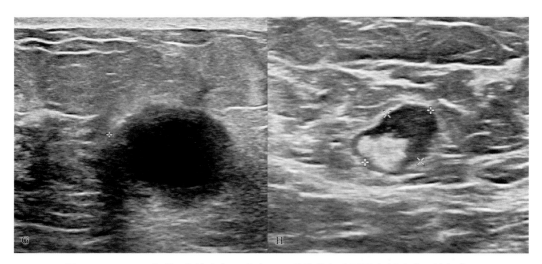

图7-2-9 G、H 左乳3点钟方向距乳头1cm处结节超声图及左侧腋淋巴结超声图

【征象解读】

左侧腋前份见数枚淋巴结影，形态饱满、密度稍高，其中一枚内见数枚细点状钙化。左侧乳腺外上象限中1/3见一枚不规则形高密度肿块影，边缘部分模糊，其内似见多枚细点状钙化，周围实质密度增高，小梁结构增宽；超声示左侧乳腺可见多个无回声区，较大者位于3点钟距乳头1cm处，边界清，形态规则，壁厚。左侧腋窝可探及一淋巴结回声，淋巴门偏心（图7-2-9A～H）。

【结论】

左侧乳腺外上象限肿块并左侧腋淋巴结肿大，超声示外上象限无回声肿块，综合考虑囊肿合并感染可能性大，BI-RADS归类为4A类；淋巴结皮质增厚，综合考虑腋淋巴结增大为反应性增生。

## 病例10

【临床资料】

女，61岁。发现左侧乳腺肿物6个月余。查体：左乳外上象限触及圆形肿块，质韧，边界欠清，活动度差，无明显压痛。肿物表面无"酒窝征""橘皮征"。挤压双侧乳头未见明显乳头溢液。左侧腋窝触及边界清晰肿物，活动度尚可，无压痛。

【乳腺X线摄影】

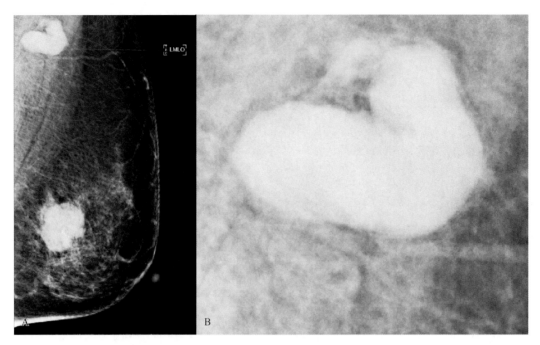

图7-2-10 A、B　左乳MLO位FFDM图及淋巴结局部物理放大图

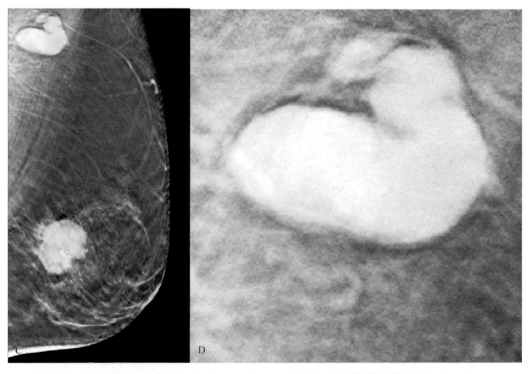

图7-2-10 C、D　左乳MLO位DBT图及淋巴结局部物理放大图

【乳腺超声】

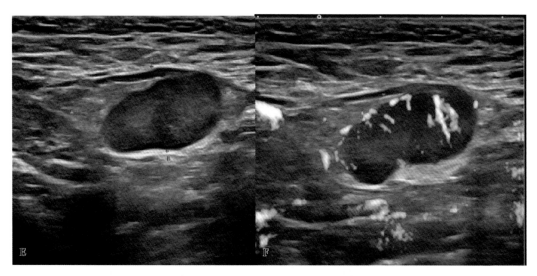

图 7-2-10 E、F 左侧腋淋巴结超声图

【征象解读】

左侧腋前份可见一枚肿大淋巴结,密度增高,形态饱满;超声示淋巴结皮质部增厚,淋巴门部分偏心或消失,淋巴结内可探及点状血流信号。左侧乳腺外侧后 1/3 可见一不规则形高密度肿块,DBT 示边缘模糊,可见多发成簇分布细小多形性钙化;肿块前缘可见多枚细点状钙化,周围小梁结构增宽、扭曲(图 7-2-10A ~ F)。

【结论】

此例左侧乳腺可见肿块+钙化,腋前份可见肿大淋巴结,BI-RADS 5 类,综合考虑为浸润性乳腺癌并左侧腋淋巴结转移。

【病理】

左侧乳腺病灶为浸润性导管癌,左侧腋淋巴结可见转移(图 7-2-10G、H)。

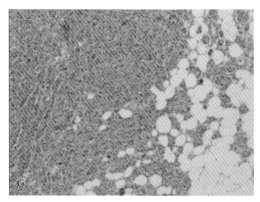
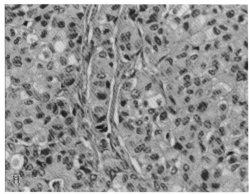

图 7-2-10 G、H 左乳病灶病理图

## 病例11

【临床资料】

女，57岁。发现右侧乳腺肿物15天。查体：右乳外上象限触及圆形肿块，质硬，边界欠清，活动度可，有压痛。肿物表面皮肤无"酒窝征""橘皮征"。挤压双侧乳头未见明确乳头溢液。双侧腋窝和双侧锁骨上窝未触及明显肿大淋巴结。

【乳腺X线摄影】

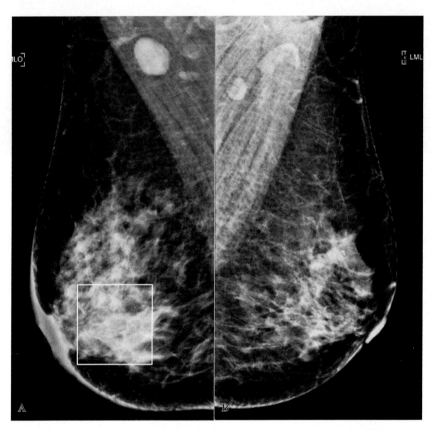

图7-2-11 A、B 右乳MLO位FFDM图、左乳MLO位FFDM图

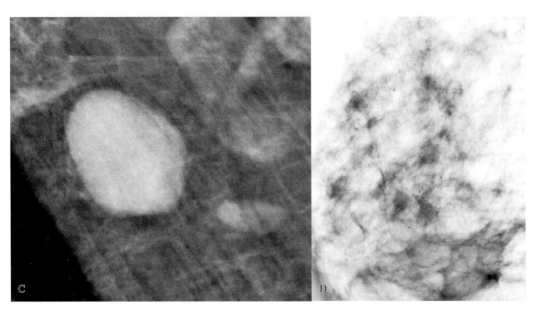

图7-2-11 C、D 右乳MLO位腋淋巴结局部放大FFDM图、右乳MLO位局部放大FFDM反片

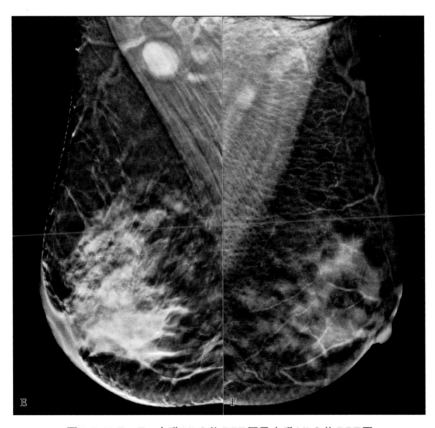

图7-2-11 E、F 右乳MLO位DBT图及左乳MLO位DBT图

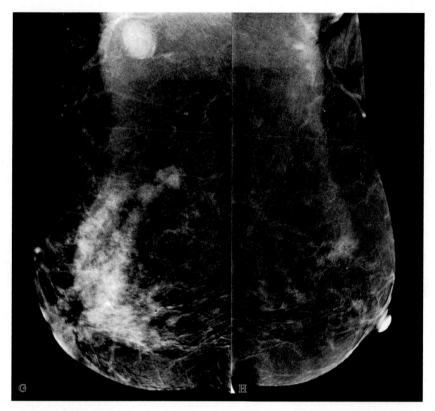

图7-2-11 G、H　右乳MLO位CEM图及左乳MLO位CEM图

【乳腺超声】

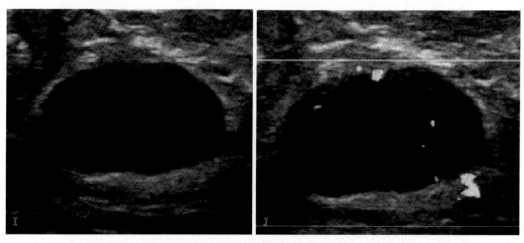

图7-2-11 I、J　右侧腋淋巴结超声图

【征象解读】

右侧腋前份见多枚淋巴结影，其中一枚形态饱满，密度增高，CEM示淋巴结明显强化；超声提示增大淋巴结皮质部增厚，淋巴结门消失，淋巴结内可探及彩色血流信号。FFDM右侧乳腺见多量细小多形性及无定形钙化，夹杂少量细线样钙化，以乳腺上方为著，呈段样分布；CEM示病灶呈非肿块样明显不均匀强化；DBT示右侧乳腺内上象限后1/3见两枚不规则形等密度肿块，边缘毛刺，内见多枚细点状钙化，CEM该病灶呈不规则形肿块样不均匀强化，边缘模糊（图7-2-11A～J）。

【结论】

本例右侧乳腺可见大量细小多形性及无定形钙化＋内上象限肿块，CEM明显强化，右侧腋窝淋巴结肿大并强化，淋巴结门消失，BI-RADS 5类，考虑多灶性乳腺癌伴右侧淋巴结转移。

【病理】

右侧乳腺浸润性微乳头状癌（约90%），浸润性导管癌2级（约5%），周围见高级别导管内癌（约5%），见血管、淋巴管内癌栓及神经侵犯，送检淋巴结见癌转移（图7-2-11K、L）。

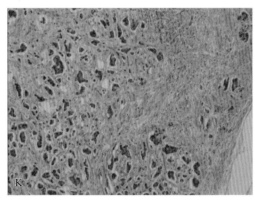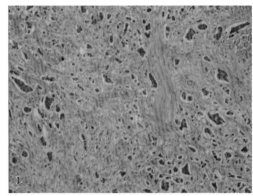

图7-2-11 K、L 右乳病灶病理图

## 病例12

【临床资料】

女，58岁。确诊左侧乳腺癌9个月。查体：左侧乳头凹陷；左侧乳头偏外侧触及一肿物，直径约2cm，质硬，边界不清，活动度差，无明显压痛。肿物表面皮肤部分呈"橘皮征"。

【乳腺X线摄影】

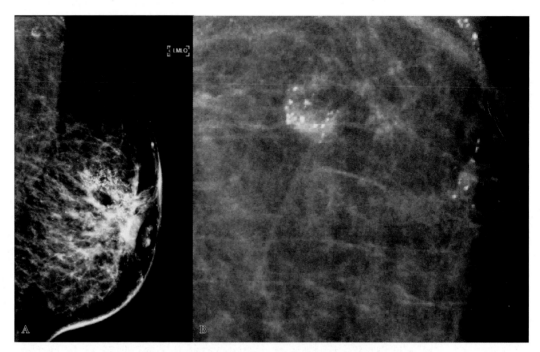

图7-2-12 A、B　左乳MLO位及腋淋巴结局部物理放大FFDM图

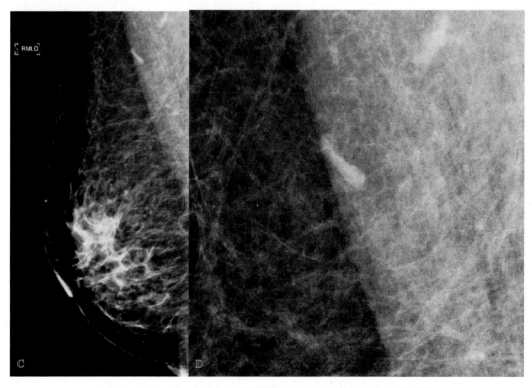

图7-2-12 C、D　右乳MLO位及腋淋巴结局部物理放大FFDM图

【征象解读】

左侧腋前份见多枚淋巴结，皮质增厚，内见细小多形性钙化；右侧腋前份见淋巴结影，大小及形态未见明显异常。

左侧乳腺见大量微钙化，形态呈细线样分枝状，细小多形性，呈段样分布，累及整个乳腺，乳腺实质密度增高，小梁结构增宽；左侧乳晕下区见一不规则高密度肿块影，边缘呈毛刺状；左侧乳腺皮肤增厚，乳头牵拉回缩，皮肤见大量圆点状钙化，弥漫分布（图7-2-12A ～ D）。

【结论】

患者左侧乳腺内多发细小多形性、细线分枝状可疑恶性钙化，并且左侧腋前份多发淋巴结皮质增厚、形态不良，可判读为BI-RADS 5类，考虑为左侧乳腺癌＋腋淋巴结转移。

【病理】

左侧乳腺浸润性癌2级，非特殊型。免疫组化：ER（强＋，＞95%）、PR（弱至中＋，局灶约30%）、HER2（1＋）、P53（弱至中＋，约30%，野生型）、Ki-67（＋，约45%）（图7-2-12E、F）。

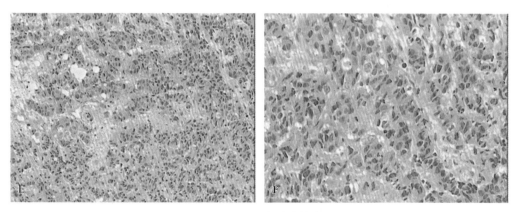

图7-2-12 E、F 左乳病灶病理图

## 病例13

【临床资料】

女，53岁。发现右侧乳腺肿物2年余，20余年前曾行"右侧乳腺肿物切除术"（肿物性质不明）。查体：右乳9点钟方向距乳头4cm处扪及肿物，质硬，边界不清，活动度差，无明显压痛。右乳1 ～ 3点钟方向可见一斜行约3cm陈旧手术瘢痕。

【乳腺X线摄影】

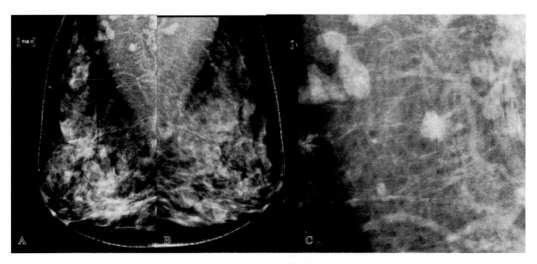

图7-2-13 A～C　双乳MLO位FFDM图及右侧腋淋巴结MLO位局部物理放大FFDM图

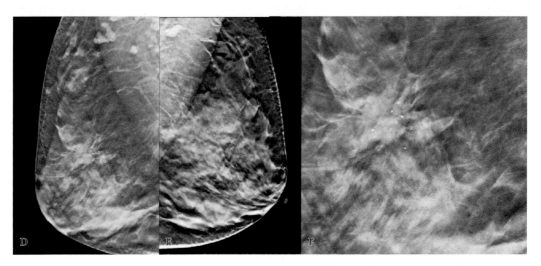

图7-2-13 D～F　双乳MLO位DBT图及右乳MLO位局部物理放大DBT图

【乳腺超声】

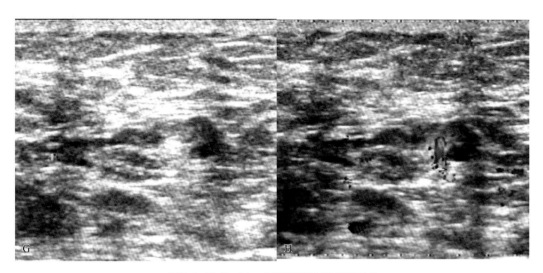

图7-2-13 G、H　右侧腋淋巴结超声图像

【征象解读】

右侧腋前份可见多枚淋巴结，形态饱满、密度较高，其中一枚淋巴结内可见细小多形性及无定形微钙化；超声提示右侧腋窝淋巴结皮质增厚，淋巴门偏心，内可探及彩色血流信号。

右侧乳腺外上象限见不规则高密度肿块，边缘毛刺，肿块内及其周围可见细小多形性钙化，周围小梁增宽，邻近实质密度增高、结构扭曲，邻近皮下脂肪层密度增高、悬韧带增厚（图7-2-13A～H）。

【结论】

此例右侧腋淋巴结增大，淋巴结门偏心，其内可见可疑恶性钙化，结合右侧乳腺外上象限不规则肿块＋钙化，综合考虑为右侧浸润性乳腺癌并右侧腋淋巴结转移，BI-RADS 5类。

【病理】

右乳浸润性导管癌2级并右侧前哨、腋淋巴结转移（图7-2-13I、J）。

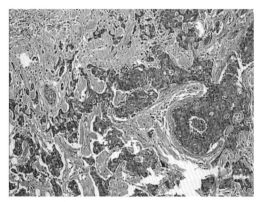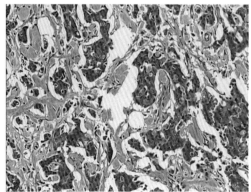

图7-2-13 I、J　右乳病灶病理图

## 病例14

【临床资料】

女，44岁。健康查体，触诊阴性。

【乳腺X线摄影】

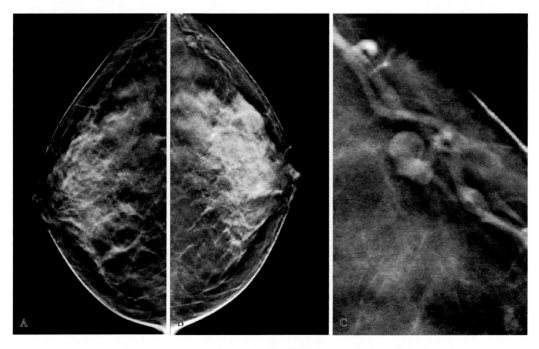

图7-2-14 A～C  双乳CC位DBT图及左乳CC位局部物理放大DBT图

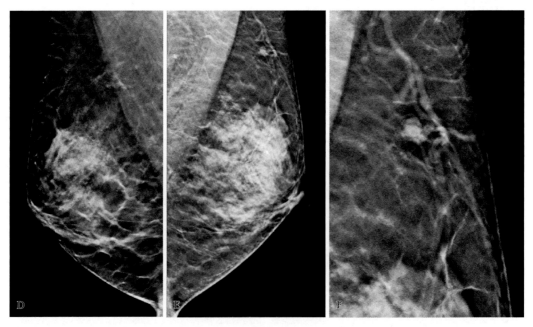

图7-2-14 D～F  双乳MLO位DBT图及左乳MLO位局部物理放大DBT图

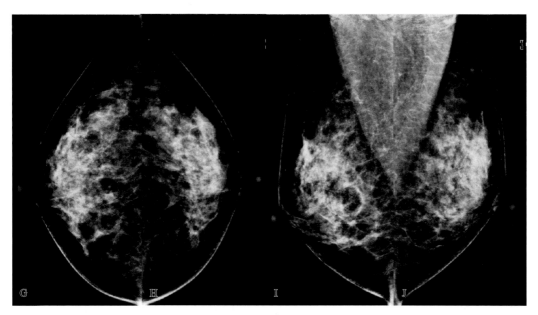

图7-2-14 G～J 右乳CC位FFDM图、左乳CC位FFDM图、右乳MLO位FFDM图及左乳MLO位FFDM图

【征象解读】

左侧乳腺外上象限后1/3见一枚椭圆形含脂肪密度结节影,边缘清晰。余双侧乳腺未见明显异常(图7-2-14A～J)。

【结论】

综合考虑为乳内淋巴结,BI-RADS评估为2类,建议12个月复查。

## 病例15

【临床资料】

女,35岁。健康查体,触诊阴性。

【乳腺X线摄影】

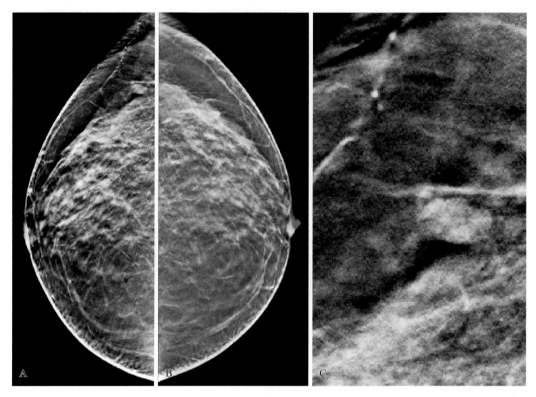

图7-2-15 A～C　双乳CC位DBT图及右乳CC位局部物理放大DBT图

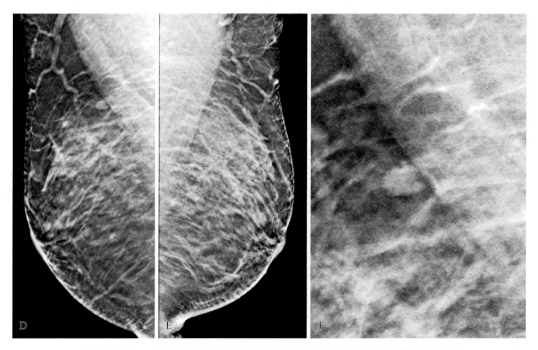

图7-2-15 D～F　双乳MLO位DBT图及右乳MLO位局部物理放大DBT图

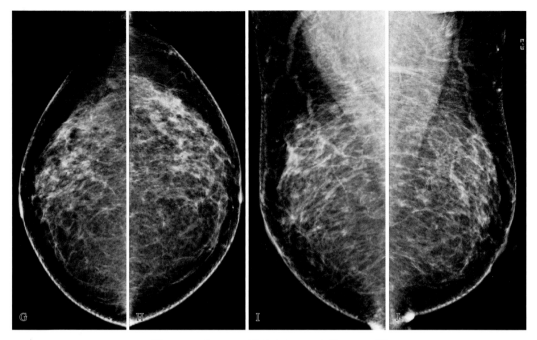

图7-2-15 G～J 双乳CC、MLO位FFDM图

**【征象解读】**

右侧乳腺外上象限后1/3处见一肾形结节影，边缘清晰，其内见脂肪密度；双侧乳腺未见其余异常；乳腺皮肤正常，未见"厚皮征"；乳头无内陷（图7-2-15A～J）。

**【结论】**

此例右侧乳腺外上象限后1/3处见一肾形结节影，考虑为乳内淋巴结，BI-RADS评估为2类，建议12个月复查。

（何子龙 梁天立 郑博文 李 镱 刘家玲 蔡裕兴 成文东 陈卫国）

# 第8章

## 乳腺X线摄影假象

在乳腺X线摄影过程中，由于术后异物残留、技师摆位不理想、患者自身（移动、皮肤膏药、皮赘）等多方面因素，会在一定程度上产生与乳腺钙化、肿块及皮肤改变等相混淆的假象，影响图像质量及诊断报告的准确性。尽管上述假象发生率较低，但是低年资医师或缺乏乳腺X线诊断经验的医师在日常工作中极易误诊，因此加深对此类假象的认识，可避免患者承受不必要的活检。

### 病例1

【临床资料】

女，50岁。外院右乳哺乳期乳腺炎穿刺引流术后。

【乳腺X线摄影】

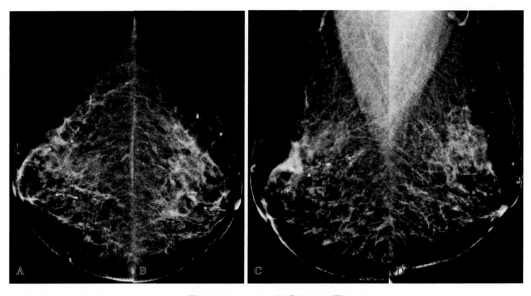

图8-0-1A～D 双乳FFDM图

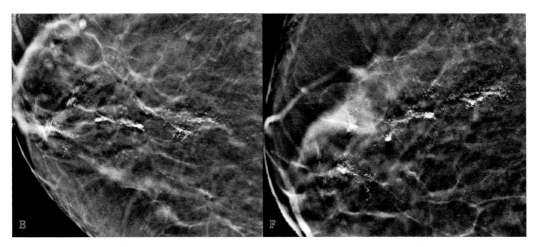

图8-0-1E、F 右乳病灶CC位（28/51）及MLO位（32/54）DBT图

**【征象解读】**

右侧乳腺乳晕下区局部结构紊乱，乳头后方至内上象限后1/3见多发细点状高密度影，呈段样分布（图8-0-1A ～ F）。

**【结论】**

综合影像学图像和临床病史，该患者右侧乳腺乳晕下区结构紊乱为既往乳腺炎穿刺引流的术后改变，诊断医师需要对乳头后方至内上象限的高密度影进行全面的评估。若将该征象考虑为钙化灶，则依据其特征性的分布情况无疑需提高患者RI-RADS分类，建议临床活检。另一方面，需留意行穿刺活检或引流的患者存在术后金属异物沉积的可能，文献报道3500多例乳腺穿刺手术的患者，术后发现有5例出现了金属颗粒。该病例中高密度影形态规则、大小均匀，且密度较钙化灶高，结合临床病史最终考虑为金属沉积所致。

## 病例2

**【临床资料】**

女，54岁。左侧乳腺癌根治术后复查，患者右侧腋窝涂抹药膏。

【乳腺X线摄影】

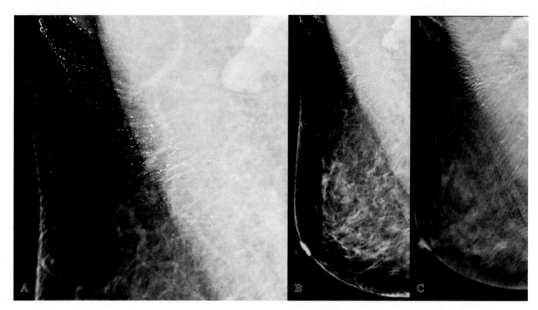

图 8-0-2A、B　右乳MLO位FFDM图

图 8-0-2C　右乳MLO位DBT（5/67）图

【征象解读】

右侧腋前份见多发圆形及弧形高密度影，DBT提示高密度影均位于皮下脂肪层（图 8-0-2A ～ C）。

【结论】

止汗剂、润肤霜或膏药内含有以铝盐、锆盐等为基础的金属盐成分，当患者在检查前涂抹上述物品时，会在X线摄影图像上表现为不同形态的高密度影，容易和钙化灶混淆，此种情况下详细询问患者相关信息并结合DBT图像有助于准确诊断。该患者图像中的高密度影位于右乳腋前份皮肤层面，结合临床信息可判定为受检前涂抹的膏药所致。

## 病例3

【临床资料】

女，42岁。患者自述打石过程中铜片射入左侧乳房20年。

【乳腺X线摄影】

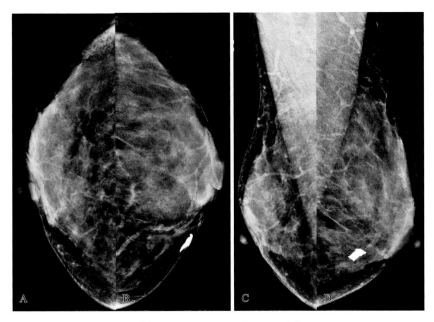

图8-0-3A～D 双乳FFDM图

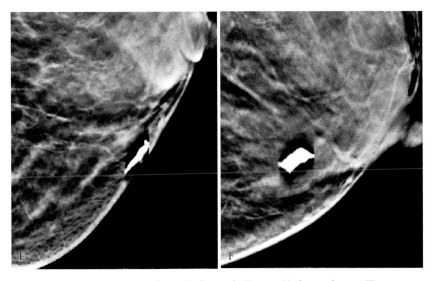

图8-0-3E、F 左乳CC位（6/19）及MLO位（6/19）DBT图

【乳腺超声】

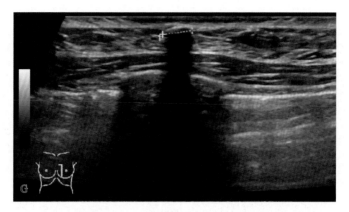

图8-0-3G　左乳9点钟方向病灶超声图

【征象解读】

FFDM示左侧乳腺内下象限中1/3皮下脂肪层见片状致密影，超声图像提示左侧乳腺浅筋膜层见强回声团，后伴大片声影（图8-0-3A～G）。

【结论】

据文献记载，乳房内金属异物最常见的临床原因是术后手术夹、导丝碎片和外伤（如枪伤）。该患者的病史明确提示20年前有金属片射入左侧乳房，左乳内下象限致密影为金属异物存留所致。

## 病例4

【临床资料】

女，49岁。视诊患者右侧乳房皮肤破溃、流脓，左侧乳房皮肤多处瘢痕增生。

【乳腺X线摄影】

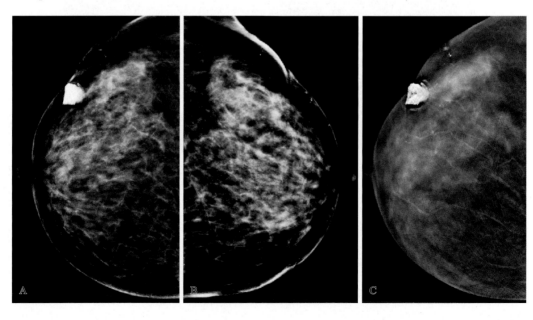

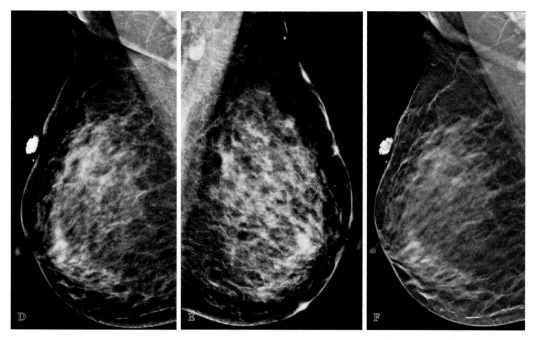

图8-0-4A、B、D、E 双乳FFDM图

图8-0-4C、F 右乳CC位及MLO位DBT图

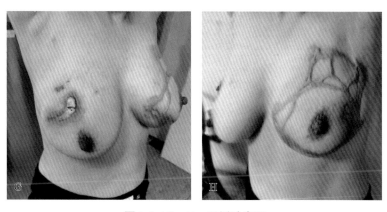

图8-0-4G、H 双侧乳房图

【征象解读】

双侧乳腺皮肤弥漫性不均匀增厚，周围可见多枚点状致密影。右侧乳腺外上象限皮肤层面见不规则致密影，边缘清晰（图8-0-4A ～ H）。

【结论】

乳房皮肤增厚常为乳腺癌及乳腺炎等病变累及周围组织所致。该病例乳腺X线摄影提示双侧乳腺皮肤不均匀性增厚，且外上象限皮肤区见不规则形致密影，而腺体内却未见明确病变，结合临床病史患者外敷膏药后出现皮肤破溃、瘢痕增生，可解释上述征象。

病例 5

**【临床资料】**

女，57岁。视诊右乳乳晕区见皮肤赘生物。

**【乳腺X线摄影】**

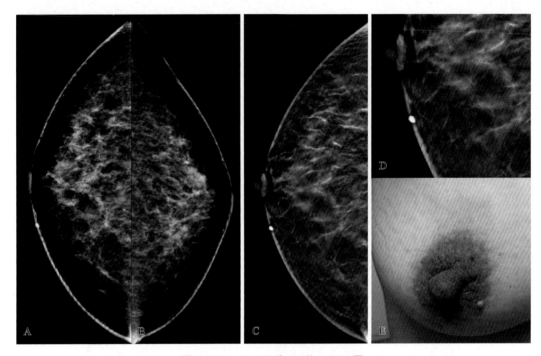

图8-0-5A、B　双乳CC位FFDM图

图8-0-5C、D　右乳CC位DBT图

图8-0-5E　右乳赘生物图

**【征象解读】**

乳腺X线摄影图像示右侧乳晕区内侧皮肤见一枚圆形高密度影，边缘清晰，结合视诊信息判断为赘生物，此征象不影响诊断结果（图8-0-5A～E）。

**【结论】**

皮赘又称软纤维瘤，是皮肤的良性结缔组织肿瘤，出现率约为23.5%，且随年龄增长呈现递增趋势，可作为代谢异常的早期信号。皮赘常见于腋部、颈部、腹股沟区，而乳房、腹部及眼睑等处少见，外观可分为小丘疹型、丝状型及有蒂型。本病例皮赘位于右侧乳房乳晕区，与X线摄影图像中的高密度影对应，不会导致误诊。

病例 6

**【临床资料】**

女，40岁。视诊左乳内上象限见皮肤赘生物。

【乳腺 X 线摄影】

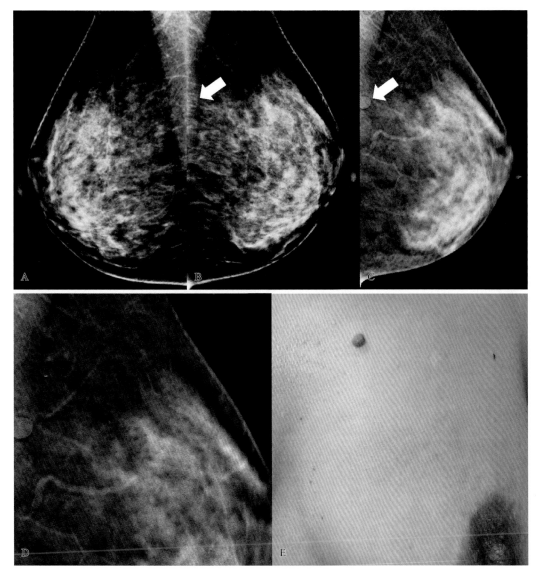

图 8-0-6A、B　双乳 MLO 位 FFDM 图
图 8-0-6C、D　左乳 MLO 位 DBT（48/50）图
图 8-0-6E　左乳皮赘图

【征象解读】

左乳内上象限胸大肌重叠区见一枚圆形等密度结节影，边缘清晰，周围小梁结构未见增宽、紊乱，DBT 示此结节位于近皮肤层面（图 8-0-6A ~ E）。

【结论】

临床视诊提示本例皮赘位于左侧乳腺内上象限，FFDM 图像中由于腺体重叠，无法鉴别圆形等密度影为乳腺内结节或是皮肤层面病变。而 DBT 图像提示病灶靠近皮肤浅层，与视诊皮赘信息相符，不难做出最终诊断。

## 病例7

【临床资料】

女，52岁。视诊左乳内下象限可见多枚皮肤赘生物。

【乳腺X线摄影】

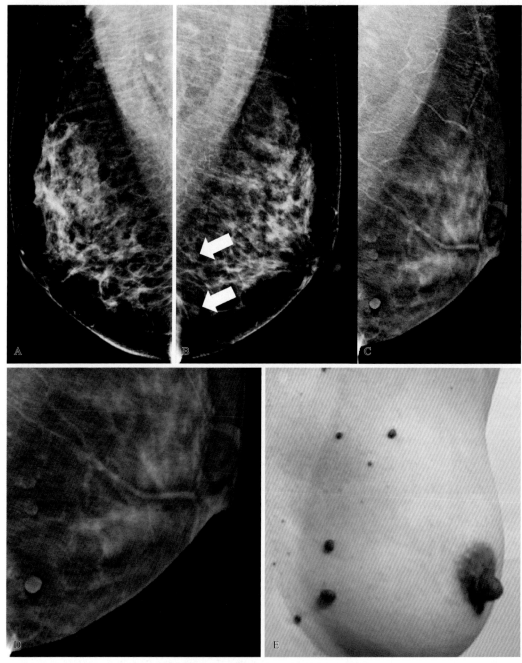

图8-0-7A、B　双乳MLO位FFDM图

图8-0-7C、D　左乳MLO位DBT（56/59）图

图8-0-7E　左乳赘生物图

【征象解读】

FFDM及DBT图像示左乳内下象限近皮肤区见多枚圆形等密度结节影，边缘清晰，内未见钙化（图8-0-7A～E）。

【结论】

对于皮赘型病变，乳腺X线摄影图像的诊断关键为临床视诊信息结合DBT图像，评估图像中的病灶是否位于皮肤层面且具体位置是否与视诊结果相对应。该患者表现为左乳内下象限多发等密度结节，虽然该征象可对诊断医师产生一定程度的干扰性，但依据上述原则分析之后我们不难发现图像中的等密度结节均与乳房皮赘准确对应。

### 病例 8

【临床资料】

女，67岁。无手术史，触诊无异常。

【乳腺X线摄影】

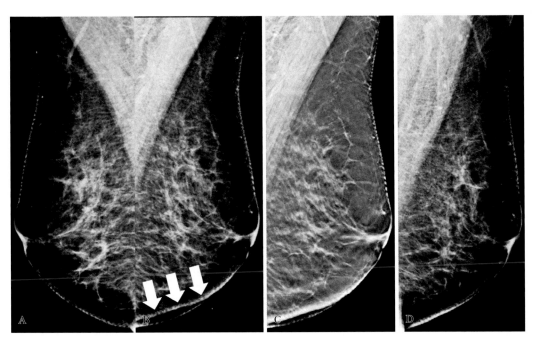

图8-0-8A、B　2018年1月双乳MLO位FFDM图

图8-0-8C　2018年1月左乳MLO位DBT图

图8-0-8D　2019年1月左乳MLO位FFDM图

【征象解读】

2018年该患者左乳MLO位图像下方皮肤区见条状高密度影，周围皮肤未见增厚，皮下脂肪层清晰，悬韧带显影正常；次年相同体位下摄影上述条状高密度未见明确显示（图8-0-8A～D）。

【结论】

皮肤皱褶是乳腺X线摄影产生的假象之一，产生此假象主要是由于摆位方法不规范、乳房压迫不恰当或与患者沟通不充分所致。乳腺摄影技师在进行检查操作时，若是乳房皮肤及腺体组织未充分展开，易形成局限性的皱褶影，致使图像质量下降，影响诊断结果的准确性。该患者左乳MLO位图像下方皱褶影若出现在病灶周围时，易被误认为是皮肤回缩之表现。

## 病例9

【临床资料】

女，37岁。触诊无异常。

【乳腺X线摄影】

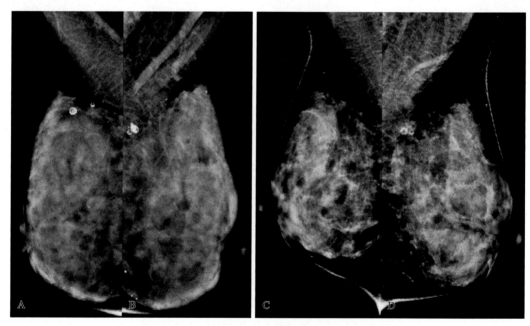

图8-0-9A、B　2018年10月双乳MLO位FFDM图

图8-0-9C、D　2021年8月双乳MLO位FFDM图

【征象解读】

2018年10月FFDM图像中双侧乳腺腋前份见斜行条状高密度影，2021年复查摄影技师充分辗平腋窝区皮肤后，该征象未见显示（图8-0-9A～D）。

【结论】

乳腺X线摄影腋前份出现皱褶影多见于乳腺癌保乳术后的患者，因乳腺形态改变，摄影时造成双乳不对称、术侧腋前份皮肤未充分展开所致。该患者前后两次的FFDM图像提示，双侧腋前份条状高密度影是由于摆位不规范造成的皱褶假象。

## 病例10

【临床资料】

女，37岁。健康体检。

【乳腺X线摄影】

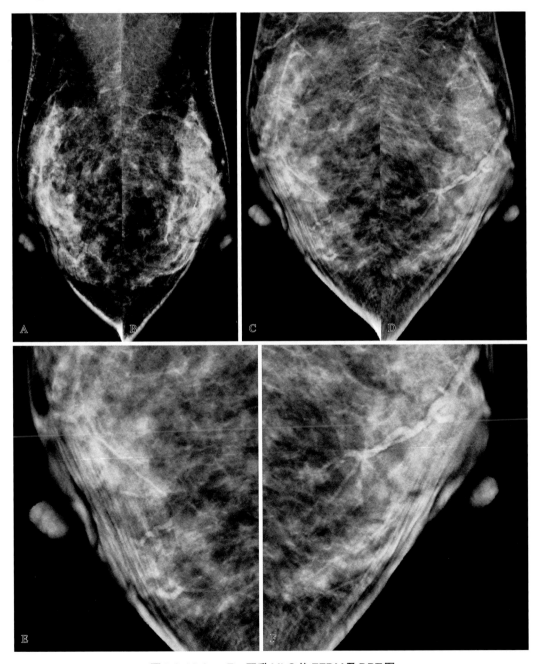

图8-0-10 A～F　双乳MLO位FFDM及DBT图

【征象解读】

该患者FFDM及DBT图像均显示双侧乳腺乳晕下区多发条纹状皱褶影（图8-0-10A～F）。

【结论】

哺乳、内分泌变化和肥胖等因素可导致女性乳房萎缩下垂，皮肤松弛，在摄影中很难将乳房皮肤充分展开，从而在乳晕下区出现皱褶影。为了提高图像质量，应尽可能使乳房腺体及皮肤在摄影过程中均匀分布。

## 病例11

【临床资料】

女，43岁。左侧乳腺癌根治术后复查。

【乳腺X线摄影】

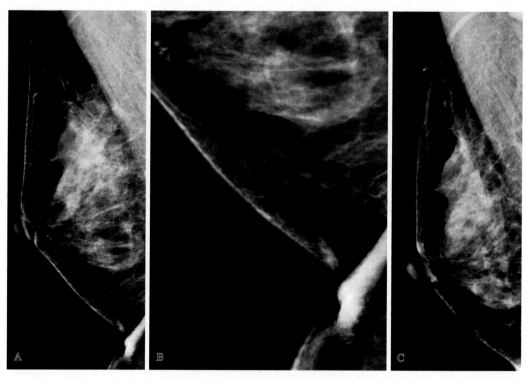

图8-0-11A、B　2020年8月右乳MLO位FFDM图

图8-0-11C　2021年8月右乳MLO位FFDM图

【征象解读】

该患者MLO位图像示右侧乳腺下方见高密度皱褶影，其内未见明确腺体组织。次年相同体位下摄影时该征象未见显示（图8-0-11A～C）。

【结论】

2020年8月，技师在拍摄该患者右乳MLO位图像时对乳腺向上向外牵拉不足，致使加压后乳腺下组织未展开，产生局部皱褶影。此类情况可通过技师精心设计体位及运用摆位技巧进行消除，如该患者次年相同体位下的摄影图像。

病例12

【临床资料】

女，43岁。健康体检。

【乳腺X线摄影】

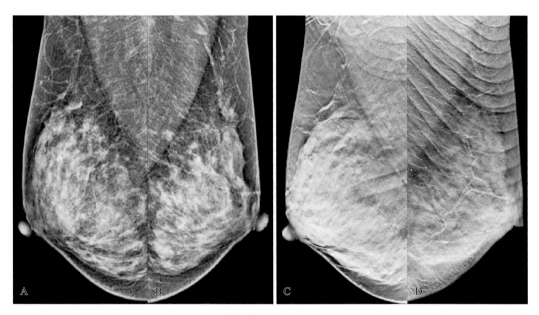

图8-0-12A～D 首次检查双乳MLO位FFDM及DBT图

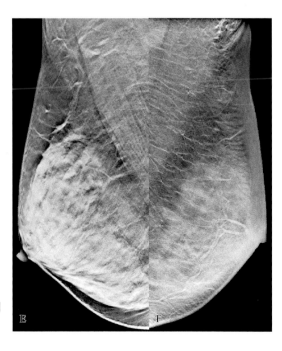

图8-0-12E、F 调整后双乳MLO位相同层面DBT图

## 【征象解读】

该患者双侧MLO位DBT图像中见多发条纹状高密度影，而FFDM图像未见此征象；摄影技师调整患者体位后DBT图像中上述征象未见显示（图8-0-12A～F）。

## 【结论】

肩部伪影、下颌伪影、耳环伪影及头发伪影等是常见摆位不规范引起的假象。DBT是在一定角度下通过旋转X线球管采集一系列低剂量X线图像，然后经计算机后处理重建得出的断层影像。该病例中，由于技师在DBT摄影过程中未规范受检者的体位，患者的下颌组织误入摄影范围内，形成多发条纹状高密度假象，严重影响乳腺病变的筛查。技师发现此问题后调整患者体位重新摄影，上述假象消失。

### 病例13

## 【临床资料】

女，43岁。2016年右乳乳晕下区纤维腺瘤切除术，2020年12月右乳上方纤维腺瘤穿刺术。

## 【乳腺X线摄影】

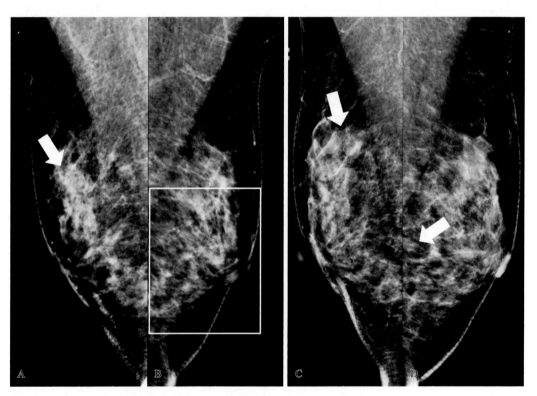

图8-0-13A、B　2021年10月双乳MLO位FFDM图
图8-0-13C、D　2020年10月双乳MLO位FFDM图

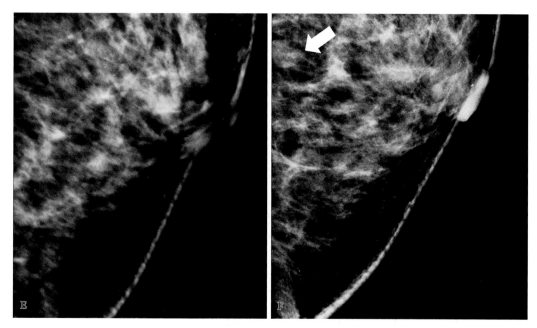

图8-0-13E、F 2021年（E）及2020年（F）左乳MLO位FFDM图

【征象解读】

该患者2020年右侧乳腺乳晕下区结构扭曲，符合术后改变；双侧乳腺另见多枚等密度结节影（白色直箭头）。1年后，乳晕下区结构扭曲无变化，右乳上方新增一结构扭曲灶，符合穿刺术后改变；而原左侧乳腺结节（图D白色直箭头）此次未见明确显示，且左乳MLO位下方图像模糊（图8-0-13A～F，图B矩形区域）。

【结论】

在乳腺X线摄影检查过程中，压迫力度不足、与患者沟通不充分等原因可能会导致移动伪影的产生，影响图像观察。面对术后复查的病例，前后两次图像中病灶变化程度的评估至关重要，然而由于上述因素的干扰，左侧乳腺产生移动伪影且乳腺下方组织牵拉不足，原左侧乳腺结节此次未见显示，导致对病灶的评估不充分。

## 病例14

【临床资料】

女，34岁。无临床症状。第一次乳腺筛查。乳腺内未触及肿块。

【乳腺X线摄影】

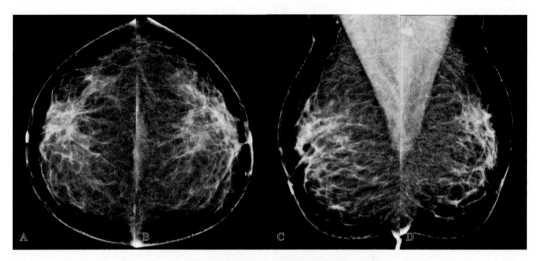

图 8-0-14 A ～ D　双乳FFDM图

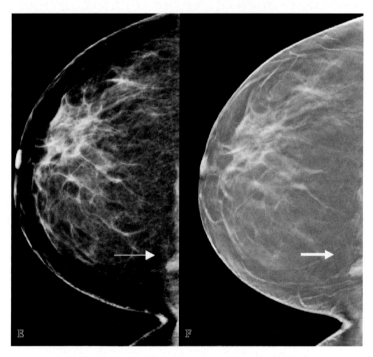

图 8-0-14E、F　右侧内乳夸大CC位FFDM及DBT图，胸骨侧胸壁见类圆形高密度影

【征象解读】

CC位可见右侧乳腺内侧后1/3局灶不对称致密，未完全显示。加照右侧乳腺内侧夸大CC位示原局灶不对称致密呈楔形，边缘清晰（图8-0-14A ～ F）。

【结论】

右侧乳腺内后方胸骨肌（BI-RADS评估为2类）。

【注释】

胸骨肌为前胸壁肌群常见的解剖变异，该肌肉与胸骨平行，只在乳腺X线CC位内后方可见，呈尖端指向前方的小圆形、三角形或火焰状致密影，单侧占70%。

## 病例15

【临床资料】

女，48岁。无临床症状。第一次乳腺筛查。乳腺内未触及肿块。

【乳腺X线摄影】

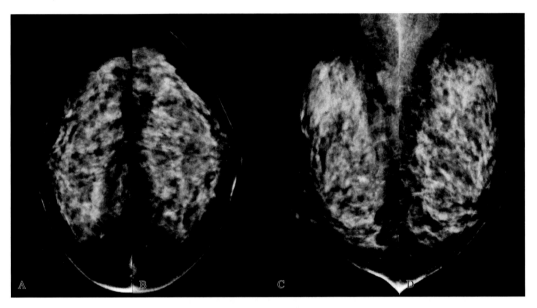

图8-0-15A～D 双乳FFDM图

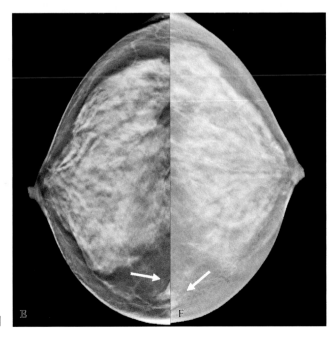

图8-0-15E、F 双乳CC位DBT图

【征象解读】
CC位可见双侧乳腺内侧后1/3三角形致密影，未完全显示（图8-0-15A～F）。

【结论】
双侧乳腺内后方胸骨肌（BI-RADS评估为2类）。

## 病例16

【临床资料】
女，40岁。触诊左乳内下象限肿物，质硬，活动良好。

【乳腺X线摄影】

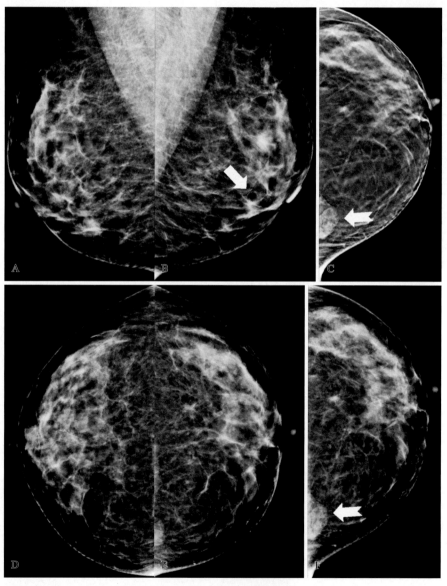

图8-0-16A、B、D、E　双乳FFDM图

图8-0-16C、F　左乳XCCM位FFDM及DBT图

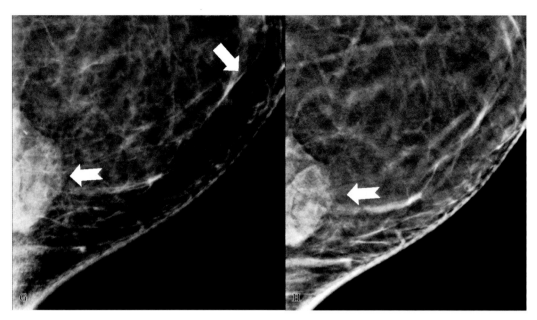

图8-0-16G、H　左乳XCCM位FFDM及DBT物理放大图

【征象解读】
　　该患者乳腺X线图像中左侧乳腺内下象限前1/3见一枚脂肪密度结节影（白色直箭头），边缘清晰，大小约0.6cm×0.7cm。此外，左乳头尾位及内侧夸大头尾位图像示左侧乳腺内侧后1/3见软组织密度影（白色燕尾箭头），部分未显示完全，所见区域边缘清晰（图8-0-16A～H）。

【结论】
　　临床触诊提示的左乳内下象限结节的位置及其大小均与乳腺X线摄影中脂肪密度结节表现一致。但是临床医师未触及左乳内侧软组织密度影，此现象以乳腺肿块无法解释；此外，该病变仅在左乳头尾位及夸大头尾位可见部分显示，可知病变的解剖学位置位于胸大肌内侧周围；综合以上信息，乳腺诊断医师将其考虑为胸骨肌，建议随访观察。

【注释】
　　胸骨肌是一种不常见的退化性骨骼肌，肌来源可分为胸大肌、胸锁乳突肌、腹直肌和皮肌，可单侧或双侧出现，其发生率存在明显的地域差异，总发生率为1%～18%。在乳腺X线或MRI图像上可表现为不规则形的软组织影，容易与乳腺病变混淆。诊断医师需根据其临床不易触及、信号与胸大肌类似和乳腺内侧的特征性发病部位等特点与乳腺可疑病变相鉴别。

（潘德润　林淑仪　蔡　勇　张　欢　廖　昕）

# 参考文献

［1］Bray F，Ferlay J，Soerjomataram I，et al. Global cancer statistics 2018：GLOBOCAN estimates of incidence and mortality worldwide for 36 cancers in 185 countries［J］. CA：a cancer journal for clinicians，2018，68（6）：394-424.

［2］中国抗癌协会乳腺癌专业委员会. 中国抗癌协会乳腺癌诊治指南与规范（2019年版）［J］. 中国癌症杂志，2019，29（08）：609-680.

［3］何之彦，姚戈虹. 数字化乳腺X线摄影进展：对比增强双能成像［J］. 肿瘤影像学，2013，22（2）：129-131.

［4］刘江，柳杰，赵颖如，等. 数字乳腺X线摄影技术的研究进展［J］. 国际医学放射学杂志，2016，39（4）：405-409.

［5］蔡丰，张涛，郭章留，等. 数字乳腺X线机与传统乳腺X线机的临床应用对比研究［J］. 中华放射学杂志，2002（11）：21-24.

［6］Hendrick R Edward，Pisano Etta D，Averbukh Alice，et al. Comparison of acquisition parameters and breast dose in digital mammography and screen-film mammography in the American College of Radiology Imaging Network digital mammographic imaging screening trial.［J］. AJR. American journal of roentgenology，2010，194（2）：362-389.

［7］杨蕾，李静，周纯武. 数字乳腺断层融合X线成像对乳腺病变的诊断价值［J］. 中华肿瘤杂志，2017，39（1）：33-38.

［8］Iotti V，Ravaioli S，Vacondio R，et al. Contrast-enhanced spectral mammography in neoadjuvant chemotherapy monitoring：a comparison with breast magnetic resonance imaging［J］. Breast Cancer Res，2017，19（1）：106.

［9］James J R，Pavlicek W，Hanson J A，et al. Breast Radiation Dose With CESM Compared With 2D FFDM and 3D Tomosynthesis Mammography［J］. AJR American journal of roentgenology，2017，208（2）：362-372.

［10］Bhimani C，Matta D，Roth R G，et al. Contrast-enhanced Spectral Mammography：Technique，Indications，and Clinical Applications［J］. Acad Radiol，2017，24（1）：84-88.

［11］John M. Lewin，Martin J. Yaffe. A History of Contrast-Enhanced Mammography［M］. Springer，2019 https：//doi. org/10. 1007/978-3-030-11063-5_1.

［12］张洪营，张连连，柳杰，等. 全数字乳腺X线摄影内外斜位投照角度对图像质量的影响［J］. 中国医学影像技术，2016，32（6）：957-960.

［13］杜牧，曹满瑞，赵弘，等. 全数字化乳腺点压摄影诊断致密型乳腺中乳腺癌［J］. 中国医学影像技术，2011，27（4）：756-759.

［14］王倩，李静，周纯武，等. 乳腺X线补充摄影临床应用价值的初步探讨［J］. 医学影像学杂志，2009，19（10）：1412-1414.

［15］宁瑞平，王延林，陈巨坤. 1470例乳腺X线摄影技术探讨［J］. 中国医学影像学杂志，2003，

11（4）：310-311.

［16］王红彬. 全数字化乳腺X线局部加压摄影的应用现状［J］. 实用放射学杂志，2013，29（7）：1173-1175.

［17］李岚，华佳，陈洁，等. 比较Eklund摄影方法与传统X线摄影对假体隆胸术后影像评估的价值［J］. 国际医学放射学杂志，2016，39（5）：473-476.

［18］陈卫国，徐维敏，文婵娟. 乳腺疾病DBT和CEM诊断分析［M］. 北京：科学出版社，2021.

［19］A. Maldera, P. De Marco, P. E. Colombo, D. Origgi, A. Torresin. Digital breast tomosynthesis: Dose and image quality assessment［J］. Physica Medica，2016，33：56-67.

［20］You C，Zhang Y，Gu Y，et al. Comparison of the diagnostic performance of synthesized two-dimensional mammography and full-field digital mammography alone or in combination with digital breast tomosynthesis［J］. Breast Cancer，2019，27（1）：47-53.

［21］Bernardi D，Ciatto S，Pellegrini M，et al. Application of breast tomosynthesis in screening: incremental effect on mammography acquisition and reading time.［J］. British Journal of Radiology，2012，85（1020）：1174-1178.

［22］D Bernardi，Macaskill P，Pellegrini M，et al. Breast cancer screening with tomosynthesis（3D mammography）with acquired or synthetic 2D mammography compared with 2D mammography alone（STORM-2）: a population-based prospective study［J］. The Lancet Oncology，2016，17（8）：1105-1113.

［23］Skaane P，Bandos AI，Gullien R，et al. Prospective trial comparing full-field digital mammography（FFDM）versus combined FFDM and tomosynthesis in a population-based screening programme using independent double reading with arbitration［J］. European Radiology，2013，23（8）：2061-2071.

［24］Giampietro R R，Cabral M，Lima S，et al. Accuracy and Effectiveness of Mammography versus Mammography and Tomosynthesis for Population-Based Breast Cancer Screening: A Systematic Review and Meta-Analysis［J］. Scientific Reports，2020，10（1）：7991.

［25］D' Orsi CJ，Bassett LW，Appleton CM，et al. Breast imaging reporting and data system: ACR BI-RADS—breast imaging atlas［M］. Reston，VA: American College of Radiology，2013.

［26］王思敏，顾雅佳. 对比增强乳腺X线摄影的应用、挑战与前景［J］. 中华放射学杂志，2021，55（12）：1241-1246.